LA MÉDECINE

ET LES MÉDECINS

II

CORBEIL. — TYPOGR. ET STÉRÉOTYP. DE CRÉTÉ.

LA MÉDECINE

ET

LES MÉDECINS

PHILOSOPHIE, DOCTRINES, INSTITUTIONS

CRITIQUES, MOEURS

ET BIOGRAPHIES MÉDICALES

PAR LOUIS PEISSE

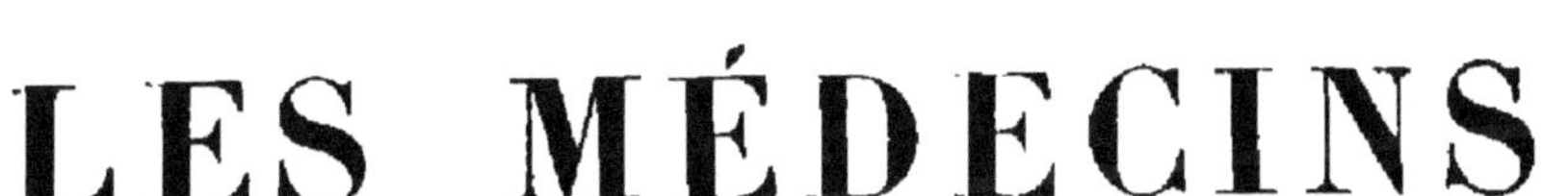

SERIA — LUDICRA

Quamvis acerbus, qui monet, nulli nocet.

PUBLIUS SYRUS.

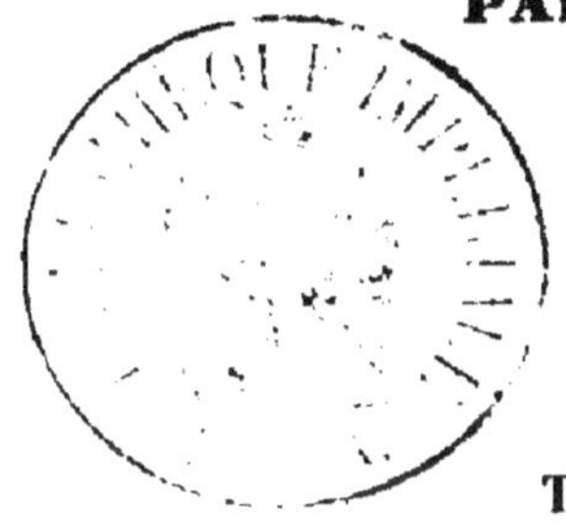

TOME SECOND

A PARIS

J. B. BAILLIÈRE ET FILS

LIBRAIRES DE L'ACADÉMIE IMPÉRIALE DE MÉDECINE

Rue Hautefeuille, 19.

LONDRES	NEW-YORK
H. BAILLIÈRE, 219, REGENT-STREET	H. BAILLIÈRE, 290, BROADWAY.

A MADRID, CHEZ C. BAILLY-BAILLIÈRE, CALLE DEL PRINCIPE, 11.

1857

CORBEIL, TYPOGR. ET STÉRÉOTYP. DE CRETÉ.

LA

MÉDECINE ET LES MÉDECINS

DEUXIÈME PARTIE

MÉDICO-PSYCHOLOGIE ET PSYCHO-PHYSIOLOGIE

FOLIE. — PHRÉNOLOGIE. — PSYCHOLOGIE COMPARÉE.

§ 1.

L'ALIÉNATION MENTALE ET LES ALIÉNISTES.

1. — Objet et domaine de la médico-psychologie. — 2. Siége organique et anatomie pathologique de la folie.

1

L'ensemble des études relatives à la médecine mentale forme aujourd'hui une des spécialités les plus importantes de la science médicale et de l'art. Il n'en est pas de plus vaste par le nombre et la variété des recherches, de plus intéressante par les conséquences pratiques auxquelles elle peut conduire, de plus relevée spéculativement par la nature de son objet immédiat, l'esprit humain. La médecine mentale, en effet, se rattache plus ou moins étroitement à la religion, à la morale, à la jurisprudence, à l'éducation, à l'administration. Elle est immédiatement liée à la philosophie par sa racine même, la psychologie. Elle offre à tous ces titres le champ de recherches le plus curieux, le plus attachant pour l'esprit, et, ce qui vaut mieux encore, le plus noble attrait pour le cœur, car, de toutes les maladies qui affligent l'espèce, il n'en est pas de plus digne de compassion et de respect que la perte de ce *bien de l'intellect* (1), qui nous fait membres de l'humanité. Rendre la vie intellectuelle et morale à l'infortuné qui l'a perdue est à la fois le plus beau triomphe de l'art salutaire et le plus grand service qu'un homme puisse rendre à un autre homme. Quelle science, quel art pourraient revendiquer une aussi belle part ?

La folie est une maladie ! les fous sont des malades ! Rien de plus clair pour la science, et même, grâce à Dieu, pour l'opinion publique, qui, sur ce point, a, contre son habitude, suivi la science. Que de temps n'a-t-il pas fallu pourtant pour faire triompher cette vérité, en apparence si simple et si évidente ! Son établissement définitif, sinon en théorie, du moins dans les faits, ne date pas de bien loin. C'est une des conquêtes philosophiques de la fin du dernier siècle. Un grand nom médical français, celui de Pinel, y est resté attaché. Jusqu'alors les fous avaient été considérés tantôt comme des êtres sacrés, tantôt comme des criminels, tantôt comme des animaux féroces, et traités en conséquence ; ici objets d'une vénération et

(1) *Il bene dell' intelletto.* **Dante.**

d'une crainte superstitieuses, là enchaînés et battus de
verges, ailleurs enfermés dans des cages, partout soumis à des mesures de précaution ou de correction
aussi absurdes que violentes; nulle part traités en
hommes souffrants et malades. Ce n'est que de nos
jours qu'on les a fait passer définitivement de la surveillance de la police à celle de la médecine.

Cette réforme a produit dans le régime des maisons
publiques d'aliénés d'admirables résultats, contre lesquels l'esprit de routine n'a pas eu la force de protester. Ils sont partout maintenant reconnus, proclamés,
développés, et constituent une des plus belles acquisitions dont puisse se glorifier la philanthropie moderne. Un grand mouvement s'est produit aussi dans
la science. La psychiâtrie, bornée jusqu'alors à quelques vagues notions traditionnelles, ne s'élevait guère
au-dessus des croyances populaires; elle n'avait ni
principes, ni but, ni attributions définies. Tant, en
effet, qu'il ne s'est agi, conformément aux idées généralement reçues sur la folie, que d'enfermer les
fous pour les empêcher de nuire, comme on fait
pour les criminels, de les dompter et soumettre par la
force matérielle comme des bêtes sauvages, la médecine et le médecin n'avaient là rien à voir ni à faire;
il ne fallait que des geôliers, des gardiens, des chaînes
et des verges. Mais lorsqu'à ce point de vue inintelli-
gent et barbare a été substituée une notion plus exacte
de la condition physique, morale et sociale de l'aliéné;
lorsqu'on a reconnu qu'au lieu de le châtier, réprimer, violenter, il s'agissait simplement de le traiter et

de le guérir, la pathologie et la thérapeutique mentales ont pris un rang considérable dans la médecine, et ont bientôt constitué une de ses plus importantes divisions.

Ainsi mise en possession de l'aliéné, corps et âme, la médecine a dû proportionner ses efforts à la difficulté et à l'importance de l'œuvre que la société lui confie. Ce n'est pas seulement du malade qu'elle a à s'occuper, mais aussi de l'homme, de la personne morale, civile et politique dont elle est en quelque sorte la tutrice. C'est à elle qu'il appartient, en attendant les effets du traitement, de régler les rapports du malade avec sa famille, avec la société. Elle dispose de lui en toutes choses en vue de son bien. Elle lui mesure l'air, la lumière, l'espace, la nourriture, la liberté des mouvements, les communications avec les autres hommes. Quel pouvoir ! mais aussi quel devoir, quelle responsabilité ! Du reste, ce droit souverain sur l'aliéné devant être exercé par une autorité quelconque, quoi de plus raisonnable que d'en investir la science qui est seule en mesure de statuer et d'agir avec compétence et indépendance ! Cette grave mission, la médecine a dû l'accepter, et même la réclamer, car elle est directement de son domaine. Les immenses résultats obtenus en moins d'un demi-siècle par son intervention suffiraient seuls, au besoin, pour légitimer et consacrer son autorité.

Mais cette compétence exclusive, ces pouvoirs extraordinaires conférés à la médecine mentale rendent sa tâche d'autant plus difficile. Sa responsabilité scientifique — pour ne parler que de celle-ci — l'oblige à

rester toujours en avant dans la voie du perfectionnement de la connaissance. De là la nécessité de stimuler
le zèle de tous les travailleurs, de puiser à toutes les
sources d'information et de réunir toutes les lumières.

C'est dans cet esprit sans doute et sous l'empire de
ce besoin que fut, il y a deux ans, instituée la *Société
médico-psychologique*. Le programme de ses travaux
révèle une étendue et une libéralité de vues également
remarquables ; il embrasse l'anatomie, la physiologie
et la pathologie du système nerveux, la physiologie
et la pathologie mentales, la psychologie, l'anthropologie et l'ethnologie, l'hygiène morale et pénitentiaire,
la statistique, l'administration, la médecine légale, la jurisprudence en matière d'aliénation mentale, etc., etc.
On voit que cette spécialité, ainsi conçue, constitue
une petite encyclopédie. Cependant ce programme ne
contient rien de trop. La psychiâtrie, philosophique-
ment étudiée, a des liens étroits avec toutes ces connaissances.

C'est par des efforts dirigés en ce sens que s'opérera
enfin la conciliation ou la fusion entre deux ordres de
sciences et deux classes de savants jusqu'ici assez peu
soucieux, ce semble, de se donner la main. Les que-
relles entre la physiologie et la psychologie, entre naturalistes, physiologistes, médecins et métaphysiciens,
idéologues, psychologues, sont connues. Elles ont fait
grand bruit dans ces derniers trente ans dans le monde
scientifique, principalement en France, ou quelques
esprits rogues et entêtés ont prêché dogmatiquement
la dissension. Cette scission n'existait pas dans l'anti-

quité, ni même au moyen âge. Platon s'entendait parfaitement avec Hippocrate. Le traité *de anima* d'Aristote, base de toute bonne psyco-physiologie, offre un admirable spécimen de l'alliance naturelle des deux ordres d'études qu'on a cherché depuis à séparer. La psychologie et la physiologie s'y pénètrent partout de la manière la plus intime et la plus heureuse. C'est dans cet esprit et sur ce modèle qu'on aurait dû poursuivre l'étude de l'homme. La discorde actuelle a son germe dans une application forcée, et même illégitime, de la philosophie de Descartes, qui a fait couper l'homme en deux et adjuger chacune des moitiés à une science distincte. Ce sont surtout les psychologues de l'école écossaise qui ont outré le principe cartésien de séparation, et la philosophie française contemporaine a malheureusement adopté cette vue comme fondement même de sa méthode. Mais tout porte à croire que le rapprochement tenté par la Société dont nous parlions est l'indice d'un revirement de l'opinion générale, et du retour à une conception plus large et plus vraie de la science de l'homme, et, par suite, d'une meilleure direction dans l'étude de la médecine mentale.

II

Si, comme on vient de le dire, le cadre médico-psychologique est si vaste, il est à craindre qu'il ne soit de longtemps rempli. Malgré les travaux assidus dont la pathologie et la thérapeutique mentales sont l'objet depuis un demi-siècle, on ne peut se dissimuler que les progrès n'aient été excessivement lents et même bien difficiles à préciser. Le chapitre du passif est encore ici, comme dans trop de branches de la médecine, plus chargé que celui de l'actif. Un médecin dont l'esprit un peu sceptique cherche assez volontiers les occasions de surprendre la science en faute, a signalé naguère ces lacunes avec une sorte d'empressement voisin de la satisfaction (1). Il a pu mécontenter des hommes qui, s'étant livrés à de longues et patientes études sur ce sujet, sont naturellement enclins et même autorisés à croire qu'ils n'ont pas travaillé tout à fait en vain, et qu'ils en savent un peu plus que ceux qui ne savent rien ; mais il faut avouer que les réponses des intéressés n'ont, sur bien des points, que trop justifié sa critique.

C'est là du moins ce qui a paru résulter du débat relatif à la très-importante question du siége organique de la folie.

La question se divise en deux autres : Y a-t-il un siége ? et, ce point admis, quel est ce siége ?

Sur le premier point, la plupart des médecins, et particulièrement les aliénistes, s'accordent à rattacher les maladies mentales à des états pathologiques du système nerveux ; mais il en est, cependant, qui pensent que la folie est une affection idiopathique de l'*esprit*, indépendante de toute condition organique. Ils se fondent principalement sur les résultats si fréquemment négatifs ou contradictoires de l'anatomie

____

(1) M. Bousquet, dans une discussion sur la folie, à l'académie de médecine, mai 1855. (*Bulletin de l'académie de médecine*, 1855, t. XX, pag. 908.)

pathologique. Les organiciens, — comme on peut appeler ceux de l'opinion contraire, — sont eux-mêmes un peu embarrassés de cette objection, dont ils s'exagèrent à tort la portée, car elle vaudrait également à l'égard des aberrations fonctionnelles de tout ordre qui peuvent exister sans altérations matérielles sensibles (1). Par conséquent elle prouverait trop. La question du siége de la folie, en général, ne saurait même être décidée par l'observation directe, par des résultats nécropsiques. Ces résultats, en effet, ont une signification bien différente suivant l'idée qu'on se fait du rapport de la Vie et de l'Organisme, ou, plus généralement, de la Force et de la Matière. Pour ceux qui établissent entre les choses exprimées par ces termes une différence substantielle et réelle, et, partant, une sorte d'indépendance mutuelle, les manifestations dynamiques sembleront pouvoir être, jusqu'à un certain point, isolées des modifications matérielles et réciproquement. Ils pourront, en conséquence, admettre que des changements dans les produits de l'activité psychique s'effectuent

(1) C'est ainsi que **M. Moreau** (de Tours), voulant échapper à tout prix à cette difficulté, s'est décidé à dire, pour expliquer l'absence de toute lésion appréciable dans certains cas de folie les plus caractérisés, que les altérations qui existaient pendant la vie ont pu disparaître après un certain temps. Mais cet expédient ne remédie à rien, car s'il explique l'absence de la lésion, il laisse à expliquer comment le désordre fonctionnel a pu persister malgré le rétablissement de l'état organique normal, et il implique cette contradiction d'admettre que les troubles psychiques ont continué, après la disparition de l'altération matérielle qu'on déclare être la condition *sine qua non* de leur manifestation.

sans changements correspondants dans la disposition physique, chimique ou mécanique de la substance nerveuse. Mais ceux qui pensent que cette distinction est purement logique, que l'organisme n'est que la vie réalisée et en acte, et la matière la manifestation même et la détermination de la force, ne concevront pas et n'admettront pas la possibilité de cette séparation, et devront affirmer dans les phénomènes psychiques, comme dans tous les autres, la solidarité de l'état matériel et de l'état dynamique.

Pour nous, comme pour la plupart des médico-psychologues, toute perversion mentale est liée à une perversion vitale, et celle-ci à une modification organique. Ces trois termes sont *unus et idem*. Dès qu'on admet — et le spiritualisme le plus rigide ne peut s'y refuser — que le cerveau, soit à titre d'agent direct (comme l'entend le matérialisme vulgaire), soit à titre d'instrument, soit, pour dire le moins possible, à titre de simple condition organique, soutient un rapport quelconque avec la pensée, on est forcé d'admettre aussi que ce rapport est immédiat, constant, permanent, indissoluble; qu'il subsiste comme condition, non-seulement de la fonction en général, mais aussi de toutes les particularités de son exercice, et qu'aucune modification mentale ne se produit sans une modification nerveuse correspondante et corrélative en nature, en degré et en durée. Supposer que cette corrélation peut être interrompue, qu'elle peut exister dans tel cas, pour telle opération, et ne pas exister dans tel autre cas, pour telle autre opération, c'est supposer possible et même

1.

accomplie dans cette vie cette séparation de l'âme et
du corps que la croyance religieuse ne place qu'à la
mort, et qui est la mort ; c'est introduire l'arbitraire
et l'inconséquence dans la nature qui ne construit
pas sans doute un appareil nerveux pour rien. Or, si
toute manifestation psychique normale , sensorielle,
affective, intellectuelle, est en nature, en degré, nécessairement et toujours liée à une modification organico-
vitale nerveuse correspondante, il va de soi que toute
manifestation morale désordonnée est également asso-
ciée à une modification matérielle morbide. Il faut nier
l'indéfectibilité, l'indissolubilité du rapport dans l'état
sain ou les reconnaître dans l'état pathologique.

L'objection que les altérations étant souvent indé-
montrables aux sens sont de pures suppositions et
qu'il ne faut pas affirmer ce qu'on ne voit pas, n'a
donc guère de valeur. Elle prouverait trop, comme
nous l'avons dit, puisque des troubles très-graves peuvent se produire dans les fonctions les plus matérielles
(circulation, sécrétions, digestion, etc.), quelquefois,
sans lésions anatomiques apparentes, ou avec des lésions si légères qu'elles semblent tout à fait dispropor-
tionnées à leurs effets ; et dans ces cas, cependant, on
ne songe pas à mettre en doute que les phénomènes
morbides ont dépendu de changements survenus dans
la composition et la texture intimes des solides et des
fluides des organes chargés de ces fonctions.

Il ne faut donc pas croire que les contradictions
apparentes des recherches anatomo-pathologiques dans
l'aliénation mentale, dépendent, comme on le répète

trop, de la nature particulière des fonctions cérébrales. Il n'y a pas de maladies aiguës et chroniques qui n'offrent en ceci la même confusion, les mêmes obscurités. Dans toutes on peut constater des lésions fonctionnelles sans lésions organiques, des lésions organiques sans lésions fonctionnelles, des disproportions, des variations dans le rapport des désordres fonctionnels et des désordres matériels. Hors les cas, relativement peu nombreux, dans lesquels l'altération organique constitue un obstacle matériel évident à l'exécution de quelque opération purement mécanique et rend, par conséquent, suffisamment compte du dérangement de la fonction, il est presque toujours impossible de connaître la relation qui existe entre la nature et le degré des lésions organiques et les lésions fonctionnelles. L'anatomie pathologique de la folie n'a donc rien d'exceptionnel à cet égard.

L'opinion qu'on paraît avoir de l'extrême difficulté et obscurité relatives des problèmes anatomo-pathologiques de la folie tient probablement à ce que, dans cet ordre de recherches, les observateurs ne se contentent pas des résultats généraux et grossiers dont ils se payent assez aisément dans les autres maladies. Ils prétendent scruter de près, en détail, les rapports de chaque espèce ou nuance de désordre intellectuel et moral avec chacune des lésions, si variées de siége et de nature, dont le centre nerveux et ses dépendances sont susceptibles ; ils veulent proportionner la finesse de l'analyse anatomique à celle de l'analyse psychologique. On conçoit dès lors que les difficultés s'accumulent en raison directe de la multiplicité des questions ; et comme les réponses sont dans bien des cas ou insuffisantes, ou tout à fait nulles, ou contradictoires, on est effrayé du nombre et de l'importance des *desiderata*, et porté à conclure que la pathologie cérébrale recèle des mystères tout particuliers. Mais si ces mêmes observateurs appliquaient à l'anatomie pathologique de tout autre organe la méthode d'analyse fine, subtile et détaillée qu'ils appliquent au cerveau, ils ne tarderaient pas à rencontrer les mêmes embarras, les mêmes contradictions, les mêmes lacunes. S'ils essayaient, par exemple, de rattacher chacune des perversions fonctionnelles dont les affections chroniques de l'appareil digestif peuvent offrir le tableau à des altérations correspondantes, ils se trouveraient arrêtés à chaque instant, et reconnaîtraient que l'anatomie pathologique de cette classe de maladies ne fournit pas des renseignements plus précis que celle de l'aliénation mentale. Or, on sait que, dans la plupart des recherches anatomo-pathologiques, on ne s'attache guère à ces nuances délicates des désordres fonctionnels. On n'en remarque que les circonstances les plus fréquentes, les plus apparentes où les plus graves, et on les trouve toujours suffisamment expliquées par une lésion organique quelconque, quels que soient son siége et sa nature. Si, maintenant, l'on cherche pourquoi, dans la pathologie cérébrale, on institue des analyses plus précises et plus détaillées des troubles fonctionnels, on verra que c'est parce qu'ici les moindres différences acquièrent une importance extrême par les résultats moraux et sociaux qu'elles entraînent. Les modifications psycho-organiques qui déterminent une monomanie homicide, suicide, ou un délire gai et tranquille, ne diffèrent pas plus sans doute entre elles que les aberrations vitales qui font qu'un estomac malade rejette un aliment sain ou qu'il appète du charbon ou de la craie, mais ces différences ont des conséquences si inégales sur la destinée de l'individu et sur ses rapports sociaux qu'elles commandent impérieusement l'attention dans un cas, et se font à peine remarquer dans l'autre. De là, dans ce dernier cas, l'insouciance du médecin à déterminer les causes organiques spéciales de phénomènes qu'il croit pouvoir, sans inconvénient pour la pratique, confondre dans une notion commune, et, dans le premier cas, l'intérêt extrême qui le porte à distinguer soigneusement les expressions symptômatiques, et, par suite, à rechercher les conditions organiques de leurs différences.

L'absence d'altérations anatomiques appréciables dans l'aliénation mentale ne doit donc pas faire nier l'existence de toute modification matérielle morbide. Ce que nos sens n'aperçoivent pas, une induction légitime fondée sur l'indissolubilité de la corrélation des modifications psychiques avec les modifications vitales et des modifications vitales avec la disposition, l'arrangement moléculaires de la substance nerveuse, nous autorise à le conclure. Pourquoi exigerait-on, pour expliquer les désordres de l'activité psycho-cérébrale des modifications matérielles plus visibles et plus tangibles que celles dont on admet l'existence dans tant d'autres névroses splanchniques, ou que celles même qui ont lieu dans l'exercice régulier des sens et de l'intelligence? Voit-on, peut-on voir, ou même imaginer les modifications qui dans le nerf olfactif déterminent l'infinie variété des odeurs, et celles dont dépendent les sensations, si prodigieusement nuancées et si distinctement perçues, dont la surface cutanée peut être le siége? le même nerf diversement stimulé peut donner une sensation agréable ou pénible. A l'aspect d'un objet dégoûtant, l'estomac se contracte avec angoisse et rejette les matières qu'il contient ; tandis qu'à la vue d'un met savoureux, il se dilate en quelque sorte pour le recevoir. Ces sensations, ces affections opposées sont, on n'en peut douter, représentées organiquement par des états particuliers des nerfs excités, mais ces états se dérobent à toute observation sensible. Pareillement, une idée absurde, une perception hallucinatoire, un sentiment perverti, une persuasion chimérique, un goût bizarre, n'exigent pas pour se produire des changements plus grands dans les apparences physiques de la substance nerveuse, que ceux qui se concilient avec la production d'idées justes, de sentiments naturels, de croyances raisonnables. Toutes les aberrations intellectuelles et affectives, si diverses en espèce et en degrès, qui forment le triste tableau de la nosologie mentale, ne s'expriment pas, matériellement, par des caractères plus accessibles à nos sens que ceux que présenterait le cerveau mis à nu d'un sage qui médite. Il ne faut pas, enfin, pour faire délirer un homme ou l'halluciner des altérations organiques plus caractérisées, que celle qui, dans l'état sain, le font passer d'une pensée à une autre pensée, d'un sentiment à un autre sentiment, de la joie à la tristesse, du découragement à l'espérance. Il faut seulement qu'elles soient différentes. Tout ce travail intime de la matière nerveuse ne se laisse saisir ni au doigt, ni à l'œil. Tout se passe ici dans la région ténébreuse des actions moléculaires et des impondérables.

Cette considération pourrait servir à résoudre les contradictions apparentes des résultats nécropsiques dans la folie. On peut en induire, en effet, que les lésions de toute espèce qu'on rencontre dans le cerveau des aliénés (ramollissement, indurations, congestions sanguines, etc.) ne sont probablement pas les conditions organiques immédiates et directes des désordres intellectuels, mais seulement des résultats éloignés et consécutifs du travail morbide plus intime et plus spécial qui a provoqué et entretenu ces désordres sous les formes déterminées qui les caractérisent. De cette manière on comprendrait, ce qui n'est pas assez remarqué, quoique bien significatif, pourquoi dans nos nosologies et nos traités de pathologie interne, les *maladies du cerveau* et l'*aliénation mentale* sont placées sous des titres différents. C'est qu'en effet dans les maladies de l'encéphale, proprement dites, celles qui s'expriment anatomiquement par les lésions auxquelles sont sujets tous les organes et tissus, le cancer, le tubercule, l'inflammation aiguë ou chronique, les épanchements, les kystes, les ossifications, etc., les troubles fonctionnels ne se présentent pas d'ordinaire sous les formes caractéristiques de l'aliénation mentale ; ils portent principalement sur la sensibilité et la motilité. Le vertige, la céphalalgie, les mouvements convulsifs, la paralysie, sont les phénomènes le plus communément observés ; les accidents purement psychiques sont plus rares, et se réduisent le plus souvent à la perte d'un sens ou d'une faculté, comme la vue, la mémoire, à des états comateux dans lesquels l'intelligence et le sentiment sont oppressés plutôt que déviés. Les traits vraiment pathognomoniques de la folie, les hallucinations, les conceptions délirantes, les perversions des instincts, les accès maniaques, rien en un mot de ce qui fait appeler fou un fou ne se rencontre, dans la plupart des cas chez ces malades (1). Ils ne sont pas proprement des fous, bien qu'ils agissent et parlent accidentellement comme s'ils l'étaient.

Si donc les altérations primitives, spéciales, dont dépendent immédiatement, à titre de conditions organiques, les perversions intellectuelles et affectives qui constituent les diverses formes de la folie, sont placées, par leur extrême ténuité, hors de la portée de nos moyens d'investigation, il s'ensuit que l'absence de lésions, et de telles ou telles lésions, chez les aliénés, ne peut être un argument valable contre la nature *somatique* (2) des maladies mentales ; et quels que

(1) Voy. les nombreuses observations rapportées dans le *Traité des maladies de l'encéphale*, par Abercrombie et dans la *Clinique médicale* de M. Andral.

(2) C'est à cette détermination qu'il faudrait ramener celle de *siége* en général, qui est équivoque, et dont l'usage banal est une des sources principales des malentendus et de la confusion de nos théories pathologiques.

soient les témoignages de l'anatomie pathologique,
il est permis d'affirmer, d'après les lois générales de la
vie et de l'organisation que, de même que tout acte
normal de l'intelligence est lié à une certaine modification organique, de même toute manifestation psychique morbide a pour condition une altération matérielle également déterminée.

La solution de cette question générale n'est pas d'un
intérêt purement spéculatif. Elle est, au contraire,
d'une extrême importance pratique. Si, en effet, la
folie était, au sens strict, considérée comme une *maladie de l'âme* ou de *l'esprit*, elle ne serait pas
dans les attributions de la médecine. Ce n'est qu'en
tant qu'on la considère comme essentiellement liée à
un état somatique, qu'elle constitue, au sens médical,
une maladie. Les *maladies de l'âme*, dans l'acception
philosophique des termes, ne sont pas précisément les
maladies mentales, au sens médical. On doit entendre
par là seulement les dispositions perverses du cœur,
les inclinations mauvaises de la volonté, les passions
coupables, en un mot tout ce qui est compris dans
l'idée du *mal moral*, ce que la langue théologique appelle le *péché*. Aussi, bien que ces vices de l'âme ne
soient pas sans relation avec l'aliénation, la médecine
n'a pas à s'en occuper, du moins d'une manière directe et comme appartenant en propre à son domaine.
Ils sont, théoriquement et pratiquement, du ressort de
la morale, de la religion et de la législation pénale.

C'est même par suite de l'adoption, à peu près générale aujourd'hui, non-seulement par les médecins,

mais aussi par l'opinion publique, de ce principe, que le soin des aliénés, la direction et la surveillance des asiles où on les enferme, ont passé des mains de l'administration civile et de la police dans celles de la médecine, et que les *Petites-Maisons* qui étaient des geôles sont devenues des hôpitaux ; réforme et transformation qui constituent un des plus grands progrès accomplis par la science, à l'honneur de la raison et au profit de l'humanité.

L'immense majorité des médecins admet, disions-nous, que la folie, sous toutes les formes, dépend d'un état morbide du corps; c'est-à-dire, en d'autres termes, qu'elle a un siége organique.

Maintenant, quel est ce siége?

L'accord, sur cette seconde question, n'est pas moins général. Ce siége serait, dans l'opinion à peu près unanime des médecins, l'encéphale. Consentant, sur ce point, à parler comme le peuple, ils disent tous qu'elle est un *dérangement du cerveau* (1).

Le cerveau serait donc l'organe dont le dérangement physique entraîne le dérangement mental.

Si, comme il paraît, cette proposition était prise dans un sens absolu, c'est-à-dire comme attribuant exclusivement au cerveau la responsabilité de tous les désordres psychiques, sans distinction, j'oserais proposer

(1) C'est l'expression dont se servit M. Bousquet dans la discussion académique (22 mai 1855) et cette profession de foi organopathique lui valut les félicitations de M. Piorry.

sur ce point de doctrine quelques doutes et quelques rectifications.

Que l'encéphale soit toujours affecté dans les altérations de l'intelligence proprement dite, dans le trouble des opérations spéciales de jugement, de raisonnement, d'attention, de mémoire (comme dans l'Hallucination, le Délire, la Démence), c'est ce qu'on doit admettre sans l'ombre d'un doute, au même titre qu'on admet une modification morbide de la rétine ou des nerfs optiques lorsque, en l'absence de tout obstacle mécanique dans l'appareil visuel, la vision est troublée ou abolie. Mais la folie ne consiste pas uniquement dans un simple dérangement dans l'ordre et la suite des pensées, dans le trouble purement *logique* de l'entendement, elle consiste presque toujours en même temps, et quelquefois exclusivement, dans les perversions des sentiments, des instincts naturels, des dispositions morales, dans la manifestation de penchants insolites, d'impulsions, de goûts, de passions bizarres, enfin dans une viciation de la sensibilité morale, des qualités affectives de l'âme. C'est sous cette forme qu'elle se révèle chez la plupart des monomaniaques, lypémaniaques, hypochondriaques, etc. Or dans les vésanies de cette espèce, qui sont souvent les traits les plus saillants de l'aliénation mentale, est-ce uniquement ou même principalement au cerveau, comme organe spécial de la pensée, en général, comme instrument de la combinaison et coordination des idées, qu'il faut demander compte du désordre ?

La plupart des aliénistes français paraissent le croire;

du moins cela ne fait pas question parmi eux. Ils admettent bien que le trouble cérébral peut être quelquefois déterminé ou entretenu *sympathiquement* par un état morbide de quelque autre partie de l'organisme ; mais idiopathique ou sympathique, c'est toujours l'état du cerveau qui est la condition organique essentielle, immédiate et directe des perversions intellectuelles et affectives.

· Cette doctrine pathologique des aliénistes est conséquente à leur physiologie, laquelle physiologie, presque exclusivement déduite des expériences sur le système nerveux cérébro-spinal, des recherches d'anatomie pathologique bornées à ce même système, et trop imbue des vues systématiques de Georget et de Gall, exclut formellement les organes de la vie dite végétative, et particulièrement le système nerveux ganglionnaire, de toute participation aux fonctions de relation, à la vie morale ou psychique. Mais si avec l'antiquité tout entière, — et cette antiquité n'a fini qu'au commencement de ce siècle, — si avec Aristote, Hippocrate, Galien, Fernel, Stahl, Buffon, Bichat, Cabanis, Virey, avec Broussais, avant sa conversion à la phrénologie, on accorde à ces mêmes organes une part dans la manifestation *physiologique* des états ou phénomènes affectifs de l'âme, on devra leur attribuer une influence correspondante dans les manifestations *pathologiques*. Le cerveau, sans doute, dans cet ordre de phénomènes, intervient toujours, en tant que condition instrumentale de toute représentation intellective ou affective dans la conscience, dans le Moi ; mais il n'est, en quelque sorte, que l'écho des modifications survenues dans les profondeurs du système général ganglionnaire en qui résident les sources-mères de la vitalité. Ce sont ces modes divers de la sensibilité organique, appelée à tort *insensible* par Bichat, qui, exprimés dans le sens intime comme états et affections propres du Moi, donnent naissance à l'infinie variété de sentiments, d'émotions, de dispositions par lesquels se révèle plus ou moins vivement la conscience de l'existence. C'est encore aux déterminations primitives de cette sensibilité, latentes dans le germe et développées ensuite, qu'il faudrait rapporter ces *formes* particulières de la vie qui constituent, dans leur expression psychique, le Caractère, l'Humeur, ce qu'on pourrait appeler *l'idiosyncrasie morale*, et, dans leur expression organique, le *tempérament*. Ainsi conçu, le rapport de l'état des organes de la vie végétative avec les manifestations de la vie intellectuelle et morale, étant essentiel, immédiat, direct et permanent, c'est dans ces organes qu'on devrait placer la source d'une partie au moins de l'appareil morbide psychique, et notamment les perversions des instincts et des sentiments qui sont des éléments si caractéristiques de la physionomie morale de l'homme aliéné. Le cerveau ne serait plus alors le seul agent organique responsable de la folie, et la question du *siége* des maladies mentales se trouverait notablement modifiée et étendue.

Les médecins d'autrefois admettaient plus ou moins explicitement cette distinction dans les causes organiques des diverses formes de la folie. Ils en rattachaient un assez grand nombre à des altérations humorales et viscérales, et les traitaient, en conséquence, par les purgatifs, les vomitifs, les désobstruants, etc. Ils faisaient, comme on sait, jouer un grand rôle à l'Atrabile. Arétée distinguait même positivement les aberrations mentales *atrabilaires,* c'est-à-dire produites par des obstructions des organes abdominaux, de celles qui dépendent des lésions propres et directes du cerveau ; les premières caractérisées principalement par les désordres affectifs, la mélancolie, la fureur, etc. ; les secondes, par les désordres de l'intelligence et des sens. Cette doctrine, bien que fort indigeste et confuse, était au fond, dans son ensemble, plus exacte peut-être que celle actuellement professée, qui place exclusivement dans l'encéphale la source primitive de toutes les opérations, facultés et affections de l'âme.

La principale raison qui a fait abandonner l'opinion antique d'une liaison essentielle, directe, entre les phénomènes de la vie végétative et ceux de la vie psychique, c'est qu'on a voulu concevoir ce rapport comme celui de l'organe à la fonction, au sens, par exemple, où l'on dit que l'œil est l'organe de la vision, une glande l'organe d'une sécrétion, le larynx l'organe de la phonation ; et dès lors on a trouvé absurde de mettre l'envie ou la colère dans le foie, le courage dans le cœur, la gaieté dans la rate, la tristesse dans les hypochondres, etc. Gall a pu aisément faire justice de cette physiologie fantastique, qui, du reste, n'a jamais été entendue que métaphoriquement et non à la lettre. Mais il est lui-même

tombé dans la même méprise, en admettant la nécessité d'organes spéciaux pour les qualités, les dispositions, les virtualités intellectuelles, morales et affectives. Toutes les formes ou tendances spéciales de
l'activité psychique ont, sans doute, des conditions
organiques, mais non une instrumentalité particulière,
des *organes*. Ce ne sont pas, en effet, des fonctions ;
ce sont des déterminations psycho-vitales dépendantes
des propriétés générales de l'organisme, comme celles
dont résulte la production de l'électricité, de la calo-
ricité animales, lesquelles n'ont pas d'appareils particuliers. Il n'y a pas plus de sens à chercher les organes
de ces manifestations qu'il y en aurait à chercher les
organes des dispositions et susceptibilités morbides,
idiosyncrasiques, des diathèses, de la faim, de la soif,
de certains besoins nés de l'habitude, etc.

On peut encore faire valoir en faveur du rôle ici
attribué à l'ensemble des fonctions de la vie organique dans leur rapport avec le moral, et par suite avec
la folie, l'influence si manifeste des affections, des sentiments, des idées sur la circulation, les sécrétions, la
nutrition, la calorification, sur le système nerveux
ganglionnaire tout entier. Ces rapports sont vulgaires. L'ancienne physiologie, suivant sur ce point
l'observation empirique populaire, en tenait grand
compte. La nôtre aujourd'hui les méconnaît trop.
Elle ne conçoit guère le rapport que dans une direction. Elle admet bien qu'un état moral, une pure
idée même, provoquent des perturbations dans les
appareils splanchniques, dans le cœur, par exemple,

l'intestin, la vessie, le foie, l'utérus; mais elle refuse d'admettre que les modes d'activité et de vitalité, soit physiologiques, soit pathologiques, de ces mêmes organes puissent réciproquement être la source originelle de représentations et affections psychiques déterminées. Elle nie même, en général, la marche centripète des impressions survenues dans les viscères spécialement desservis par le trisplanchnique; et quelques physiologistes ont imaginé que les ganglions de ce nerf étaient des barrières placées de distance en distance sur son trajet pour intercepter ses excitations, et les empêcher d'arriver à la conscience. D'autres (J. Muëller, M. Longet) les laissent bien passer dans les ganglions, mais les font s'éteindre, on ne sait comment, dans la moelle épinière (1). Ces suppositions reposent sur une autre, à savoir que les opérations de la vie organique sont entièrement soustraites à la conscience, aussi bien qu'à l'empire de la volonté. Il y a, cependant, de fortes raisons de croire qu'il en est autrement. En fait, il n'y a pas un organe, un tissu, un point de l'organisme vivant, qui soit complétement insensible, c'est-à-dire dont les modifications vitales ne puissent être représentées à la conscience par une douleur ou une sensation quelconque déterminée et localisée. L'état pathologique le prouve. D'autre

(1) Depuis que les physiologistes n'ont plus guère admis d'autre mode de vérification dans l'étude du système nerveux que les vivisections, ils ont dû méconnaître ou même nier bien des faits à l'égard desquels il est et sera toujours impossible d'instituer des expériences, et de ce nombre sont, en grande partie, ceux relatifs aux rapports du physique et du moral.

part, il n'y a pas un point de l'organisme qui échappe absolument à l'action volontaire de l'âme; car l'âme peut arbitrairement diriger et fixer son attention sur telle ou telle partie du corps, et se donner ainsi une conscience plus ou moins distincte de ce qui s'y passe. Qui ne sait qu'une détermination volontaire forte et soutenue peut amortir une douleur locale? Qui ne sait encore que les tourments de l'hypochondriaque résultent de la préoccupation profonde, de l'inquiète vigilance avec lesquelles il écoute, en quelque sorte, les mouvements de ses viscères? Et non-seulement l'attention peut affaiblir ou exalter subjectivement la sensibilité d'une partie du corps, elle y détermine en même temps des changements physiologiques ; elle *modifie directement l'état des organes* (1).

Ces faits montrent que les modifications intimes du système nerveux et des fonctions de la vie organique, qu'on prétend être étrangères au cerveau et, par suite, à la conscience, y retentissent, au contraire, incessamment, et s'y expriment sous forme d'émotions, de désirs, de besoins, de dispositions morales infiniment variées, et forment ainsi, en tant que senties et représentées dans le Moi, une grande partie de la phénoménologie psychique (2).

(1) Cabanis, *Rapport du physique et du moral de l'homme*, 8ᵉ édit. avec notes, Paris, 1843, p. 277.

(2) Il est, par exemple, d'observation vulgaire que l'accélération des battements du cœur, dans les maladies de cet organe, donne lieu à une anxiété vague, très-semblable à la peur ; une souffrance de l'intestin, du côlon principalement, détermine un abattement, un découragement particuliers ; le chatouillement pro-

Si dont il était vrai, d'une part, qu'une portion notable des manifestations de l'activité psycho-cérébrale ont leur source immédiate dans des modifications somatiques d'organes autres que le cerveau, et, d'autre part, que les modifications matérielles spéciales dont paraissent dépendre les aberrations intellectuelles et affectives qui constituent l'état de folie ne sont pas plus accessibles à nos sens que celles qui existent dans toutes les névroses, les prétendues lacunes et

duit non-seulement les effets mécaniques du rire, mais aussi une disposition à l'hilarité ; la vacuité de l'estomac et le besoin de réparation engendrent la morosité, et par contre, l'ingestion des aliments fait succéder à ces humeurs noires un sentiment de gaieté et de bienveillance ; la constipation dispose à la tristesse. On sait encore que les affections chroniques développent, suivant leur siége, et probablement suivant la nature des lésions, des changements divers dans le caractère, l'humeur du malade. Il y a dans les maladies une séméiotique morale trop négligée par notre diagnose percutante, auscultante et mesurante. Les venins, les virus, les substances toxiques déterminent également des modifications morales spéciales, par la manière diverse dont ils influent sur la vitalité générale de l'organisme.

« C'est véritablement du *bonheur* que donne le hachisch, dit
« M. Moreau (de Tours), et par là j'entends des jouissances tou-
« tes morales et nullement sensuelles, comme on serait porté à
« le croire. Cela est fort curieux assurément, et l'on pourrait en
« tirer de bien singulières conséquences, celle-ci entre autres :
« que toute joie, tout contentement, alors même que la cause en
« est exclusivement morale, que nos jouissances les plus déga-
« gées de la matière, les plus spiritualisées, les plus idéales, pour-
« raient bien n'être en réalité que des sensations purement phy-
« siques, développées au sein des organes, exactement comme
« celles que produit le hachisch. Au moins, si on s'en rapporte
« à ce qu'on sent intérieurement, il n'y a aucune distinction à
« faire entre ces deux ordres de sensations, malgré la diversité
« des causes auxquelles elles se rattachent, car le mangeur de
« hachisch est heureux, non pas à la manière du gourmand, de

contradictions des résultats nécropsiques ne feraient plus de difficulté sérieuse. Il est tout simple, en effet, qu'on ne trouve pas une chose lorsqu'on la cherche où elle n'est pas, — ce que font ceux qui veulent tout localiser dans l'encéphale, — ou comme elle n'est pas, — ainsi qu'il arrive à ceux qui ne veulent admettre d'autres lésions que celles qui changent l'aspect physique des tissus, ou qui encore, par une méprise d'un autre genre, considèrent les diverses altérations constatables après la mort comme les causes organiques immédiates et directes des désordres intellectuels, et cherchent inutilement à établir des

« l'homme affamé qui satisfait son appétit, ou bien du volup-
« tueux qui contente ses désirs, mais de celui qui apprend une
« nouvelle qui le comble de joie, de l'avare comptant son tré-
« sor, du joueur que le sort favorise, de l'ambitieux que le suc-
« cès enivre, etc. » (*Du hachisch et de l"aliénation mentale*, Études psycologiques, page 53.)

Ce que l'auteur de ces fines et sagaces observations dit de la joie, du contentement, doit se dire aussi des affections opposées, la crainte, la tristesse, la défiance, etc., et, en général, de tous les états affectifs de l'âme ; et ces conséquences *singulières*, qu'il ne veut que laisser entrevoir, sont des conclusions très-légitimes des faits. Elles sont l'expression même des phénomènes. Encore une fois, tout ce qui se passe dans l'âme est lié à quelque modification corporelle. L'acte organique et l'acte mental sont déterminés l'un par l'autre dans une indissoluble et indéfectible solidarité. L'Esprit n'est pas pour cela Matière, ni la Matière Esprit ; mais les deux facteurs, quoique logiquement distincts, se confondent et s'identifient dans l'indivisible unité de la *vie*. C'est ce qui explique comment le hachisch, introduit *dans le corps*, produit *sur l'esprit* l'effet hilarant d'une bonne nouvelle, et que, réciproquement, une mauvaise nouvelle, introduite *dans l'esprit*, peut produire *sur le corps* l'effet mortel d'une dose d'acide cyanhydrique.

rapports précis entre ces lésions et les symptômes.

Sans prétendre attribuer à cette interprétation des faits une valeur démonstrative que ces matières ne comportent guère, elle paraît cependant assez justifiée pour apporter quelque lumière dans la question du siége organique et de l'anatomie pathologique de la folie, et servir, sinon à la résoudre, du moins à la bien poser.

§ II.

PHRÉNOLOGIE (1).

Bonnes et mauvaises têtes.— Grands hommes et grands scélérats. — 1. L'Indienne Mariammé. — Napoléon. — Descartes. — Socrate. — Lacénaire. — Fieschi. — Le petit pâtre sicilien Mangiamele.

1. — L'INDIENNE MARIAMMÉ.

Lettre au docteur Spurzheim (2).

MONSIEUR,

Je ne doute pas que l'observation remarquable, lue dernièrement par M. le docteur Souty à l'Académie de

(1) « *La phrénologie*, dit J. Muëller, *est un tissu d'assertions arbitraires, qui ne reposent sur aucun fondement réel et qu'il faut repousser du sanctuaire de la science.* » (Manuel de Physiologie. Paris, 1851, tom. I, page 780 de la trad. franç.) Ce jugement de l'illustre physiologiste allemand résume l'opinion unanime de tout ce qu'il y a aujourd'hui de physiologistes, d'anatomistes, de philosophes de quelque autorité en Europe. A l'époque même de sa plus grande vogue, le système de Gall n'a obtenu aucune adhésion dans les rangs élevés de la science. En France, les hommes les plus hauts placés dans les sciences naturelles, phy-

(2) 1832.

médecine, ne vous soit connue. Occupé sans relâche, avec un zèle admirable, de la continuation des recher-

siologistes, zoologistes, anatomistes, anthropologistes, Cuvier, Lamarck, de Blainville, Geoffroy Saint-Hilaire, Serres, Magendie, Flourens, ont dédaigné de s'en occuper, ou n'en ont parlé que pour le réfuter. Il obtint un peu plus de faveur parmi les médecins, mais elle dura peu, et ceux qui par leur position scientifique auraient pu faire autorité, ne donnèrent guère d'autre témoignage de leur foi phrénologique que l'inscription bénévole de leurs noms sur les Prospectus, Manifestes et les couvertures des journaux de la secte. Il n'y a eu qu'une exception, Broussais. Mais, qui ne le sait ? lorsque Broussais, arrivé à la fin de sa carrière scientifique, survivant à sa doctrine médicale, s'avisa de vouloir jouer en philosophie le rôle qu'il avait joué en médecine, il n'était plus que l'ombre de lui-même. Sa brusque conversion à la phrénologie, qu'il avait toujours combattue et à laquelle il avait porté les coups les plus violents (1), fut à la fois un sujet d'étonnement et d'émotion pénible pour tous ceux qui respectaient ce nom célèbre. C'était en effet un signe de défaillance intellectuelle, que la suite de l'entreprise ne confirma que trop. Comment Broussais conduisit cette malheureuse campagne philosophique, M. Flourens va nous le dire : « Il ne faut pas juger Broussais sur son *Cours* « *de phrénologie*..... il n'est véritablement Broussais que lors- « qu'il combat. En 1816, il publie un volume (l'*Examen de la* « *doctrine médicale*, etc.), et les doctrines médicales sont ébran- « lées pour un demi-siècle. Il faut lire ce volume et *oublier* le « *Cours de phrénologie* (2). »

Avec Broussais, la phrénologie retomba pour ne plus se relever ; et il est permis de constater *historiquement*, tout en respectant certaines convictions conservées, *in petto*, par quelques médecins, que le système de Gall est, conformément à la sentence de Muëller, définitivement exclu du sanctuaire de la science (3).

L'oubli profond, mérité ou non mérité, dans lequel est tombée

(1) Dans son livre *de l'Irritation et de la Folie*, 1850, in-8.— 2e édition, Paris, 1859, 2 vol. in-8.

(2) *Examen de la phrénologie*, par P. Flourens, 1842, in-18, p. 96.

(3) Excepté pourtant de la science d'une école philosophique qui s'appelle elle-même, par excellence, *positive*, et qui, en ceci du moins, ne justifie guère ce titre.

ches de Gall qui vous doivent une partie de leur éclat, le fait dont il s'agit n'a pu échapper à votre attention ; c'est à vous surtout qu'il appartient d'en apprécier en dernier ressort la valeur anatomique et physiologique, d'en déterminer les conséquences par rapport à votre doctrine des organes cérébraux. Votre opinion à cet égard ne peut qu'être d'un très-grand poids ; et peut-être aurais-je dû attendre vos explications, avant d'entreprendre un commentaire si difficile, et qui embrasse des questions si complexes. Mais si les objections que le fait en question paraît fournir contre la doctrine de Gall pouvaient provoquer une manifestation de votre sentiment, cette lettre ne serait pas sans utilité pour la science.

Il est de principe en philosophie qu'un seul fait bien avéré, bien prouvé, suffit pour infirmer le système le plus fortement établi, quand il est en contradiction directe avec ce système. Le cas de monstruosité que j'ai sous les yeux me semble, en vertu de cette règle logique, déposer avec une singulière évidence contre

la phrénologie, et l'indifférence du public philosophique et scientifique auraient dû faire supprimer dans ce volume déjà trop gros ces lambeaux d'une polémique aussi surannée à peu près que celle dont furent l'objet les tourbillons de Descartes. Cependant quelques-unes de ces études anti-phrénologiques pourront peut-être se faire lire grâce aux noms diversement fameux des personnages qui en sont l'objet. Elles ont eu d'ailleurs, en leur temps, le malheur de déplaire très-fort aux crânioscopistes, ce qui permet de croire qu'elles portaient assez juste, et pourraient servir encore à l'ocasion. Enfin, on n'en voudrait pas trop à l'éditeur d'avoir laissé passer ces bribes de phrénologie, si l'on savait, ce qui n'est que trop vrai, que la *Gazette médicale*, d'où elles sont tirées, en aurait fourni aisément un volume.

quelques points fondamentaux de l'organologie de Gall.

La doctrine de Gall, résumée dans ses principes les plus généraux, établit :

1° Que le cerveau est un appareil composé d'un grand nombre d'organes distincts et isolés les uns des autres ;

2° Que chacun de ces organes est chargé d'une fonction spéciale dans la vie intellectuelle et morale ;

3° Que par sa structure anatomique et les lois de son développement, le crâne représente exactement la forme et le volume de la masse nerveuse contenue dans sa cavité, d'où résulte la possibilité de conclure de l'un à l'autre, et de connaître par la configuration de sa boîte osseuse, la configuration du cerveau lui-même ;

4° Que les organes cérébraux sont au nombre de vingt-sept à trente-trois, occupant chacun une place invariable au milieu des organes voisins, et tous plus ou moins accusés extérieurement par la forme du crâne.

Ainsi *pluralité*, *spécialité* des organes cérébraux, détermination positive de leur *nombre*, de leur *place* et de leurs *fonctions*, et possibilité de reconnaître l'existence et le volume de ces organes d'après la forme de leur enveloppe osseuse, telles sont les quatre déterminations les plus importantes de la phrénologie.

Mais ces quatre principes ne sont pas dans une telle dépendance réciproque, que la vérité ou la fausseté de l'un doive s'étendre à tous les autres.

Ainsi la pluralité et la spécialité des organes cérébraux pourraient être encore admises en principe, alors même que la détermination de leur nombre et de leur place, et du moyen de les reconnaître à l'extérieur, serait jugée fausse. Disons même que la doctrine de Gall ne consiste pas précisément dans l'hypothèse de la pluralité des organes cérébraux, car cette idée est fort ancienne ; toutes les analogies y conduisent, et plusieurs physiologistes anciens et modernes l'ont eue. Ce qui appartient véritablement à Gall, c'est d'avoir le premier désigné, nommé, décrit, classé, compté ces organes, déterminé leurs fonctions. Mais il est évident qu'il aurait pu se tromper complétement dans cette énumération et classification, sans que l'opinion de la multiplicité des fonctions et des appareils encéphaliques reçût la moindre atteinte.

Des quatre principes de l'organologie, les deux premiers sont donc parfaitement indépendants des deux autres ; ils peuvent subsister à part. Aussi le fait que nous allons rapporter ne les atteint nullement, quoiqu'il ébranle singulièrement, à notre avis, les deux derniers, savoir : la classification, le dénombrement, la localisation et spécification des organes, par Gall.

Il importe de remarquer ici par avance que dans la doctrine de Gall on ne peut pas regarder l'Organologie comme indépendante de la Cranioscopie. Ce sont des parties intégrantes et solidaires de tout le système. On ne peut pas plus, dans l'hypothèse de Gall, séparer la cranologie de l'organologie, que séparer le crâne du cerveau lui-même. Sa physiologie de l'encéphale dépend essentiellement de son anatomie du crâne ; puisque les distinctions et les localisations établies par lui reposent uniquement sur le fait de l'exacte correspondance des circonvolutions cérébrales avec la voûte crânienne. La vérité et même la possibilité de ses observations sont fondées exclusivement sur cette circonstance anatomique. Aussi a-t-il cherché avec le plus grand soin à la mettre à l'abri de toute objection. Il n'a découvert et n'a pu découvrir aucun organe par l'observation directe du cerveau, dont la structure, comme il en convient, n'apprend rien sur les fonctions; ce n'est que par l'inspection du crâne confronté avec la constitution morale et intellectuelle des individus, par la comparaison du moral connu avec la forme physique apparente, qu'il a pu parvenir à faire quelques localisations; et ces localisations, résultant de l'étude exclusive du crâne, n'auraient aucune sorte de garantie, si les dispositions anatomiques de l'encéphale et de son enveloppe ne permettaient pas de conclure de l'un à l'autre. Tout ce que Gall a dit du crâne se rapporte donc au cerveau, puisque d'après la nature de ses recherches, il ne pouvait étudier le dernier qu'à travers le premier. La cranioscopie ayant donc été pour lui le seul moyen possible de découverte, c'est elle seule aussi qui fournit des moyens directs de vérification.

Ce n'est pas au savant collaborateur de Gall que s'adresse cette remarque; mais à ceux de ses disciples qui, frappés des objections qu'on leur oppose, croient pouvoir abandonner la cause de la cranioscopie sans mettre en péril la doctrine organologique. J'espère que mon interprétation ne serait pas désavouée par vous qui avez étudié si profondément et si philosophi-quement cette matière.

J'ai dû établir ici cette solidarité de la cranioscopie et de l'organologie, pour bien déterminer la valeur et la portée du fait que nous allons examiner.

La première considération qui frappe dans l'examen de la tête que nous avons sous les yeux, c'est son énorme grosseur.

La grande circonférence longitudinale est de 28 pouces 3 lignes;

La circonférence latérale, de 21 pouces 1 ligne;

La circonférence horizontale, 2 pouces 10 lignes;

Le grand diamètre (longitudinal) est de 9 pouces 7 lignes;

Le petit diamètre (transversal), 5 pouces 5 lignes;

Et il faut observer que le sujet de cette observation est une jeune fille de dix-sept ans. Or, la moyenne des mesures prises sur un très-grand nombre de crânes, par. Tenon, donne, pour la vieillesse, les mesures suivantes :

Grande circonférence, 19 pouces 2 lignes;

Petite circonférence, 15 pouces 4 lignes;

Circonférence horizontale, 18 pouces 5 lignes;

Grand diamètre, 6 pouces 1 ligne;

Petit diamètre, 5 pouces 2 lignes.

Si on établit une proportion entre ces mesures, on trouve que dans presque tous les diamètres le déve-loppement de la tête indienne est d'environ un tiers plus considérable que celui d'un crâne ordinaire. Le cerveau contenu dans cette vaste cavité doit donc, dans le principe de Gall, être d'un tiers plus volumineux que le cerveau ordinaire d'un adulte. Mais comme pour Gall la masse absolue du cerveau est loin d'avoir la même importance que ses dimensions relatives ; nous ne tirerons aucune conséquence de la grosseur de celui-ci ; et nous porterons toute notre attention sur sa configuration.

La tête de cette jeune Indienne est si étrangement déformée, qu'il serait extrêmement difficile d'en faire une description intelligible. Cependant le but que nous nous sommes imposé, exige que nous en indiquions les principaux caractères.

En examinant successivement ce crâne dans ses principales régions on trouve les particularités suivantes :

La région frontale offre sur la portion droite du coronal une proéminence très-considérable, occupant le tiers environ de cet os. Le reste de l'os à droite et à gauche de cette saillie est inégalement développé ; la portion droite est à peu près dans l'état naturel, tandis que la partie gauche forme inférieurement un renflement énorme, auquel participe toute l'arcade sourcilière ; l'orbite est également déjetée de ce côté et l'œil se trouve porté en dehors. Supérieurement le côté gauche du coronal présente une autre protubérance, à peu près égale en grosseur à celle de la partie inférieure à droite ; elle se prolonge assez loin en arrière et en haut, et paraît empiéter sur le pariétal du même côté. La réunion de ces deux saillies limitées par des gouttières profondes, et étendues obliquement sur le front, donne à cette partie de la physionomie un aspect horrible. Les principaux organes cérébraux compris dans cette région, dans votre classification, sont ceux de la *causalité*, de l'*individualité*, de la *mémoire des choses*, de la *faculté comparative*, du *coloris*, des *localités*, de la *mélodie*, de l'*esprit de saillie*, de l'*idéalité* (poésie), de l'*imitation*, etc. ; et, en y comprenant ceux que vous placez dans l'orbite même, les sens de la *configuration*, du *langage*, etc. La déformation que nous signalons embrasse plus ou moins tous ces organes, et il n'en est pas un dont la fonction n'ait dû être modifiée dans votre hypothèse. Nous verrons qu'il n'en est rien pourtant; mais continuons notre examen.

Les régions pariéto-temporales droite et gauche sont aussi très-diversement configurées. Du côté droit il n'y a aucune dépression ni renflement anormaux; cette partie du crâne présente au contraire une surface tout à fait unie ; seulement un peu au-dessus de l'angle antérieur supérieur de l'occipital, s'élève brusquement une protubérance en forme de mamelon, du volume d'une noix. Du côté gauche les altérations sont plus grandes et presque indescriptibles; à partir de l'apophyse externe de l'arcade sourcilière jusqu'à l'apophyse mastoïdienne, règne un énorme bourrelet qui entoure l'oreille, et semble comprendre à peu près toute l'étendue du temporal. L'apophyse mastoïdienne saillit fortement en pointe. Un autre bourrelet, affectant la même direction, mais moins volumineux que le premier, se montre un peu au-dessus de celui-ci. Entre eux deux est creusé un sillon qui les sépare dans toute leur étendue. Autant qu'on peut se reconnaître dans ces lignes bizarres, la région crânienne dont nous parlons contient les organes de la *convoitivité* (vol), *sécrétivité* (ruse), *destructivité* (meurtre), *circonspection*, dont les manifestations n'étaient pas plus altérées que celles des organes précédemment indiqués.

Il nous reste à examiner les régions sincipitale et occipitale, qui ne sont pas moins curieuses.

Le sinciput est extrêmement élevé, et donne à la tête la forme d'un pain de sucre tronqué. Je n'ai pas mesuré le diamètre vertical, mais il doit être beaucoup plus long que le transversal, ce qui est une anomalie fort rare. Toute cette région sincipitale, à partir des deux bosses frontales jusqu'à la crête occipitale, figure une espèce de bande d'une convexité uniforme, terminée latéralement par deux lignes saillantes. Il est impossible, au reste, de faire comprendre ces détails par la parole. Il suffit de savoir en gros que le vertex est très-élevé, et considérablement déprimé sur les côtés. A part la dépression du front, la tête indienne ressemble sur ce point à celle du Caraïbe qu'on trouve gravée dans vos ouvrages. C'est dans cette partie si énormément développée que sont marqués sur vos plâtres les organes de la *bienveillance*, de la *vénération* (théosophie), de la *persévérance*, de la *justice*, de l'*amour-propre*, de la *surnaturalité*, de l'*espérance*, etc., et le sujet n'a rien montré d'extraordinaire dans l'exercice des facultés qui dépendent de ces organes.

Enfin la région occipitale, dans laquelle nous comprenons tout le cervelet et la terminaison des lobes postérieurs du cerveau, offre une énorme masse, en forme de besace ou sac, qui forme plus de la moitié du volume total du crâne, et semble contenir une quantité de matière nerveuse double de celle des cerveaux ordinaires. La portion gauche est beaucoup plus renflée que la droite. Je ne note point toutes les irrégularités de détail, me contentant de signaler ce qu'il y a de plus apparent et de plus caractéristique, c'est-à-dire le volume. Trois ou quatre organes seulement sont compris dans ce vaste espace, l'*amour physique*, l'*amour de la progéniture*, l'*amour de l'habitation*, l'*amitié*, la *vanité*, et sur les limites le *courage*.

Si, comme votre système nous l'apprend, la symétrie et une juste proportion dans le développement des parties cérébrales donnent l'idée de l'équilibre des facultés intellectuelles et morales ; si par la même raison l'irrégularité et le désordre physiques sont l'indice d'une anarchie mentale correspondante, l'être que nous examinons a dû être un monstre psychique. Son esprit a dû présenter l'image du chaos comme sa tête. Je ne sais pas précisément à quels résultats on arriverait en interprétant les signes fournis par cette tête, d'après vos règles, et je doute même que, vu la complication et le nombre des éléments à évaluer, deux phrénologistes sur cent portassent le même pronostic ; mais ce qu'il y a de certain, c'est que tous s'accorderaient à prononcer qu'il y avait dans cette infortunée fille, folie, idiotisme, penchants anomaux, monomanie. Tous diraient unanimement qu'elle doit être rangée dans la classe de ces malheureux crétins du Valais, ces rebuts de l'espèce humaine, réduits, par le vice de leur organisation, à la condition morale des brutes ; ils pourraient diversement s'expliquer sur les détails, et construire chacun un monstre particulier, mais à coup sûr tous feraient un monstre. Ils raisonneraient très-conséquemment à leur principe, et tous cependant se tromperaient complétement, comme le prouve l'histoire de cette jeune Indienne. M. le docteur Souty a observé le sujet pendant plusieurs mois avec beaucoup de soin ; il a recueilli dans le pays toutes les informations qui pouvaient l'éclairer. En voici la substance :

Cette fille nommée Mariammé, et âgée de 17 à 18 ans, appartenait à la caste Paria. Dans son enfance on l'employa aux travaux de ménage et de la campagne ; elle s'en acquittait très-bien et l'on *n'a jamais remarqué chez elle moins d'intelligence* que chez ses compagnes, ni *des goûts particuliers*, ni *le moindre acte de folie*. Elle n'a d'ailleurs ni douleurs de tête, ni paralysie. Les fonctions seules des sens externes sont altérées par suite des déformations de la face dont je n'ai point parlé. Elle ne voit que d'un œil, l'autre étant malade et désorganisé ; elle a peu d'odorat, les fosses nasales étant oblitérées par une énorme tumeur ; enfin une tumeur analogue, développée à l'orifice du conduit auditif externe gauche, la rend sourde de ce côté. Mais toutes les fonctions propres du cerveau sont intactes. Cette jeune fille exploitait la crédulité publique, et se disait envoyée par la déesse *Mariatta* qui envoie aux Indiens la variole, maladie à laquelle elle rapportait l'origine de sa difformité. Elle arrachait ainsi quelques aumônes en effrayant de sa présence les femmes, les enfants et le peuple superstitieux de ces pays. M. Souty pense que sa difformité est congéniale ; dans tous les cas elle existe depuis son enfance. Elle n'a pas voulu venir en France malgré les sollicitations de M. Souty qui a fait lui-même prendre le moule de sa tête avec la plus rigoureuse précision.

Nous avons toute raison de nous en rapporter au témoignage d'un observateur aussi judicieux que le paraît être M. Souty, et le fait est à l'abri de toute objection sous le rapport de son authenticité. On ne peut disputer que sur son interprétation.

Ainsi il nous paraît prouvé qu'une déformation monstrueuse du crâne a existé chez ce sujet, sans entraîner un dérangement sensible soit dans les facultés intellectuelles, soit dans les penchants et sentiments, ce qui nous semble ébranler beaucoup la doctrine de Gall.

Je ne vois pas comment dans vos idées on pourrait surmonter cette difficulté. Vous ne pourriez accorder, d'une part, qu'une intelligence saine ait pu habiter dans un cerveau si monstrueusement déformé, sans abandonner votre principe fondamental qui subordonne expressément le moral à certaines conditions organiques déterminées par vous. Vous ne pouvez pas, d'autre part, alléguer que les déformations du crâne ont pu ne pas influer sur la constitution du cerveau, sans enlever à votre système sa seule et unique base, sa seule garantie, sa seule démonstration, c'est-à-dire la cranioscopie. Si, en effet, vous conveniez que, dans ce cas, la maladie ou une disposition originelle ont

fait subir au crâne des déviations aussi considérables
sans que le cerveau y ait participé, toutes vos classifications, distinctions et localisations seraient ébranlées,
car elles reposent toutes sur la supposition préalable
de la correspondance anatomique parfaite et continue
du crâne avec l'encéphale. Que deviendraient toutes
vos observations sur les bustes et portraits, sur les
têtes des hommes vivants, des animaux, si cette correspondance n'existait pas, au moins dans les limites
que vous avez posées? Vos plus belles recherches d'os-
téogénie ont eu pour but d'établir ce fait anatomique,
sans lequel votre doctrine serait impossible; vous n'a-
vez jamais déployé autant de sagacité et de science
que dans la détermination des causes qui peuvent modifier la forme extérieure du crâne, et dans la réfutation de ceux de vos adversaires qui voulaient rendre le
développement du crâne indépendant de celui du cerveau. Il est vrai que vous n'avez pas nié que le crâne
pût être primitivement dérangé dans son ossification,
mais en même temps vous avez soutenu que cette altération était nécessairement transmise au cerveau, et
que, dans ce cas, les fonctions sont inévitablement
troublées.

Le fait que je discute est en contradiction directe
avec ces principes, comme je viens de le faire voir; car
il démontre l'une ou l'autre de ces deux propositions:

1° Ou que l'intégrité des facultés intellectuelles et
morales peut subsister avec un cerveau monstrueux;

2° Ou que le crâne peut être monstrueux sans que
le cerveau participe à sa déformation.

Et vous ne pouvez accorder l'une ou l'autre sans compromettre gravement toute l'organologie de Gall.

Je suis loin d'avoir épuisé les conséquences du fait que j'ai sous les yeux ; il faudrait pour leur donner toute l'évidence que j'y aperçois, et plus de temps, et plus d'espace que n'en comporte cette lettre. Je vous livre cependant ces doutes, tout incomplétement exposés qu'ils sont. Vous êtes plus en état que moi de décider s'ils sont fondés ou non.

2. — NAPOLÉON.

Le docteur Antomarchi a distribué à ses souscripteurs le masque de Napoléon moulé par lui à Sainte-Hélène quelques heures après la mort. Cette image authentique des traits du grand homme offre une base légitime aux conjectures de la phrénologie.

Nous dirons, en premier lieu, que nous acceptons comme parfaitement exact le plâtre du docteur Antomarchi. Bien que nous ne croyions pas, comme lui, que l'opération du moulage soit une chose très-simple et très-facile, surtout pour les personnes qui n'en ont pas une habitude particulière, toujours est-il que, parfaite ou non, l'empreinte qu'il nous donne doit être considérée comme la seule authentique qui existe. L'original ne pouvant pas être examiné, on ne peut plus s'en rapporter qu'à la copie, qui est unique. Toutes les contestations qu'on pourrait élever à cet égard seraient complétement inutiles, puisque la vérification n'est plus possible. Il convient d'ailleurs d'observer que l'opération a été faite avec autant de soin que le permettaient le lieu et les circonstances, et que, dans la supposition où quelques inexactitudes auraient été commises, elles porteraient plutôt sur les parties molles que sur les parties osseuses, les seules qui aient quelque importance phrénologique ; et qu'en outre elles seraient si légères, qu'elles ne pourraient en aucun cas altérer sensiblement les masses générales et caractéristiques.

Nous remarquerons, en second lieu, que M. Antomarchi, dans le récit qu'il fait (*Derniers moments de Napoléon*, tome II) de l'autopsie de Napoléon, dit qu'il moula la *figure*, et qu'il ne parle pas du crâne. Mais ceci est évidemment une faute de rédaction. L'aspect de son plâtre prouve que le crâne a été moulé comme la face, jusqu'au sommet de la tête, en haut, et sur les côtés jusqu'au delà du conduit auditif externe. L'empreinte nous donne donc l'os frontal, les deux os temporaux tout entiers, et environ le quart antérieur des pariétaux, c'est-à-dire un peu plus de la moitié de la surface du crâne ; et comme cette moitié comprend, suivant les déterminations phrénologiques, le plus grand nombre des organes cérébraux, et surtout ceux de l'intelligence, de la raison et des facultés élevées de l'humanité, l'absence des parties postérieures, quoique regrettable, n'est pas, en définitive, très-importante pour le diagnostic. Sur vingt-huit organes, en effet, il ne nous en manque guère que neuf ou dix, savoir : l'Amour Physique, l'Amour Paternel, l'Amour de l'habitation, l'Amour-propre ou Orgueil, la Fermeté, la

Théosophie, le Courage, l'Attachement, l'Espérance (1).
Les conjectures sont donc tout à fait permises sur ces
organes; on peut, si cela convient, les grossir ou les
amoindrir à volonté, et nous laissons sur ce point le
champ libre aux phrénologistes. Nous dirons seulement que les raisonnements qu'on pourrait faire sur
les parties absentes ne sauraient en rien infirmer les
conclusions tirées des parties visibles, qui ont leur
signification propre et indépendante. Nous avons pour
nous d'ailleurs l'autorité de Gall et Spurzheim, qui
eux-mêmes ont commenté des portraits n'offrant
qu'une très-petite partie du crâne, tels, par exemple,
que ceux de Van Swieten, de Handel, etc., dont la tête
était ensevelie sous les immenses perruques à la mode
de leur temps.

Il importait de mettre d'abord de côté toutes ces
questions préjudicielles sur l'authenticité, l'exactitude
et la nature du plâtre, sur lesquelles les phrénologistes
pourraient être tentés d'élever des difficultés. Le crâne
de Napoléon n'étant pas à beaucoup près modelé d'a-
près les proportions voulues par le système, il mécon-
tentera à coup sûr les phrénologistes, qui s'attendaient,

(1) Selon nous, ces parties postérieures ne devaient pas être
très-développées, si l'on admet comme exacte la mesure, prise
par M. Antomarchi, de la circonférence du crâne, qu'il porte à
20 pouces 10 lignes (nous supposons qu'il s'agit de la circonférence horizontale). La portion moulée donne en effet à très-peu
près 15 pouces ; il ne resterait donc que 5 pouces 10 lignes pour
l'intervalle compris entre les deux apophyses mastoïdes, ou entre
les deux angles postérieurs inférieurs des temporaux, ce qui ne
suppose qu'un développement fort ordinaire de l'occipital. Au
reste, nous ne tenons aucunement à cette évaluation.

sur la foi de M. Antomarchi lui-même, à quelque chose
de mieux. Le crâne et le système étant en contradiction, ils donneront tort au crâne, comme de coutume;
mais en attendant leurs explications, il suffit à notre
but d'établir que cette tête de Napoléon est la seule
authentique qui existe, et par conséquent la seule qui
puisse être l'objet d'une discussion phrénologique.

Ceci posé, procédons à notre examen.

La première chose qui frappe au premier coup d'œil
jeté sur cette effigie du grand homme, c'est son peu
de ressemblance avec tous les bustes, portraits et médailles que nous en avons. L'amaigrissement causé par
la maladie et la mort altère sans doute toujours les
caractères physionomiques de la face, mais ne suffit
pas pour expliquer la différence que nous signalons.
D'ailleurs, la mort ne modifie en rien la charpente osseuse d'où dépend le type primitif et invariable de la
physionomie. Il est donc évident pour nous que tous
les portraits de Napoléon que nous connaissons sont
plus ou moins infidèles. Les seuls qui rappellent son
plâtre sont ceux qui ont été faits à son retour d'Égypte.
A cette époque, bien que sa gloire fût déjà immense,
les artistes ne songèrent pas encore à idéaliser sa personne. Plus tard, quand il fut devenu consul, puis empereur, le type naturel s'altéra peu à peu à force d'être
reproduit ; et il en résulta ce type conventionnel qu'on
retrouve dans la plupart des médailles et des bustes.
Dès qu'un portrait de personnage célèbre passe par
beaucoup de mains, il se modifie inévitablement. Chaque artiste ajoute ou ôte quelque chose au modèle,

volontairement ou non; les images se multiplient à l'infini; toutes ces images se ressemblent entre elles; toutes considérées en masse rappellent le modèle, sans qu'aucune cependant soit un véritable portrait; elles deviennent des espèces de personnifications du génie, des qualités saillantes, bonnes ou mauvaises, de l'homme, tel que se le figure l'imagination des peuples. L'art s'accommode à ces exigences du sentiment général, et il ne consulte guère plus la nature que pour mémoire. C'est ainsi que se forment ces types, pour ainsi dire, abstraits, sous lesquels passe d'un siècle à l'autre la mémoire de certains hommes. Le temps et l'habitude les consacrent et les fixent avec tant de force que si le héros dont ils sont la représentation apparaissait tout à coup avec ses véritables traits, le monde le méconnaîtrait. Ces portraits idéalisés peuvent, suivant les circonstances, être beaux ou laids à tous les degrés. De ce travail d'abstraction et de combinaison il peut résulter un dieu ou un diable. Dans les deux cas l'art opère d'après le même principe. La caricature et le beau idéal sont engendrés par le même procédé.

La tête de Napoléon a subi, peut-être plus que celle de tout autre personnage célèbre, ce genre d'altération. Empereur et roi, conquérant et législateur, fondateur et maître d'un empire gigantesque, il frappa le monde de stupeur et remplit toute la terre de sa renommée. Le génie, la grandeur, la force, étaient ses attributs distinctifs. Les artistes cherchèrent à réaliser ces caractères dans leurs images. La beauté naturelle des traits de Napoléon se prêtait à merveille à cette idéalisation. L'influence de l'école de David, dominante alors dans la sculpture et la peinture, y contribua aussi. On représenta Napoléon comme on eût fait Trajan ; on le plaça sur des chars de triomphe ; on le couronna de lauriers, et on lui tailla un costume impérial sur le modèle de celui des Césars ; on modifia en même temps ses proportions naturelles, on exhaussa sa taille de quelques pouces, on régularisa ses traits et on donna de l'ampleur au crâne. La doctrine de Gall ne fut peut-être pas étrangère à cette dernière modification. On était alors très-disposé à croire qu'un grand génie ne pouvait habiter une petite tête, et on sent que pour Napoléon il ne fallait pas épargner l'espace. C'est sous ces influences diverses que se fixa peu à peu le type du Napoléon impérial, celui qui domina dans les grands ouvrages de peinture de son temps, et surtout dans la sculpture, les monnaies et les médailles. Il y a, il est vrai, un autre Napoléon ; c'est le Napoléon populaire qui est sur la colonne ; il est plus ressemblant que le premier, sans doute, surtout à cause du costume, qui prête beaucoup à l'illusion ; mais le visage n'est pas non plus exempt des mensonges ordinaires de l'art, et le crâne tout entier est caché sous le chapeau. Nous le mettrons donc hors de cause par le motif qu'il ne peut fournir aucune indication phrénologique.

Nous admettons donc comme un fait (et chacun peut s'en assurer par la plus simple comparaison) que les têtes de Napoléon représentées dans les bustes, les médailles et monnaies, sont toutes plus ou moins idéales, qu'aucune ne reproduit avec exactitude les contours du modèle original, et qu'ainsi tout ce qui a été dit jusqu'à présent sur la tête de Napoléon, sous le rapport anatomique et physiologique, est tout à fait arbitraire et nul. Je crois, en passant, pouvoir tirer la même conclusion à l'égard des raisonnements de Gall et de ses disciples sur les têtes antiques, qu'ils apportent en exemple et en preuve de leurs localisations. Je suis très-porté à croire que les têtes des hommes illustres de Plutarque qu'on trouve dans nos musées, ont été remaniées par le ciseau du sculpteur. Quand on voit comment, sous nos yeux, une tête peut être modifiée, il faut être très-accommodant en fait de preuves pour aller chercher dans des portraits faits il y a deux mille ans, et qui ne sont, la plupart, que des copies de copies, l'imperceptible contour qui recèle la mansuétude d'Épaminondas ou les ambitieuses insomnies de Thémistocle.

Ce qui frappe d'abord dans la tête véritable de Napoléon, c'est la petitesse du crâne. Le buste de Canova, celui de Chaudet surtout, les effigies des monnaies, nous ont si fort exagéré la dimension du crâne de Napoléon, et principalement celle de la région frontale, que, comparé à cette mesure idéale, le crâne véritable paraît petit, étroit et mesquin. Cependant il est extrêmement bien proportionné, soit avec la face, soit avec le corps tout entier. Sa circonférence étant de 20 pouces 10 lignes, sa dimension absolue n'offre rien de remarquable ; c'est là une des mesures les plus commu-

nes ; sur dix têtes d'hommes adultes, plus de la moitié
offrent de 20 à 21 pouces. Le crâne de Napoléon n'a-
vait donc rien de plus extraordinaire, quant à la dimension, que celui du plus sot de ses chambellans. Tout ce
qui a été débité à ce sujet est absolument imaginaire.

> Ce front prodigieux, ce crâne fait au moule
> Du globe impérial,
>
> V. HUGO.

n'ont jamais existé que dans l'imagination hyperbolique et fausse du poëte. Un crâne fait au moule du
globe impérial serait d'ailleurs mieux placé sur les
épaules de Quasimodo, de Triboulet ou de tel autre de
ces monstres favoris du roman et du drame modernes, que sur celles d'un héros.

Je sais que la mesure de la circonférence horizontale toute seule ne suffit pas pour déterminer la capacité absolue du crâne, et qu'il faut y joindre l'évaluation de ses divers diamètres. J'ai pris ces mesures, qui
ne donnent aussi que des résultats peu significatifs. Le
diamètre transversal, pris un peu au-dessus du trou auditif, est de 6 pouces environ. Le grand diamètre anté-
ro-postérieur ne peut être mesuré à cause de l'absence
de la région occipitale. Le diamètre vertical, autant
qu'on peut s'en assurer sur ce plâtre incomplet, n'est
guère que de 3 pouces et 6 ou 8 lignes ; mais cette évaluation n'est rien moins que certaine. Il est également
à regretter qu'on ne puisse pas mesurer la circonférence longitudinale ; mais, de l'ensemble des mesures
exécutables, on peut, je le répète, affirmer que le

crâne de Napoléon, quoique bien conformé, n'offrait
rien d'extraordinaire sous le rapport de la dimension.
Au défaut même des mesures, le coup d'œil suffit pour
s'assurer du fait. J'ai vu des phrénologistes entrer en
perplexité à l'aspect de ce crâne, qu'ils s'attendaient
à trouver plus grand.

Nous pourrions déjà de ce seul fait tirer une conclusion peu favorable au système phrénologique, qui
subordonne le développement des facultés au développement des organes cérébraux, ou, ce qui revient au
même, à la capacité de la boîte osseuse où sont con-
tenus ces organes. Dans l'hypothèse craniologique,
l'esprit étant représenté par la matière, on peut le mesurer avec le compas et le peser à la balance. Un
génie éminent, des passions énergiques, des talents
extraordinaires, une intelligence supérieure, supposent un vaste appareil cérébral, et réciproquement l'absence de toutes ces facultés implique un arrêt de développement dans le cerveau et la petitesse du crâne.
Or, le crâne de Napoléon n'est pas à beaucoup près
d'accord avec cette règle ; il n'est nullement proportionné à l'idée gigantesque que le monde s'est faite de
cet être prodigieux, et cette disproportion est une espèce de contre-sens phrénologique. Il n'y aurait qu'un
moyen de faire disparaître cette dissonance, ce serait
de nier le génie et les facultés extraordinaires de Napoléon. Spurzheim avait pris ce parti décisif à l'égard
de Descartes, dont le crâne était aussi assez embarrassant (1) ; mais je ne pense pas qu'on soit tenté de faire

(1) Voyez ci-après, page 69.

de même pour Napoléon, et qu'on voudra bien chercher quelque autre moyen de défense. J'ajouterai ici,
en passant, que ces fâcheux écarts de la nature ne sont
pas rares du tout. Voltaire, par exemple, Raphaël
étaient encore plus mal partagés que Napoléon et Descartes. S'ils avaient été élevés par ces instituteurs phrénologistes nouvellement établis en Angleterre, le premier aurait peut-être été destiné à faire des sabots et
le second à auner de la toile.

Je ne prétends pas, au reste, donner plus d'importance qu'il ne faut à cet argument tiré de la dimension absolue du crâne. Je n'ignore pas que les phrénologistes établissent leurs conjectures moins sur la dimension générale que sur les proportions relatives
de l'appareil cérébral ; mais, comme pourtant ils ne
manquent pas de tirer avantage des cas où la grosseur
du crâne coïncide avec le développement intellectuel,
ainsi qu'ils ont fait, par exemple, pour Cuvier, ils ne
sauraient exiger que nous renoncions à signaler les cas
où cette coïncidence n'existe pas. Nous ne pouvons en
conscience leur abandonner les grands crânes qu'à
condition qu'ils nous laisseront les petits. Ils peuvent
s'ils veulent mettre ces derniers dans la catégorie des
exceptions ; mais il faut bien remarquer que, dans les
faits naturels, les exceptions ne sont pas de celles qui
confirment la règle. Cette maxime peut avoir un sens
raisonnable dans les lois établies par la volonté et le
consentement des hommes ; mais, quand il s'agit des
lois de la nature, les exceptions, loin de confirmer la
règle, la détruisent. Les théories scientifiques n'étant

ou ne devant être que l'expression généralisée des faits, du moins d'après la méthode philosophique généralement adoptée, les faits contraires à la théorie ne sauraient être mis de côté comme exceptionnels. Il faut que la théorie s'arrange du fait, ou que le fait tue la théorie. Il n'y a pas de milieu. Si, par conséquent, la règle phrénologique voulait qu'un grand crâne fût invariablement associé à une grande intelligence, les faits contraires à cette règle la détruiraient par cela seul qu'ils ne s'y accorderaient pas. Mais, je le répète, les phrénologistes n'ont pas posé précisément la question sur ce terrain. En principe, ils reconnaissent que la dimension absolue du crâne ne saurait seule fournir une base légitime d'interprétation, et ils ne manquent pas de reprocher l'ignorance de leur système à ceux qui font des objections fondées sur le volume général, sur la masse totale du cerveau. Mais comme, tout en interdisant ce moyen à leurs adversaires, ils ne laissent pas que de s'en servir eux-mêmes quand cela leur convient, on ne peut pas leur permettre cette inconséquence, ni leur laisser prendre une position si commode pour la polémique.

Nous n'argumenterons pas, cependant, sur la dimension absolue du crâne de Napoléon pour nous en tenir strictement à ses dimensions relatives, c'est-à-dire à l'appréciation des diverses particularités de configuration, conformément à la méthode de Gall.

Cette appréciation n'a été faite encore qu'une fois, par le docteur Antomarchi à Sainte-Hélène, sur la tête même de Napoléon, quelques heures après sa

mort. De son vivant, il ne paraît pas qu'il y ait eu un
craniologiste assez hardi pour mettre la main sur le
crâne de l'empereur, car Napoléon n'aimait ni Gall ni
son système, et n'en parlait qu'avec beaucoup de dédain. Le commentaire de M. Antomarchi fut vivement
critiqué par Gall lui-même, et en termes assez peu polis.
« M. Antomarchi, dit-il, n'avait que des idées très-
« mesquines et superficielles de la physiologie du cer-
« veau..... Il amuse ses lecteurs avec l'énumération
« vague des organes dont il trouve les signes, etc... (1). »
Gall allait ici un peu trop loin. Il n'est pas du tout nécessaire d'être un physiologiste transcendant pour comprendre la cranioscopie et pour l'appliquer suivant les
règles ; il ne faut pour un médecin qu'une étude de
quinze jours et une intelligence ordinaire. D'un autre
côté, il est certain que M. Antomarchi a commis quelques méprises ; il a employé, pour désigner les organes,
des noms autres que ceux adoptés par Gall, et a fait
usage pour quelques-uns de la synonymie de Spurzheim.
Ce sont là sans doute des fautes que Gall ne pouvait
pardonner, mais qui importent peu à la question. Il
s'agit seulement de savoir si son commentaire est
exact, c'est-à-dire si les organes désignés par M. Antomarchi se trouvent réellement sur le crâne, et s'il
n'en a omis aucun. Sur ce point, nous sommes obligés
de dire que nous différons entièrement d'opinion avec
lui. Il nous est impossible, d'une part, de voir sur le
crâne de Napoléon la plupart des organes qu'il a si-

______

(1) *Sur les fonctions du cerveau*, tom. VI, p. 388.

gnalés, et, d'autre part, nous en voyons plusieurs dont il ne parle pas. Cette divergence d'opinion doit paraître un peu extraordinaire. Il semble, en effet, difficile qu'un habile médecin ait pu se tromper sur des faits anatomiques aussi palpables; mais nous savons par expérience que, pour les phrénologistes, les collines sont des montagnes et les vallées des abîmes ; et puis ils voient souvent les choses, non comme elles sont, mais comme elles devraient être. M. Antomarchi, s'il faut en croire le docteur Gall, et d'après ses propres aveux, n'est pas phrénologiste ; mais il a pu fort bien examiner la tête de Napoléon à travers le prisme de son admiration, et se prêter un peu aux illusions d'optique si fréquentes en cranioscopie. Quoi qu'il en soit de la cause de son erreur, son commentaire n'est rien moins qu'exact, et, en présence du crâne, il ne soutient pas l'examen.

Les organes désignés par M. Antomarchi sont les suivants, avec les noms adoptés par lui.

1° Organe de la dissimulation ; 2° Organe des conquêtes ; 3° de la bienveillance ; 4° de l'imagination ; 5° de l'ambition (amour de la gloire) ; 6° de l'individualité (ou connaissance des individus et des choses) ; 7° de la localité ; 8° du calcul ; 9° de la comparaison ; 10° de la causalité. Tous ces organes se trouvent compris dans la portion du crâne moulée, à l'exception du cinquième, l'amour de la gloire, qui correspond probablement à ceux de la Vanité et de l'Orgueil, de Spurzheim, et qui sont placés tous deux à la partie postérieure et supérieure de la tête. Rien n'empêche de les supposer très-volumineux, car Napoléon aimait beaucoup la gloire et tout ce qui y ressemble ; mais nous sommes obligés de croire M. Antomarchi sur parole, puisque le plâtre ne les donne pas. Quant aux autres, ils sont tous plus ou moins contestables.

Le premier, l'organe de la dissimulation , est le même que Gall a désigné sous le nom de la *ruse*, Spurzheim sous celui de la *sécrétivité* (penchant à cacher). Il n'y a pas de doute que Napoléon ne possédât cette qualité ou ce défaut à un haut degré. C'était un très-grand maître dans la haute fourberie diplomatique ; nul n'a su mieux tromper au besoin et dissimuler sa pensée ; sa méthode la plus ordinaire consistait à feindre un emportement terrible et des explosions de colère, qui s'exhalaient par un irrésistible flux de paroles dans lesquelles semblaient se trahir involontairement les secrets de son âme. C'est la tactique des Méridionaux, dont la brusquerie passe pour de la franchise. Sur le crâne de Napoléon, la région affectée à cette faculté n'offre aucun développement appréciable.

L'organe des *conquêtes* serait sans doute une trouvaille inappréciable pour la phrénologie, car Napoléon n'a fait que cela toute sa vie : il est le type même du conquérant. Par malheur, il n'existe pas dans la géographie cérébrale une case affectée à ce penchant. Gall présumait, je ne sais pourquoi, que M. Antomarchi avait entendu désigner par là son organe de *l'instinct carnassier* ou du *meurtre*. Quel rapport y a-t-il donc entre ces deux instincts ? Conquérir n'est pas la même chose que tuer, quoique l'une de ces choses ne se fasse pas sans l'autre. Il est plus probable qu'il s'agit de l'organe de la *convoitivité*, ou autrement du *vol*. Il y a en effet quelque analogie entre une conquête et un vol fait à main armée ; prendre une province ou la bourse sur le grand chemin, c'est toujours prendre, et l'instinct qui pousse à l'acte est dans les deux cas une convoitise. Cette explication ne sera pas repoussée par les phrénologistes de l'école de Spurzheim ; elle est tout à fait dans leur goût. Quoi qu'il en soit, il n'y a pas trace sur le crâne d'aucun de ces deux organes, bien qu'on dût s'attendre assez naturellement à les y trouver, surtout celui de la destructivité. Sans être cruel, Napoléon faisait assez bon marché de la vie des hommes pour arriver à son but. L'amour de la guerre suppose toujours une certaine insensibilité, et l'on ne peut en ce monde rien faire de grand sans beaucoup détruire. Le point du crâne auquel aboutit la *convoitivité*, est même remarquable par une dépression très-sensible. La place de la *destructivité* est vide aussi ; et sur une vingtaine de têtes que j'ai touchées au hasard parmi celles de ma connaissance, il n'y en a pas trois qui ne soient mieux pourvues de ce terrible organe que le vainqueur d'Arcole et de Rivoli. M. Antomarchi ayant d'ailleurs négligé de nous apprendre à quel endroit du crâne il a vu son organe des Conquêtes, nous sommes forcé de dire que nous n'avons pu l'y trouver.

Quant à la *bienveillance* (bonté, compassion, justice, etc., de Gall ; amour du prochain, charité, humanité, etc., de Spurzheim), je ne sais trop qu'en dire. Toute la ligne médiane du front de Napoléon décrit une courbe si douce et si unie qu'il est impossible d'y reconnaître aucune saillie. Admettons donc, si l'on veut, que Napoléon fut un Vincent de Paul ; mais ajoutons que son crâne ne nous apprend absolument rien à cet égard.

L'organe dit de l'*individualité* réside au-dessus de la racine du nez, juste entre les sourcils, et se confond avec celui des Phénomènes (Spurzheim) placé au-dessus. Dans le crâne de Napoléon cette partie n'offre pas d'éminence remarquable ; et quand il y en aurait une, nous ne serions pas plus avancés ; car, je ne pense pas que personne ait jamais compris quelle faculté Gall et Spurzheim ont voulu désigner par ces noms de *mémoire des choses, sens des choses, sens des faits, éducabilité, perfectibilité, sens des phénomènes,* etc.... Dans tous les cas, Napoléon ne possédait qu'à un degré fort ordinaire cette faculté quelle qu'elle soit.

L'*imagination* n'existe pas dans la nomenclature de Gall ; il faut peut-être entendre par là le sens de la *poésie* ou l'*idéalité* (Spurzheim). Même insignifiance que pour les autres organes. Napoléon avait pourtant beaucoup d'imagination ; son langage en était empreint, et chez lui la pensée revêtait souvent une forme poétique.

Le sens de la *localité* (ou mémoire des lieux, sens des rapports de l'espace, etc.), est un peu plus apparent que les précédents : il a pu être utile à Napoléon sur les champs de bataille, pour bien mesurer le terrain et calculer les distances. Toutefois il convient de dire que son développement n'a rien d'extraordinaire, et qu'en outre, se trouvant placé juste sur les sinus frontaux, il pourrait bien ne représenter qu'une éminence osseuse au lieu d'une éminence cérébrale.

La faculté du *calcul* ou de la *numération* (sens des mathématiques) est située vers l'angle externe de l'arcade sourcilière. Dans le crâne de Napoléon, au lieu d'une saillie, on trouve à sa place une dépression très-marquée. Je ne sais donc comment M. Antomarchi a pu se tromper ainsi du tout au tout. Je ne m'explique pas surtout comment il a pu affirmer l'existence de cet organe, après avoir (1) reconnu et dit lui-même que toute la région des tempes était déprimée d'une manière sensible. Cette dépression des tempes est, en effet, un des caractères les plus appréciables dans la configuration du crâne de Napoléon. C'est dans cette région que se trouve le sens mathématique, la *constructivité* (sens de la mécanique, de l'industrie, du dessin), et plus en avant le sens de l'*ordre* (Spurzheim). Cette dépression se rencontre là très-mal à propos, car, parmi les facultés de Napoléon, celle des mathématiques était très-éminente. Il avait étudié cette science avec ardeur, et la seule bonne note qu'il ait pu obtenir au collége de Brienne portait précisément sur les mathématiques. Il prouva par la suite, dans son métier d'artilleur, à l'Institut et sur les champs de bataille, qu'il ne les avait pas oubliées. Je signale

(1) *Derniers moments de Napoléon*, t. II.

d'autant plus volontiers cette particularité du crâne, qu'elle est un peu plus appréciable que la plupart des autres. Ici, en effet, nous avons dans la pratique une faculté très-authentique et clairement définie, et sur le crâne une dépression profonde au point juste où la la cranioscopie place le siége de cette faculté.

Parmi les facultés intellectuelles proprement dites, celles qui appartiennent exclusivement à l'espèce humaine, M. Antomarchi en désigne deux : la faculté de *comparaison* (sagacité comparative, qui produit l'esprit de combinaison, de généralisation et d'abstraction) et la *causalité* (esprit d'*induction*, esprit *métaphysique*, Gall). Ces deux facultés, qui constituent proprement la raison et l'intelligence humaines, ne sont pas plus marquées sur le crâne de Napoléon que sur celui de la moitié du genre humain. Les organes de ces facultés sont situés à la partie moyenne et supérieure du front, dont ils occupent la portion la plus apparente. C'est précisément cette partie que le ciseau des sculpteurs et le burin des graveurs ont si démesurément agrandie et idéalisée dans les bustes et les médailles. M. Antomarchi a incrusté à la partie inférieure de son plâtre une petite médaille de bronze représentant Napoléon empereur. La différence entre les deux images est frappante. Dans la médaille, le front est tout-à-fait droit et très-haut, tandis que sur le plâtre il décrit une courbe très-sensible. J'ai mesuré l'angle frontal : il ne dépasse pas dans la nature 75°; dans la médaille, c'est un angle droit et même obtus. On conçoit qu'avec une exagération de 15°, les artistes aient pu modeler à Napoléon un front de Jupiter olympien. En réalité, le front de Napoléon était, phrénologiquement parlant, assez médiocre ; c'est là un fait dont tout observateur de bonne foi conviendra. Le simple coup d'œil suffit pour s'en assurer, et la mesure de l'angle (75°) en est une preuve géométrique sans réplique.

D'après ce qui précède, on peut conclure que **M.** Antomarchi s'est complétement fourvoyé dans ses déterminations. Aucun des organes qu'il signale n'est développé sur le crâne d'une manière un peu distincte et significative, et sur plusieurs points où il indique des saillies existent au contraire des enfoncements profonds. Ni le génie de Napoléon, ni ses passions, ni ses aptitudes connues ne sont représentés sur son crâne. Jamais démenti plus éclatant n'a été donné à l'hypothèse phrénologique.

Ce serait une expérience curieuse que de soumettre ce crâne à l'examen d'un phrénologiste non prévenu. Son horoscope serait à coup sûr très-singulier. Voici à peu près ce qu'il en pourrait diagnostiquer d'après les données que nous possédons : Esprit juste, sensé, mais peu capable de hautes conceptions ; mémoire solide, surtout pour les faits et les lieux ; inaptitude radicale pour les mathématiques et en général les sciences exactes ; nature bienveillante, douce et gracieuse ; caractère égal, bien réglé, circonspect à l'excès et jusqu'à la timidité ; beaucoup d'orgueil cependant, mais tempéré par l'amour de la justice (1) ; peu d'inclination

(1) Je fonde ces trois prédictions sur l'autorité de M. Antomar-

pour les arts, si ce n'est pour la musique. En somme,
intelligence saine, bien développée, mais non jusqu'au
génie ; aptitude générale pour beaucoup de choses,
mais à un faible degré ; quelque part qu'on place cet
homme, il y jouera son rôle d'une manière convenable, mais il n'y fera rien de grand ni d'extraordinaire ; dans la spéculation, comme dans la pratique,
il déploiera du bon sens, de la sagesse, de l'intelligence ; mais on ne doit attendre de lui ni des découvertes, ni des conceptions originales, ni des actions
d'éclat.

Voilà mon commentaire écrit sous la dictée du crâne
même. On pourrait l'arranger un peu différemment,
car il n'y a rien qui prête à l'arbitraire comme les déterminations cranioscopiques. Avec la même tête on
peut composer vingt caractères et vingt esprits différents. Tout dépend de la manière dont on évalue
l'action des organes les uns sur les autres. Mais en définitive il n'y a pas de phrénologue qui consentît à voir
dans cette tête ni un génie supérieur, ni un caractère
énergique, ni des penchants et des facultés extraordinaires, soit pour le bien, soit pour le mal. Il n'y en a
aucun qui ne prononçât sans hésiter l'absence complète de quelques aptitudes, telle, par exemple, que
celle des mathématiques. Aucun enfin ne pourrait,
avec les éléments qu'il aurait sous les yeux et en suivant les indications du système, composer un être qui
ressemblât en rien à Napoléon.

chi, qui dit dans son livre que les régions sincipitales étaient
très-hautes et *très-évasées.*

Je dois ajouter à ces investigations phrénologiques quelques observations générales sur le crâne et le visage de Napoléon, considérés sous le rapport de l'art. Je craindrais de laisser croire aux lecteurs que la tête du grand homme ne méritait pas l'admiration dont elle a été l'objet. Au point de vue phrénologique elle est fort commune, et semble même avoir été faite exprès pour dérouter le système de Gall; mais sous le rapport de l'art elle est d'une éminente beauté. Les caractères distinctifs du front et de la face sont l'harmonie, la régularité et la pureté des contours. Les lignes en sont ondoyantes, souples et gracieuses. Rien de tourmenté, d'irrégulier, de heurté. Tout l'effet physionomique résulte des proportions harmonieuses de l'ensemble. Les qualités dominantes sont la finesse, l'élégance, la délicatesse plutôt que la force et l'énergie, circonstance qui eût surpris Lavater et qui étonne tous ceux qui s'attendaient à trouver dans la physionomie de Napoléon l'empreinte de son irrésistible volonté, de ses passions indomptables, de son génie puissant et arrêté. Tout cela se trouvait, dit-on, dans son regard; mais ici les yeux manquent, et dans ces lignes immobiles, on ne trouve qu'une beauté pure et paisible.

Je termine ici ce que j'avais à dire sur le crâne de Napoléon; je n'ai plus qu'à y mettre une conclusion.

Cette conclusion est : 1° que le crâne véritable de Napoléon, tel que nous le donne le moule de M. Antomarchi, diffère beaucoup de tous les portraits, bustes et médailles qui ont été faits de son vivant;

2° Que ce moule étant la seule image authentique de Napoléon, toutes les déterminations phrénologiques faites précédemment sont nulles;

3° Que le commentaire phrénologique du docteur Antomarchi sur le crâne de Napoléon est complétement inexact et infidèle;

4° Que le crâne de Napoléon, étudié et commenté d'après les règles phrénologiques, ne confirme point le système organologique de Gall, et le réfute, au contraire, complétement.

Je m'en tiens à ces quatre conclusions, ni plus ni moins. Je souhaite fort que les phrénologistes se tirent avec honneur de ce mauvais pas. Il est extrêmement fâcheux que la tête de l'homme le plus extraordinaire des temps modernes soit si mal assortie avec leur système; mais enfin, elle est là, et ils ne pourront pas s'en débarrasser aussi facilement que de celle de la jeune Indienne dont nous avons parlé dans le temps. Je serais bien aise de leur voir surmonter cette difficulté; mais je doute fort qu'ils y réussissent. Ils n'ont guère, en effet, que trois partis à prendre : ou nier les facultés de Napoléon, ou faire voir qu'elles se trouvent en effet sur son crâne, ou enfin expliquer pourquoi elles ne s'y trouvent pas, et aucune de ces choses ne me paraît praticable.

***

Un phrénologiste de Lyon, le docteur Imbert, a

publié, sous forme de lettre, une petite dissertation sur le *masque de Napoléon* (1), dans laquelle il attaque l'interprétation que nous en avons donnée. Sa critique, d'ailleurs pleine de modération et de sens, aurait pu avoir cependant plus de portée, s'il avait mieux saisi le vrai point de vue de nos objections. Nous n'avons prétendu qu'une chose, que nous soutenons encore, c'est que les parties du crâne de Napoléon conservées dans le plâtre de M. Antomarchi ne présentent pas les caractères phrénologiques qui devraient s'y trouver d'après le système de Gall. Nous n'avons raisonné que sur ces parties, et non sur celles qui manquent. Permis, avons-nous dit, aux phrénologistes de mettre dans la portion absente de ce crâne ce qu'il leur plaira, pourvu qu'ils conviennent que dans la partie observable et mesurable les indications de Gall sont en défaut. Rien ne les empêche de dire que Napoléon ayant été surtout remarquable par l'énergie de la volonté, par la constance des résolutions, par l'instinct du commandement et de l'action, c'est dans les deux organes de la *fermeté* et de la *vanité* qu'il faut chercher l'explication de sa vie et de son caractère. Les phrénologistes n'y ont pas manqué. M. Imbert et même M. Bailly (de Blois) (2) nous renvoient, d'un commun accord, à la région postérieure et supérieure de la tête. Nous avons à répondre à cela deux choses : d'abord, que cette région n'existant pas, la supposition de ces phrénologistes est entièrement gratuite ; et de

(1) Cette brochure parut sous le pseudonyme d'OMBROS.
(2) Dans un article du journal *le Temps* (août 1831).

plus que, même en leur accordant le plus haut développement possible de ces organes, ils ne seraient pas plus avancés. Sans doute Napoléon a possédé à un haut degré la fermeté, l'amour de l'approbation ou de la gloire, et un orgueil démesuré ; mais on peut être ferme de tant de manières et pour tant d'objets différents ; on peut placer son orgueil ou sa vanité dans tant de choses diverses ; on peut enfin si mal régler ces deux sortes de dispositions morales, que, même dans l'esprit des interprétations phrénologiques, il est impossible de rien conclure de positif de la seule présence de ces facultés. Un grand développement de ces organes pourrait tout aussi bien produire un maniaque entêté qu'un héros. Les maisons de fous sont pleines de gens qui se croient rois, empereurs, et qui soutiennent ce rôle avec une obstination indomptable. Il y a dans le monde des systématiques en adoration perpétuelle devant leurs propres idées, qui se croient les seuls grands et les seuls sages, et qui travaillent avec une persévérance infatigable à la propagation de leurs prétendues vérités. La fermeté, l'amour-propre, peuvent être, suivant les cas, l'origine de grandes vertus, de grands vices, s'allier à la sagesse et à la folie, conduire au bien ou au mal. Ainsi, dans l'hypothèse où Napoléon aurait eu ces deux organes très-développés (ce qu'on ne sait pas positivement), il faudrait encore prouver comment l'action de ces deux organes a pu et dû être dirigée et spécialisée par les autres de manière à produire cet étonnant caractère que nous connaissons. Or, c'est là ce que les phrénologistes n'ont point fait et ne peuvent point faire, parce que les éléments leur manquent. Ce faux-fuyant n'est donc pas acceptable, car il repose sur un fait supposé, et ce fait serait-il prouvé, il ne servirait à rien.

Du reste, M. Imbert avoue que le diagnostic que nous avons porté d'après la portion visible du crâne est juste, et que nous n'avons pas fait tort au Napoléon phrénologique en le définissant : un esprit sensé, juste, mais peu capable de hautes conceptions ; mémoire solide, surtout pour les faits et les lieux ; inaptitude radicale pour les mathématiques et les sciences exactes ; aptitude à beaucoup de choses, mais à un faible degré ; en pratique comme dans la spéculation, du bon sens, de la sagesse, de l'intelligence, mais rien de grand, ni d'original ou d'extraordinaire. « Mais, dit M. Imbert, si, au lieu de ce simple masque, nous avions la tête tout entière, notre jugement serait bien différent ! » Et il ajoute cette observation naïve : « Remar-« quez que ce n'est point une hypothèse : car, si nous « pouvons annoncer que telle forme du crâne produit « toujours telle faculté, nous pouvons dire aussi que « telle faculté n'existe jamais sans telle forme de tête ; « donc Napoléon ayant été doué certainement de fer-« meté et d'amour-propre, ces deux organes ont dû « exister sur le crâne. » Ce syllogisme sera inatta-quable quand il sera démontré que les déterminations craniologiques sont infaillibles, et c'est précisément cette majeure qui est en question.

Un autre phrénologiste de grande autorité, M. Dumoutier, a commenté aussi le masque de Napoléon (1). Il assure que ce masque offre vingt-sept organes. Nous n'en avions, nous, compté guère que dix-neuf ou vingt, ayant négligé de parler de ceux que Spurzheim a placés dans les orbites, comme inutiles à notre but. D'ailleurs, M. Dumoutier n'a pas fait non plus grand usage de ces derniers, qui sont fort douteux, même dans l'opinion de Spurzheim. Il a signalé, comme nous, la mémoire des lieux, des faits; mais il a oublié de dire que le crâne n'en était pas mieux pourvu que celui de la plupart des hommes. Il a dit, comme nous encore, que l'organe de la Causalité était très-faible. Or, on voudra bien faire attention que c'est à peu près là le seul organe auquel le système rattache les facultés d'abstraction, de raisonnement, de généralisation, l'intelligence proprement dite, et qu'il s'agit, non pas seulement d'un général et d'un conquérant, mais du président et orateur principal du conseil d'Etat où a été délibéré le Code civil. L'Esprit Caustique ou de Saillie plus nul encore. Napoléon pourtant avait une humeur satirique très-prononcée. Dans la conversation, le sarcasme, l'ironie et l'épigramme étaient ses armes favorites; il saisissait le ridicule comme un Français, et s'en moquait avec la mimique d'un Italien. La phrénologie ignorait sans doute cette particularité du caractère et de l'esprit de Napoléon ; car, si elle l'avait connue, elle n'aurait pas cherché en vain cet organe sur son crâne. On a parlé de l'organe de la *vénération* (théosophie de Gall) ; mais la région où il se

(1) Dans une séance annuelle de la *Société de phrénologie.* (1831.)

trouve n'a pas été moulée ; fût-il moulé et développé à souhait, il s'ensuivrait que le sentiment religieux et contemplatif a dû avoir beaucoup d'énergie chez Napoléon, ce qui est encore à prouver. M. Dumoutier a aussi trouvé le *désir d'avoir* (*vol* de Gall, *convoitivité* de Spurzheim). Il y est, sans doute, c'est-à-dire il existe véritablement la place où il devrait être ; mais nous répétons que cette place est très-peu proéminente. On conçoit qu'on tienne beaucoup à cet organe ; car c'est le seul au moyen duquel on puisse supportablement expliquer l'humeur envahissante et conquérante de Napoléon. On le trouve également sur tous les voleurs, depuis le brigand qui assassine et pille sur les grands chemins, jusqu'au filou qui escamote un mouchoir dans une foule. Désirer d'avoir le monde ou un mouchoir, c'est évidemment le même instinct, l'amour de la propriété. Enfin, si nous ne nous trompons, M. Dumoutier aurait constaté sur le crâne napoléonien l'organe du *penchant à cacher* (*ruse* de Gall, *sécrétivité* de Spurzheim) et l'absence de l'instinct conservateur de la vie (*alimentivité*). Par la saillie du premier, on expliquerait les stratagèmes militaires de Napoléon, ses talents diplomatiques, et peut-être même son goût pour l'ordre et l'économie, et par l'affaissement du second son insouciance pour les besoins du corps, son mépris de la vie, etc. Nous abandonnons ces découvertes à leur sort.

L'insignifiance parfaite de la plupart de ces déterminations, et la circonstance essentielle de l'absence ou du moins du peu de relief des facultés de l'intelligence et de la raison, n'ont pas empêché ce phrénologiste de conclure que *tout,* dans la tête de Napoléon, révèle la grandeur des pensées et l'élévation du génie, c'est-à-dire que la conclusion est en contradiction avec les prémisses. Le phrénologiste de Lyon et M. Bailly (de Blois) s'arrangeront comme ils pourront avec M. Dumoutier, eux qui conviennent que le masque de Napoléon ne signifie rien et ne peut rien signifier, et qui mettent dans la région sincipito-occipitale (qu'on ne connaît pas) tout ce qui n'est pas et devrait être sur les parties antérieures, les seules connues. Nous pouvons les accorder en disant que, ni par ce qui se voit, ni par ce qui ne se voit pas, le caractère, le génie, les facultés spéciales de Napoléon ne sont phrénologiquement expliqués par son crâne; ce qui probablement ne modifiera ni n'affaiblira en rien l'opinion du monde et de la postérité sur cet être prodigieux.

3. — DESCARTES. — SOCRATE.

En 1831, si la mémoire ne me trompe, me trouvant un jour chez le docteur Spurzheim, qui voulait bien me donner, ainsi qu'à quelques autres curieux, des leçons de phrénologie, dont il paraît que j'ai assez mal profité, il nous montra le moule en plâtre d'un crâne qu'il venait, disait-il, de recevoir de Suède et qui était celui de Descartes. Nous fûmes immédiatemment frappés, moi et les autres, de la notable petitesse des parties antérieures et supérieures du front. Spurzheim fit la même remarque, mais sur notre observation qu'une pareille dépression des organes des facultés rationnelles chez un esprit de cet ordre, était fort extraordinaire, il répondit que « cette disposition n'avait rien d'éton-« nant, car Descartes n'était pas un aussi grand pen-« seur qu'on l'a cru. »

Ce fait, que j'ai eu occasion de rappeler ailleurs, a engagé l'honorable phrénologiste de Lyon, qui a bien voulu commenter mon commentaire sur le masque de Napoléon, à entreprendre une étude du même genre sur Descartes (1). Il me permettra de retoucher un peu à mon tour le portrait phrénologique qu'il fait de ce personnage.

Et d'abord qu'est-ce que c'est que ce crâne de Descartes? M. Imbert, sans nier son existence, fait, cependant, observer que je suis le seul qui l'ait vu. Je pourrais, au besoin, citer quelques-unes des personnes qui assistaient à cette communication de Spurzheim (2). J'ignore si ce crâne existe dans quelque collection; je ne me fais pas garant de son authenticité; je ne garantis que le témoignage et le jugement de Spurzheim.

Cette question, du reste, n'est ici d'aucun intérêt, car les portraits sur lesquels argumente M. Imbert présentent absolument la même configuration frontale que celle du plâtre de Spurzheim, et nous avons, par conséquent, une base d'interprétation commune.

De l'aveu de M. Imbert, le front de Descartes, très-

(1) 2ᵉ lettre. *Études phrénologiques sur Descartes*, par le docteur Ombros (Imbert). 1831. In-8°. Lyon.

(2) Entre autres M. Mignet.

large et proéminent dans la région sus-orbitaire, était étroit et fuyant dans la région coronale. On sait comment Spurzheim expliquait cette apparente singularité. M. Imbert adopte l'explication et entreprend, ce que ne fit pas le phrénologiste allemand, de la justifier par une analyse interprétative du génie et du caractère de Descartes.

Descartes donc, selon M. Imbert, ne fut pas proprement un métaphysicien. Sa philosophie n'est pas une de ces constructions systématiques qui supposent une grande puissance d'abstraction et de combinaison ; le véritable caractère de son esprit était le *doute* critique, le goût des recherches expérimentales ayant pour objet les propriétés de l'étendue, les phénomènes du monde physique ; c'était un observateur curieux de faits de détail, un investigateur patient de la nature, qui apportait à toutes ses études la circonspection et la sage lenteur qu'il recommande dans sa *méthode*. Toutes ces qualités et dispositions intellectuelles, M. Imbert les trouve lisiblement écrites au-dessus et autour des orbites du fondateur de la philosophie moderne, ainsi que dans l'histoire de ses travaux et de sa vie. Dès son extrême jeunesse, Descartes fait des expériences, il se passionne pour l'histoire, il étudie la botanique, la physique, l'anatomie, il aime à converser avec les savants, à cultiver son jardin (organes de l'*individualité*, de l'*éventualité*) ; il applique l'algèbre à la géométrie (organes du *calcul*, de l'*étendue*, de la *configuration*) ; il s'occupe de dioptrique (organe du *coloris*) ; il écrit sur la théorie de la musique (sens de la *mélodie*) ; il aime à voyager (sens des *localités*); il règle bien ses dépenses (sens de l'*ordre*); en même temps il joue volontiers (sens de l'*espérance*); il fait un *Traité de mécanique* (sens de la *constructivité*); il écrit bien sa langue (sens du *langage*), etc. En admettant que tous ces organes se montrent véritablement sous les sinus frontaux de Descartes ou aux environs, ce qu'on pourrait contester en partie, je demande quel jugement en porterait un phrénologue non prévenu? il est extrêmement probable que comparant l'inégalité de développement des facultés rationnelles et réflectives et des facultés sensitives et perceptives, et la prédominance de ces dernières, il diagnostiquerait un artiste, un architecte, un peintre, un ingénieur, plutôt qu'un philosophe. M. Imbert qui sait à qui il a affaire, subordonne de son plein arbitre toutes les facultés à celle du calcul, et, avec ces éléments, au lieu d'un praticien compose un théoricien !

Mais je laisse cette partie du commentaire pour m'arrêter à l'autre, beaucoup plus importante, qui met dans tout son jour la vanité de tout l'échafaudage phrénologique. Pour expliquer la dépression des organes des hautes facultés de *comparaison* et de *causalité* (Spurzheim), de *sagacité comparative*, d'esprit *métaphysique* (Gall), on prétend que Descartes fut un philosophe plus curieux des faits que des systèmes, un observateur, un expérimentateur, enfin un esprit positif par excellence. On ajoute que toute la philosophie de Descartes se résout dans sa méthode, et que cette méthode n'est autre chose que la suspension philosophique du jugement dans les choses douteuses et la prudente résistance aux entraînements de l'imagination et à l'influence de l'autorité.

C'est au moyen de cette interprétation qu'on justifie le mot de Spurzheim et qu'on donne gain de cause à la phrénologie.

Mais le Descartes de la phrénologie, de Spurzheim et de son disciple, n'est pas, il s'en faut, le véritable. C'est là un portrait psychique de pure fantaisie. Le prétendu scepticisme de Descartes n'était qu'un instrument de destruction destiné à ruiner l'édifice de la vieille science. Il commence par mettre en question toutes les existences, tous les objets des sens, de la foi, de la raison; mais c'est du bout des lèvres. Au-dessous de ce doute préliminaire de pure forme, s'élève un dogmatisme puissant, arrêté, inflexible. Descartes détruit la vieille science, mais ce n'est que pour bâtir la sienne dessus. Il entreprend et accomplit son œuvre avec une audace de pensée qu'aucun réformateur n'a surpassée. Sa philosophie n'est pas un recueil de faits. C'est au contraire une explication universelle. Elle embrasse tout ce qui tombe sous la pensée humaine, l'homme, Dieu et le monde. Partant du fait de conscience, *cogito*, il élève sur cette simple base tout l'édifice de la connaissance humaine, et ce travail purement logique est précisément une de ces constructions métaphysiques et abstraites dont parle M. Imbert. L'expérience ne lui fournit rien que ce premier fait, *je pense,* dont il tire tout le reste par une sorte de déduction géométrique. Son procédé ordinaire, c'est la démonstration logique; il ne décrit ni ne raconte jamais ; il argumente, il explique, il raisonne. A quelle autorité nous renvoie-t-il sans cesse ? aux sens, à l'observation, aux phénomènes ? non, à la raison. Il ne cherche pas ce qui est, mais ce qui peut être, ce qui doit être. En tout il se demande le pourquoi et le comment des choses. Nul homme n'a poussé plus loin le génie systématique. Il n'y a pas une branche des sciences qu'il n'ait dotée de quelque hypothèse ; et toutes ces hypothèses révèlent une force de tête extraordinaire et une rare puissance de combinaison. M. Imbert prétend qu'il n'a pas à s'occuper de ce penchant aux hypothèses, ni des systèmes de Descartes, sous prétexte qu'il y réussissait mal, comme le prouve le discrédit où ils sont tombés ; singulière réponse pour un phrénologiste qui admet cette disposition intellectuelle dans Socrate, dans Leibnitz, dans Kant, dans Schelling et Fichte, bien qu'il regarde les conceptions de ces grands esprits comme de pures rêveries ! Il ne s'agit pas de la valeur des théories de Descartes, mais du penchant qui le portait à en faire, penchant qui, dans une tête comme la sienne, n'était qu'un produit de ses facultés d'invention et de raisonnement. Il s'agit de l'existence du penchant, et non de la qualité de ses produits. C'est la première fois que nous voyons mettre en avant une fin de non-recevoir semblable par les phrénologues ; et c'est sans doute là un lapsus de M. Imbert. Il sait, comme nous, que la même faculté phrénologique peut s'exercer en bien ou en mal, produire un vice ou une vertu, un talent divin ou une monomanie ridicule, suivant les cas.

C'est là un des axiomes fondamentaux de la phrénologie. Si vous appelez poëte tout homme qui fait des vers, comme, par exemple, le cuisinier Gilliard et l'assassin Lemoine (1), et si vous trouvez sur leur crâne la preuve de leur métromanie, vous devez aussi appeler systématique celui qui fait des systèmes, bons ou mauvais, et nous montrer sur son crâne le penchant aux hypothèses. Mais, ajoute-t-on, il n'y a pas une philosophie de Descartes, il n'y a qu'une méthode cartésienne ; c'est par sa méthode qu'il a réformé l'esprit humain ; c'est là le fond de toute sa philosophie. Je réponds qu'il s'agit ici de juger Descartes lui-même, sa personne, son individualité, l'homme enfin. Ses systèmes sont tombés, soit ; mais ils étaient un produit de son esprit ; montrez-nous donc la faculté ou les facultés qui l'ont constamment entraîné dans la région des hypothèses et de la métaphysique. Notez encore que cette hardiesse de spéculation était accompagnée chez Descartes d'une vigueur et d'une ténacité de caractère peu communes. Il a passé sa vie à batailler contre les critiques, et il n'a jamais désavoué aucune de ses opinions. Il était dogmatique par tempérament autant que par conviction. Nous irons plus loin encore. Vous parlez de l'esprit général de la philosophie cartésienne, que vous traduisez par cette formule : *doute philosophique.* Pour en juger voyons ses fruits. Qu'a produit l'école de Descartes? des observateurs, des

(1) Deux assassins condamnés à mort pour un meurtre commis rue de Vaugirard, et dont les têtes furent l'objet de longues discussions à la Société de phrénologie.

expérimentateurs? Non. Elle n'a formé que des métaphysiciens, des esprits méditatifs, des logiciens, toute la société de Port-Royal où figuraient Pascal, Arnauld, Nicole. Qu'était Malebranche, ce beau génie, le plus illustre de ses disciples? un mystique, un idéaliste. Au dehors de la France nous trouvons Spinosa, le plus rigoureux logicien qui ait paru, le créateur du système abstrait le plus complet qu'on connaisse. La méthode dite expérimentale, l'esprit d'observation, comme l'entend M. Imbert, appartiennent à l'école de Bacon et de Newton. Ce sont les newtoniens qui ont introduit cet esprit scientifique ; et contre qui ont-ils eu à lutter tant en Angleterre que sur le continent? Précisément contre les cartésiens. Je ne juge pas ces méthodes, ni ces philosophies; je raconte seulement les faits qui sont en opposition directe avec l'opinion que je combats.

Je ferai une dernière réflexion.

Entre ces deux appréciations du génie et des facultés de Descartes la distance est grande. Le Descartes de M. Imbert et le nôtre sont, à proprement parler, deux hommes différents. Il est, par conséquent, tout simple que nous portions un jugement différent sur la signification phrénologique de son crâne. Jusqu'à ce qu'on soit d'accord sur le premier point il est impossible de s'entendre sur le second. Par malheur, la plupart des observations phrénologiques sur les têtes des hommes célèbres sont sujettes à cette difficulté capitale. Les phrénologues commencent d'abord par composer le caractère et l'esprit du personnage d'après les indications cranioscopiques, puis ils montrent la conformité du portrait moral, ainsi obtenu, avec le portrait physique, tournant dans le cercle vicieux de ces théologiens qui *prouvent*, dit Rousseau, *la vérité de la doctrine par les faits et la vérité des faits par la doctrine.* C'est de cette manière que M. Imbert, convaincu de la réalité des localisations de Gall, modèle son Descartes d'après des caractères phrénologiques auxquels il suppose une signification positive, ne s'apercevant pas que ces caractères ne sauraient avoir une valeur quelconque qu'autant qu'ils seraient d'accord avec les qualités et facultés de l'individu, étudiées directement et préalablement constatées.

C'est ainsi encore qu'il accorde bénévolement à Socrate, sur la seule autorité des proéminences frontales de son buste, le génie de l'abstraction métaphysique, tandis qu'en réalité Socrate méprisait les recherches spéculatives sur les principes des choses et les subtilités dialectiques dont s'occupaient presque exclusivement les philosophes de son temps. Il ne s'occupait, lui, que de la morale, de la vertu et des choses de la vie pratique. C'est même pour marquer cette opposition de sa doctrine avec celle des philosophes antérieurs et contemporains, qu'on a dit qu'il « avait fait descendre la philosophie du ciel sur la terre. » Le véritable Socrate, en effet, n'est pas celui qui parle dans les Dialogues de Platon ; et l'on connaît son mot à l'occasion d'un de ces dialogues qu'il venait de lire : « Que de choses me fait dire ce jeune homme auxquelles je n'ai jamais pensé ! » En bonne règle phrénologique,

Socrate aurait dû avoir le crâne de Descartes, et Descartes celui de Socrate. Par cet échange, du moins, il n'y aurait pas des contradictions si fortes entre le dedans et le dehors chez ces deux grands hommes. Pour faire disparaître cette discordance, la phrénologie est obligée d'ajouter à l'esprit de Socrate et d'ôter à celui de Descartes. Mais nous qui ne tenons pas à ce que la vérité soit là plutôt que là, nous acceptons les deux esprits et les deux têtes, tels que la nature les fit; et si la phrénologie n'y trouve pas son compte, tant pis pour elle.

4. — LACENAIRE. — AVRIL.

Les phrénologistes — et nous entendons par là ceux pour qui le système de Gall et Spurzheim est un article de foi scientifique — n'ont pas manqué de s'emparer des têtes de ces deux scélérats, et, comme de coutume, ils n'ont pas manqué non plus d'y trouver la confirmation de l'organologie cérébrale. Nous allons, à leur exemple, étudier la topographie crânienne de ces misérables.

Le moral de ces deux hommes est suffisamment établi. Toute l'histoire de leur vie déroulée dans les débats du procès, leurs discours et leurs écrits, les notices publiées sur leur compte, nous les ont fait complétement connaître. Lacenaire surtout a été étudié et analysé avec une curiosité toute particulière. On n'a pas voulu laisser perdre à la postérité une seule de ses paroles, un seul de ses gestes, une seule de ses pensées.

Lacenaire était assassin et voleur de profession ; il a déclaré avoir participé à sept assassinats suivis de vols, et commis une trentaine de faux en écriture. Il professe l'athéisme et, en général, la philosophie du marquis de Sade, qu'il met en pratique. Il affirme qu'il n'éprouve ni regrets, ni remords, et qu'il recommencerait sa carrière de meurtres et de rapines si on brisait ses fers. Libre de choisir une vie selon son goût, il choisirait celle d'assassin et de brigand, car il est misanthrope par système, et d'ailleurs ce qu'on appelle le crime sied mieux à un homme de sa trempe que cette hypocrisie qu'on appelle la vertu. Il s'enorgueillit de ses vices et de ses forfaits. Il prétend que *tuer sans remords* est sur cette terre le souverain bien si vainement cherché par les philosophes. Il parle avec exaltation de la guillotine, qu'il appelle sa fiancée ; il la chante en vers et en prose, et puis, quand il la voit face à face, il prouve qu'il n'était qu'un misérable comédien. Dominé par les appétits les plus brutaux, il se vautre dans les orgies et dans la crapule. Ses goûts sont tous de la dernière bassesse. Le beau, le bien, lui sont antipathiques en toutes choses, même dans les plus indifférentes. S'il fume, il préfère le tabac le plus grossier ; il n'aime que les femmes laides et les prostituées. Compromis dans une affaire de meurtre, il dénonce ses complices sous prétexte de représailles, et ne pouvant les tuer de sa main, il veut avoir la joie de les voir mourir sous celle du bourreau. Parmi les qualités dont il se vante, il met en première ligne l'instinct de la vengeance, qu'il décore du nom d'énergie et de courage, et flétrit le pardon comme une lâcheté. La lâcheté est le seul vice qu'il veuille bien honorer de ses mépris; mais il classe parmi les lâches tous ceux qui ne tuent ni ne volent, prétendant que s'ils s'en abstiennent, c'est par crainte des supplices et non par vertu. Il passe les derniers jours de sa captivité à boire et à s'enivrer, à faire des vers et à expliquer sa philosophie à ses visiteurs. Il n'a jamais aimé personne, pas même sa mère, pas une seule femme; il n'a pas eu un seul ami. Cette espèce de monstre moral ne manque pourtant pas d'intelligence, d'esprit, de sens et de talent. Il fait des vers passables, comme il le dit lui-même; il parle avec facilité et une certaine élégance; il possède quelque instruction classique; son esprit est fin, logique et ferme. Raisonneur habile, il manie ses atroces sophismes avec adresse et une facilité de langage qui impose; sa conversation est abondante, animée, caustique. Dans son procès, il a déployé beaucoup de tenue, de sang-froid, une mémoire sûre, une présence d'esprit rare. Son esprit, en un mot, était assez élevé pour faire regretter qu'il l'ait mis au service de passions si abominables. Du reste, la nouveauté d'un véritable brigand bel esprit, poëte et philosophe, et tel enfin qu'on n'en voit guère que sur les théâtres et dans les romans, a pu ajouter beaucoup à l'impression produite par Lacenaire. Dans le monde, il serait resté probablement un homme ordinaire; à Bicêtre, à Poissy et sur le banc des assises, il a dû être remarqué.

Son complice Avril a les mêmes propensions au vol

et à l'assassinat; c'est aussi un brigand de profession. Il a passé sa vie dans les prisons, dans les orgies, dans les meurtres, et l'a terminée, comme l'autre, à l'échafaud. Son esprit est nul ou à peu près; il n'a ni instruction, ni capacité naturelle. Celui-ci ne philosophe pas; il ne fait pas de vers; il se contente de voler pour avoir de l'argent et de tuer les volés pour les empêcher de parler. Sa théorie ne va pas plus loin. Loin de faire parade de ses crimes, il cherche à se justifier; accusé, il se défend de son mieux. Il admire et craint beaucoup *monsieur* Lacenaire, dont il reconnaît sans peine la supériorité; il n'affecte pas de l'amour pour la guillotine; il la redoute, au contraire, et fait tout ce qu'il peut pour l'éviter. C'est un voleur et un assassin vulgaire, connaissant son code et agissant en conséquence. Il ne vise pas à l'effet, et l'opinion du public sur sa personne lui importe beaucoup moins que celle des jurés. Mais une fois condamné, tandis que cet autre insolent sophiste blasphème et fait des bravades, Avril prend son mal en patience et profite aussi bien qu'il peut des douceurs qu'on ne refuse point à des malheureux qui n'ont plus que quelques jours à vivre. Enfin, quand le moment fatal approche, Avril se repent, se résigne; il écoute les paroles de consolation et d'espérance qu'on lui adresse; il s'avoue coupable; il reconnaît la justice de son châtiment, et il porte sa tête sur l'échafaud avec calme et naturel, tandis que son compagnon, l'acteur principal de cette affreuse tragédie, ne joue qu'à moitié le rôle qu'il s'était donné et que, pour l'honneur

3.

de l'humanité outragée, il n'était pas en état de soutenir.

Pour récapituler en quelques mots les traits saillants de ces deux tableaux, nous trouvons dans Lacenaire des facultés d'intelligence et de raison assez élevées, un esprit cultivé et quelque talent littéraire, joints à tous les penchants, à tous les instincts les plus pernicieux et les plus dégradants, et à une absence complète de tout sentiment moral, de toute qualité sociable et humaine. C'était l'âme de la bête unie à l'intelligence de l'homme.

Dans Avril il y a absence d'intelligence, d'esprit, de talents et d'éducation ; il a toutes les mauvaises passions de l'autre, mais elles sont moins hideuses, parce qu'elles sont plus aveugles et plus fatales. C'est l'homme rabaissé à la condition de la brute.

Voilà les portraits moraux. Ils sont fort imparfaits sans doute, mais néanmoins assez d'accord avec l'opinion générale pour n'être pas dénués de ressemblance. Or, cette ressemblance approximative nous suffit. Voici maintenant les portraits physiques. Les phrénologistes en feront ce qu'ils pourront. Nous les livrons à l'étude de ceux de nos lecteurs qui n'ont pas eu l'occasion de voir les originaux.

MESURES PRINCIPALES DU CRANE.	LACENAIRE.		AVRIL.	
Circonférence horizontale.......	30 p.	9 lig.	22 p.	» lig.
Demi-circonférence longitudinale (de la racine du nez à la partie inférieure de l'occipital, passant par le vertex)......................	12	8	14	9
Diamètre longitudinal (de la ra-				

cine du nez à la crête occipitale)..   7 p.   1 lig.   7 p.   7 lig.
  Diamètre vertical (mesure très-
incertaine)......................   3   9   4   3
  Diamètre transversal...........   5   11   5   10
  Demi-circonférence transversale
(d'un conduit auditif à l'autre pas-
sant par le vertex)..............   12   2   12   9
  Angle frontal...................   67 degrés.   71 degrés.

Nous ne garantissons pas l'exactitude absolue de ces mesures ; avec des moyens plus parfaits que ceux qui ont été à notre disposition, on arriverait à des résultats plus précis peut-être, mais qui ne changeraient rien aux conclusions à tirer. Le rapport d'une tête à l'autre est d'ailleurs suffisamment juste. Une évaluation dé‑taillée de ces mesures, en tant qu'elles peuvent avoir une signification physiognomonique, serait ici de trop. Nous nous contenterons de remarquer que la tête d'Avril est plus développée que celle de Lacenaire dans tous les diamètres, un seul excepté, qui est le diamètre transversal, aux extrémités duquel sont atta‑chés les instincts du carnage et de la rapine. Il est vrai que Lacenaire n'a guère sur Avril que l'avantage d'une ou deux lignes.

Il importe aussi d'observer que l'angle frontal du stupide Avril est de quatre degrés environ plus ou‑vert que celui du savant et spirituel Lacenaire. Or, on sait que l'angle frontal est un des moyens employés pour mesurer le développement du front, qui est, dit-on, le siége de la raison et de l'intelligence.

Passant maintenant aux déterminations phrénolo‑giques spéciales, voici ce que nous trouvons

Dans Lacenaire, développement prononcé de la *destructivité*; organe de la *ruse* (sécrétivité) presque effacé; celui de la *convoitivité* (ou vol) manquant complétement; celui de la *circonspection* (prudence, etc.), à peu près nul; *courage* (combattivité), médiocre; *penchants érotiques* faibles. Quant aux facultés intellectuelles, on a vu déjà que le front était peu saillant et des plus ordinaires. En suivant la ligne médiane et allant de bas en haut, on trouve, vers la jonction des pariétaux et du coronal, la *bienveillance*, et un peu au-dessus la *théosophie* (disposition religieuse), cette dernière surtout fort visible; plus loin encore et plus haut la *fermeté*, située entre les deux organes de la *justice* (sentiment du juste et du devoir, conscience morale), fort apparents. Ceci est à noter.

Nous négligeons tout le reste. Il suffit de constater que Lacenaire, voleur, meurtrier, athée, sans pitié, sans remords, monstre d'immoralité par tempérament et par système, portait sur son crâne les signes phrénologiques d'un homme violent, mais probe, d'un cœur passionné, mais bienveillant, d'un caractère ferme, mais juste et religieux. Les phrénologistes noteront les organes favorables au système, et ils en trouveront quelques-uns, entre autres l'*idéalité* et la *destructivité*. Mais la présence de ceux que nous citons, et l'absence de quelques-autres, infirment de plein droit toutes leurs conclusions. Ici, en effet, les caractères négatifs sont tout, et les autres rien.

Chez Avril, les organes des penchants sanguinaires, ceux du Vol et de la Ruse sont inappréciables; en revanche, ceux de la Bonté, de la Théosophie, de la Justice sont d'une dimension peu commune, à tel point qu'ils dominent tous les autres. Une tête pareille ferait honneur à un saint. Elle était pourtant sur les épaules d'Avril. Le front est petit, quoique plus saillant et plus haut que celui de Lacenaire.

Quant à la face de ces deux malheureux, sans nous piquer d'être physionomiste, nous dirons que Lavater aurait trouvé sur celle de Lacenaire de l'impudence, de la finesse, de la sensualité, de la vivacité, le tout joint à quelque chose de bas et d'ignoble tout à fait spécifique. Avril a une figure de bonhomme; ses traits respirent la douceur, le calme et les sentiments innocents déjà si bien tracés sur son crâne. Lacenaire avait bien raison de dire, en parlant d'un phrénologiste qui était allé le visiter : « Si ce docteur touchait la tête d'Avril sans le connaître, il le prendrait pour le plus honnête homme du monde, et cependant c'est un fieffé coquin. »

Il paraît que Lacenaire savait assez bien sa phrénologie.

5. — FIESCHI.

Encore un démenti formel donné par la nature à la crânioscopie.

Il s'agit de ce furieux qui, pour atteindre une seule tête, n'a pas hésité à commettre vingt meurtres, et à faire d'un assassinat individuel un massacre.

Le crâne de Fieschi est d'une parfaite insignifiance au point de vue phrénologique. Les plus complaisants commentateurs y trouveront difficilement de quoi échafauder quelques conjectures dans le sens du système. On ne peut nier, cependant, que la constitution morale de cet homme ne fût d'une trempe peu ordinaire. L'exécution de son crime suppose déjà une force de volonté et une énergie de résolution peu communes. Sa tenue pendant sa maladie et pendant le procès, et enfin sa fermeté sur l'échafaud ont révélé une vigueur de caractère à toute épreuve. De l'ensemble de sa conduite pendant six mois, jusqu'au moment où sa tête est tombée, de tout ce qu'il a fait, de tout ce qu'il a dit, est résultée pour tout le monde l'idée d'un esprit emporté, sensible indomptable, susceptible des entraînements les plus opposés, dominé par un besoin impérieux d'action et par un sentiment de personnalité des plus vifs, capable de tout entreprendre et de tout exécuter, en mal ou en bien, pourvu qu'il y eût au bout de l'action quelque chose qui chatouillât sa vanité. Préoccupé avant tout de son importance personnelle, et ayant la conscience de l'énergie et de la détermination qu'il pouvait déployer au besoin, il ne prise guère dans les autres que la force de la volonté, et traite de lâchetés les hésitations de son complice Pépin. Les hommes doués de force physiques aiment assez à en faire parade; il en est souvent

(1) Après l'exécution de Fieschi, la tête fut portée à Bicêtre, où le Dʳ Lélut, un des médecins de cet établissement, en fit l'autopsie (21 février 1836) en présence de MM. Leuret, Dumoutier, Gervais, Gaubert, Debout et Peisse. Le cerveau fut dessiné par M. Chazal.

de même des caractères énergiques. Fieschi se pose avec ostentation sur le terrible piédestal qu'il s'est élevé, et semble dire aux hommes épouvantés qui le regardent : Qui d'entre vous en eût fait autant ? Ce n'est pas du crime qu'il se vante, car il s'avoue coupable et plaint ses victimes, mais de l'irrésistible résolution qu'il suppose. Telle est la supériorité qu'il s'arroge et dont il est fier. Que sa tête tombe, c'est bien, mais qu'on lui rende cette justice qu'il a bravement conduit et exécuté son entreprise. Lui-même eût préféré mieux employer son courage. Après la lâcheté, ce qu'il méprise le plus, c'est l'ingratitude ; et ce qu'il exalte le plus après le courage, c'est le dévouement, la reconnaissance. Sa vie est pleine de beaux traits de ce genre. A Embrun il éteint, au péril de sa vie, un incendie qui pouvait ouvrir la porte aux détenus. A Paris, il se fait le bouclier d'un bienfaiteur contre les balles. Il propose à un autre de le défaire de ses ennemis, s'il en a, car en offrant sa vie pour gage de son dévouement, il n'imagine pas qu'il puisse refuser celle des autres. Il a la fidélité animale du chien qui se jette sur ceux que lui désigne son maître, et qui se noie ou se brûle avec lui s'il le faut. C'est là son point d'honneur, assez semblable à celui de ces *bravi* italiens du seizième siècle qui gagnaient leur vie à tuer pour le service des grands, et qui se laissaient pendre sans rien révéler.

D'autres éléments de ce caractère singulier et bizarre peuvent être rapportés à l'influence de la race. Ses paroles trahissent l'imagination et la vivacité italiennes. La constance avec laquelle il garde pendant quarante jours son secret sur son lit de mort est tout à fait dans les mœurs corses. Plus tard, l'hypocrisie profonde avec laquelle il cherche à colorer par un prétendu sentiment de véracité et de patriotisme des aveux arrachés en réalité par l'espoir d'une commutation de peine, et l'apparence de naïveté avec laquelle il soutient ce rôle, font le plus grand honneur à son talent pour cette espèce de fourberie qui a caractérisé longtemps la politique de sa nation, et dans laquelle les Italiens, en général, excellent, dans les grandes comme dans les petites affaires. Il y avait en lui du charlatan, du comédien et du brigand, c'est-à-dire qu'il offrait un résumé assez complet des mauvais côtés du caractère italien. Il y joignait la violence des passions, qui, bien ou mal dirigées, sont le principe de toutes les grandes décisions et de tous les grands résultats dans la vie des hommes. Enfin, dans un coin de ce cœur de fer il y avait un reste de sensibilité humaine, un foyer d'émotions douces et sympathiques qui, mêlées aux penchants les plus redoutables, ont jeté quelque intérêt sur le dernier acte de la vie de ce malheureux.

Une physionomie morale si énergiquement dessinée méritait bien d'être exprimée par quelques-uns de ces signes extérieurs dont parle la phrénologie. Il n'en est rien cependant, et, comme nous le disions, la tête de ce *Bravo* est phrénologiquement de la dernière banalité. Le volume absolu est des plus ordinaires, et les proportions relatives n'offrent aucune particularité saillante. Le front est des plus nuls ; le diamètre latéral plus nul encore. Il n'y a qu'une région du crâne qui s'élève d'une manière un peu sensible, c'est celle qui dans la topographie craniologique répond à la *philogéniture* et à l'*habitativité*. Les phrénologistes en feront ce qu'ils voudront. Les prétendus organes de la *vanité* et de l'*orgueil* (dispositions morales aussi distinctes, selon cette profonde psychologie, que le sens de la vue l'est de celui de l'ouïe), n'offrent aucune proéminence appréciable. Fieschi pourtant était largement pourvu de cette propriété psychique, double ou simple. C'était là la maîtresse roue de la machine.

Voici, du reste, pour l'édification des phrénologistes qui feraient quelque difficulté de nous croire sur parole, un tableau des mesures prises par M. Lélut sur la tête de Fieschi et le court commentaire qu'il y a joint. Ils peuvent s'en rapporter à cet observateur, qui est très-exact et de plus très-fort en phrénologie :

	Pouces.	Lignes.
Grande circonférence	20	5
Demi-circonférence antérieure	10	5
Demi-circonférence postérieure	10	3
Diamètre longitudinal	7	3
Diamètre frontal	3	10
Diamètre temporal	5	6
Diamètre inter-auriculaire	5	2
Diamètre inter-mastoïdien	4	1
Diamètre sincipito-mentonnier	9	»
Hauteur de la face	3	11
Hauteur du crâne, mesurée du ni-		

	Pouces.	Lignes.
veau du conduit auditif externe.	4	5
Circonférence supérieure longitudinale prise de la racine du nez à la crête occipitale externe......	10	5
Circonférence supérieure prise du niveau du conduit auditif externe.	10	»

« Le front a une étendue ordinaire et l'angle facial une ouverture moyenne. Le crâne est allongé, et les tempes sont notablement plates. Elles n'offrent en aucune façon les saillies extérieures du Meurtre, de la Ruse, de la Prudence; mais celle du Vol y est assez marquée. Sur la ligne médiane supérieure on remarque les proéminences correspondant à la Bonté, à la Théosophie. Celle de la Fermeté est médiocrement marquée, et celle de l'Orgueil et de la Vanité encore moins ; il en est de même à peu près de celle du Courage et de l'Attachement. Mais les fosses occipitales supérieures qui correspondent à la pointe postérieure des lobes cérébraux font une saillie autrement marquée (1). »

Ainsi pas de propension Assassine, pas de Ruse, pas de Fermeté, pas de Courage, pas d'Attachement, pas de Vanité. Tel est le Fieschi phrénologique ; c'est-à-dire l'antithèse complète du Fieschi psychologique. N'est-ce pas pour la crânioscopie qu'a été dit le mot : *fronti nulla fides?*

6. — LE PETIT PATRE SICILIEN MANGIAMELE.

Il vient de nous arriver de Syracuse un jeune garçon

(1) L'épaisseur des os du crâne était au frontal de 3 lignes, aux tempes de 2 lignes, à l'occipital de 2 lignes. Le poids de l'encéphale (après quelques jours de conservation dans l'alcool), était de 1,365 grammes ; du cerveau seul, 1,200 grammes ; du cervelet et moelle allongée, 165 grammes.

phénoménal, doué d'une prodigieuse aptitude au calcul. Il a été présenté à l'Académie des Sciences, devant laquelle il a donné des preuves décisives de cette extraordinaire faculté.

Cet enfant, âgé de dix à onze ans, nommé Mangiamele, est fils d'un berger et berger lui-même. C'est un exemple frappant de l'innéité des facultés intellectuelles et de leur puissance de développement spontané, fait constaté depuis le commencement du monde par tous les moralistes et tous les philosophes qui avaient dit : *nascuntur poetæ*, bien avant que le docteur Gall eût essayé de faire passer ce lieu commun pour une découverte du premier ordre. Cet enfant, dont les traits n'offrent rien de très-notable, a manifesté presque en naissant une aptitude particulière pour le calcul. Il ne doit presque rien à l'étude, car on ne lui a guère enseigné que la signification de quelques mots techniques, tels que *carré, puissance, racine*, etc., qui l'ont mis seulement à même de comprendre les questions que lui font les mathématiciens. Quant aux méthodes arithmétiques, et, en général, à tout ce qui constitue la science des nombres, on ne lui en a jamais rien communiqué. Tout ce qu'il sait, il l'a appris par lui-même ; il est, dans la rigueur du mot, autodidacte. La nature des problèmes qu'il a résolus avec la plus grande facilité, quelquefois en moins d'une minute, sans le secours d'aucune opération graphique, prouve que sa science est fort mystérieuse. Nous ne pensons pas qu'il n'y ait ici que de la *mémoire*. Il en faut sans doute beaucoup pour exécuter de tête une longue suite d'opérations arithmétiques, quelles qu'elles soient; mais la mémoire seule ne fournirait que les moyens d'exécuter les calculs; elle ne remplirait que l'office du papier et des chiffres, en supposant que le jeune Sicilien n'emploie que les méthodes ordinaires qui ne seraient qu'abrégées par la rapidité des opérations mentales du calculateur. Mais cette supposition n'est guère probable. On ne peut pas concevoir une mémoire capable de combiner en deux ou trois minutes les opérations si compliquées et si longues que suppose la solution des équations du degré le plus élevé par les méthodes ordinaires. D'un autre côté, on sait que les procédés usuels ne lui ont pas été enseignés. Il est donc beaucoup plus vraisemblable qu'il emploie quelque méthode plus parfaite et plus directe, et c'est ce qu'il serait extrêmement important de savoir. Il est très-possible, toutefois, qu'il ne soit pas en état de rendre compte lui-même de ce qu'il fait. On a peut-être trop négligé jusqu'à présent les occasions de tirer parti des faits analogues. Ces espèces de monstruosités intellectuelles sont assez fréquentes. Le calcul et la musique surtout en offrent de nombreux exemples. Ce qui a contribué à les faire négliger, c'est que ces génies précoces et en apparence gigantesques ne produisent que de stériles tours de force et s'arrêtent tout court. Cependant, il y a des exceptions. Mozart, qui, à l'âge de dix ans, composait de la musique qui étonne encore aujourd'hui par sa science technique, est devenu ensuite le plus grand Maestro du monde.

D'Alembert raconte à ce sujet une anecdote charmante. Un jeune paysan de huit à dix ans passait dans son village pour un prodige en fait de calcul. D'Alembert eut la curiosité de le voir et de l'interroger. Mon ami, lui dit-il, j'ai tant d'années, les années se composent de tant de jours, les jours de tant d'heures, les heures de tant de minutes, et les minutes de tant de secondes, combien ai-je vécu de secondes depuis le moment de ma naissance jusqu'à présent? L'enfant réfléchit un instant, et dit un nombre, que d'Alembert, qui de son côté avait fait le calcul la plume à la main, trouva faux. « Tu te trompes, mon ami, lui dit-il, tu n'as pas bien compté. » L'enfant ayant réfléchi de nouveau, renouvelle sa première solution et déclare la maintenir. D'Alembert refait à son tour ses chiffres, et, arrivant de son côté au même résultat, maintenait la sienne. « Mais, monsieur, lui dit alors l'enfant, vous avez peut-être oublié dans votre calcul que le nombre de jours n'est pas égal dans toutes les années, et c'est de là que vient votre erreur. » Ce qui était vrai. Ce jeune garçon était M. Ferry, qui s'est fait connaître comme un des mathématiciens les plus distingués de ce siècle. Ces tours de force ne sont donc peut-être ni aussi aveugles, ni aussi purement mécaniques qu'on le suppose ; il se pourrait que ce fussent des tours d'adresse susceptibles d'être analysés, et capables de mettre sur la voie de véritables découvertes. L'application de l'algèbre à la géométrie n'est aussi qu'un mécanisme pour ceux qui l'emploient. Avant que cet instrument fût entre les mains de tout le monde, Descartes, qui en connaissait seul le secret et la puissance, se jouait de difficultés qui lassaient la patience et la sagacité des plus habiles mathématiciens de l'Europe. Il n'est pas probable que Mangiamèle soit un Descartes; mais les procédés particuliers qu'il a trouvés pour son usage pourraient bien être mis au service de tout le monde, si l'on parvenait à les découvrir.

Quel beau cas phrénologique que ce petit prodige ! c'est bien ici, pour le coup, qu'il fallait s'attendre à quelque saillie cérébro-crânienne proportionnée à la saillie de la faculté psychique. Il s'agit ici non plus d'une de ces facultés protéiques, comme l'*idéalité*, l'*éventualité*, la *convoitivité*, qui signifient tout ce qu'on veut; mais d'une faculté délimitée, spécialisée, parfaitement définie et circonscrite, sur laquelle il n'y a pas à équivoquer. Il faut donc qu'elle se trouve très-ostensiblement figurée aux lieu et place indiqués par Gall sur le crâne de Vito Mangiamèle. Mais voilà que, par une de ces espiègleries que la nature s'amuse à faire aux phrénologistes, la tête de notre *Ragazzo* présente une *dépression* marquée juste à l'angle externe de l'arcade orbitaire, c'est-à-dire au point précis assigné à l'organe de la *numération !* Ce *fait* ne nous a pas étonné, car dans les têtes assez nombreuses de bons et mauvais sujets que le hasard a mis s entre nos mains depuis quelques années, les déterminations crânioscopiques se sont invariablement trouvées en défaut, de manière que ce que la phrénologie appelle la règle est toujours l'exception; mais il a étonné les phrénologistes, et si fort qu'ils ont dû tenir conseil pour tirer le système de ce mauvais pas. F. J. V. Broussais, qui est le métaphysicien en chef de la doctrine, et M. Dumoutier qui en est le praticien le plus accrédité, ont été chargés d'expliquer au public phrénologique cet événement. Il faut que le cas ait paru bien grave pour qu'on ait jugé nécessaire de mettre en avant deux personnages si considérables.

Quoi qu'il en soit, voici les résultats de l'expertise faite par ces deux habiles docteurs en phrénologie (1).

Ils commencent par établir que le talent de Vito n'est pas un simple fait de *mémoire*, ni une faculté en quelque sorte mécanique, exclusivement bornée à des combinaisons de nombres. M. Dumoutier parle avec l'admiration la plus exaltée de son *génie* qui devine la science, de la *puissance*, de la *grandeur* de son *imagination* et de son *caractère*, de son *extraordinaire puissance d'induction et de généralisation*. La nature, a selon lui, *imprimé sur son front le sceau des Pythagore, des Archimède, des Euclide, des Newton, des Kepler*. F. J. V. Broussais déclare partager cette admiration et approuver le diagnostic de son collègue. Sur quoi sont fondées ces étonnantes hyperboles? C'est ce qu'on ne nous dit pas, à moins qu'on ne prenne pour des preuves de génie transcendant et de grandeur d'âme l'intelligence supérieure et l'intrépidité que le petit bonhomme a déployées, en permettant à M. Dumoutier de mouler sa tête, après avoir toute-

(1) V. *La phrénologie*, journal, etc., tome I, 1837, n° 9, et discours dans une séance de la *Société de Phrénologie*.

fois un peu pleuré, ce qui est, du reste, très-excusable chez un Pythagore de dix ans. Des renseignements pareils, avec quelque gravité qu'on les donne, ne sauraient être considérés comme sérieux. Ce sont des assertions tout à fait gratuites. Mais les phrénologistes en avaient besoin pour résoudre la difficulté que nous avons posée, savoir : le développement démesuré d'une des facultés phrénologiques fondamentales, et l'absence à peu près complète du prétendu organe cérébral correspondant. Si, en effet, les prodigieuses opérations d'arithmétique de Vito ne sont pas le produit de la *mémoire* ou du *sens des nombres*, mais le résultat des facultés supérieures d'*abstraction*, de *généralisation* et de *raisonnement*, il n'est *plus besoin* du tout, comme dit très-bien F. J. V. Broussais, que *l'organe de la numération ait un volume énorme*; si Vito Mangiamele *additionne*, *soustrait*, *divise* et *multiplie*, s'il *compte* et *calcule* avec les organes de la *comparaison*, de la *causalité*, ou tout autre qu'il plaira aux phrénologistes d'investir de ces fonctions, l'organe de la Numération devient aussitôt à peu près inutile, et son absence ne doit plus étonner les *hommes de bonne foi et les vrais amis de la science*, comme dit encore F. J. V. Broussais. La solution de M. Dumoutier, quoique moins clairement exprimée, est au fond la même que celle de F. J. V. Broussais. Moyennant cet accommodement, tout s'explique, comme on voit, à souhait.

Il faudrait un volume pour développer les conséquences de cet élastique système d'interprétation, au moyen duquel on est toujours sûr de trouver sur un crâne tout ce qui doit y être. J'avoue même qu'il est impossible de réfuter cette explication dans l'état actuel de la psychologie phrénologique. Avec Gall il aurait été peut-être plus facile de s'entendre, car ce chef de la doctrine avait au moins cherché à préciser avec quelque soin ce qu'il entendait par une *faculté*, et déterminé tant bien que mal la sphère et la spécialité d'action de celles qu'il avait admises. Mais ses disciples ont introduit dans la théorie psychologique un tel vague et une telle confusion ; ils ont, par des modifications et altérations successives, tellement embrouillé le sens primitif des déterminations posées par le fondateur, qu'il est devenu tout à fait impossible de les comprendre et de s'en faire comprendre. L'extension qu'ils ont donnée aux facultés dites fondamentales permet de leur conférer le rôle qu'on veut, et de faire intervenir indifféremment celle-ci ou celle-là pour les opérations intellectuelles ou les qualités morales les plus opposées.

Que n'ont-ils pas fait, par exemple, de l'organe et de l'instinct *carnassier* de Gall ! Gall avait cru voir chez les animaux carnivores un développement plus considérable du diamètre transversal du crâne que chez les herbivores (1). Il plaça en conséquence derrière et

(1) Cette loi anatomique, établie par Gall, comme toutes les autres, sans l'ombre d'une preuve, a été complétement réfutée par M. Lélut, à l'aide de mesures rigoureuses prises sur les crânes de plus de cent espèces d'animaux (oiseaux et mammifères). Voir *De l'organe phrénologique de la destruction chez les animaux*, etc., etc., 1838, 8°.

au-dessus du conduit auditif un organe auquel il rattacha l'instinct du *meurtre*, instinct évidemment nécessaire, disait-il, à tout animal destiné à se nourrir d'une proie vivante, et qui se trouve aussi très-développé, dans l'espèce humaine, chez les assassins. Spurzheim adopta l'organe, mais il en définit autrement la fonction qu'il conçut d'une manière plus générale. Il substitua à l'idée particularisée de l'action de tuer, de mettre à mort un être vivant, du *meurtre*, l'idée de l'action de *détruire* en général, de détruire n'importe quoi, les êtres inanimés comme les êtres animés, un homme, une maison, un meuble, un château de cartes ; et l'instinct Carnassier devint et fut appelé la *destructivité*. Puis est venu F. J. V. Broussais qui, voulant expliquer pourquoi le cheval et le mouton, animaux très-peu assassins, ont les masses latérales du cerveau très-considérables, réunit les instincts de la défense et de l'alimentation à la *destructivité*, attendu, dit-il très-ingénieusement, que manger de l'herbe c'est détruire, et se défendre c'est se battre, et, par conséquent, tuer à l'occasion (1). Quoique très-heureuse, cette manipulation de l'instinct du meurtre, dont l'initiative appartient à **M. Vimont**, n'approche pas pourtant de celle

(1) Séance de l'Académie de médecine du 3 mai 1836. Cette explication avait un inconvénient auquel F. J. V. Broussais ne pensait pas, c'est qu'elle rendrait inutile un organe des plus importants celui de la *défense de soi-même*, (la *combattivité*), et un autre plus précieux encore, celui de l'*alimentivité*, imaginé par le docteur Hoppe, de Copenhague, qui serait ainsi frustré de la gloire attachée à cette découverte. A la vérité, il nous resterait toujours, au pis aller, l'estomac.

opérée dernièrement par des phrénologistes américains, à l'occasion d'un théologien célèbre, également
distingué par la douceur de son caractère, la force et
l'élévation de son esprit, et par la grande influence
morale qu'il exerce, mais qui se trouve maladroitement porteur d'un organe carnassier d'énorme dimension, qu'aucun autre organe honnête ne contre-
balance. Suivant ces phrénologues, ce digne homme
manifeste son penchant inné pour la destruction et le
meurtre par ses efforts violents pour détruire le vice et
jeter à bas les systèmes d'erreur, et c'est ainsi qu'il
assouvit ses penchants sanguinaires (1)!!

Quelles vicissitudes n'a pas subies cette autre propriété morale appelée dans la nomenclature de Gall
orgueil ou *fierté?* Gall, par une métaphore vraiment
jolie, identifiait l'Orgueil dans l'homme avec le penchant qui porte certains animaux à vivre dans les
montagnes, et, en général, sur les hauteurs (2); et il
établit, pour cette double manifestation, un seul organe
commun à l'homme et à l'animal. Spurzheim, peu satisfait, à ce qu'il paraît, de ce rapprochement, sépare
les deux instincts; il nomme l'orgueil l'*amour-propre*,
et du *sens des hauteurs* il compose l'*habitativité* (attachement au sol natal, amour de la patrie), et assigne

(1) *An examination of phrenology, in two lectures*, etc., etc.
By Thomas Sewall, m. d. professor of anatomy and physiology.
Boston, 1837, in-8o.
(2) Aussi prétend-il que les Suisses sont remarquablement
dotés de cet organe, ainsi que leurs compatriotes les Chamois.
Sur les fonctions du cerveau, t. IV, p. 274.

à chacun de ces penchants un siége et un organe spécial. Un phrénologiste écossais, plein d'ingéniosité, M. George Combe reprend cette *habitativité* en sous-œuvre et la transforme en *concentrativité (concentrativeness)*, faculté universelle, chargée, dit-il, de concentrer les pensées et les sentiments, et d'augmenter l'intensité d'action de tous les autres organes.

Mais l'exemple le plus curieux de ces transmutations fonctionnelles est celui de l'organe de la *mémoire des choses*, placé par Gall au-dessus de la racine du nez. Cette *mémoire* est d'abord changée par Gall lui-même en *sens* des choses, puis en sens de *perfectibilité*, d'*éducabilité*, ce qui n'en augmente guère la clarté. Spurzheim arrive qui en fait deux organes et deux facultés qu'il place l'une au-dessus de l'autre ; il appelle la supérieure *faculté des phénomènes* ou *éventualité*, l'inférieure, *individualité*. Ceci, comme on voit, se raffine singulièrement. M. G. Combe admet les deux facultés de Spurzheim sous le nom générique d'*individualité*, qu'il distingue en haute et basse, la haute représentant l'*éventualité*, la basse l'*individualité* proprement dite. Enfin, M. Welsh, non moins fort dans le *distinguo*, assure gravement que l'une de ces moitiés de l'Individualité de G. Combe n'est pas autre chose que la faculté de percevoir le *mouvement*, l'autre moitié servant à je ne sais plus trop quoi.

Dans le fait de Vito Mangiamele, les phrénologistes appliquent sous une forme un peu différente cette méthode substitutive. Ne trouvant pas vers les tempes l'organe cherché, ils lui trouvent un remplaçant sous

le coronal, de même que chez Napoléon ils ont trouvé
à l'occiput ce qui manquait dans les parties frontales. Si la tête de ce jeune garçon eût présenté un
fort développement de l'organe du Calcul, ils n'auraient certes pas manqué de le faire valoir et de le
grossir au besoin, et ils auraient laissé, comme de raison, dans l'ombre toute cette région coronale dont
ils font grand bruit. Cet organe manquant à peu près,
ou du moins étant complétement insuffisant pour expliquer la prédominance avérée de la faculté qui y est
attachée, ils se rejettent sur les parties saillantes du
crâne quelles qu'elles soient, et font honneur de tout
à celles-ci. Or, c'est là une énorme contradiction et
un subterfuge puéril. Du moment qu'on admet un
nombre déterminé, sans plus ni moins, de facultés aussi
spéciales, aussi indépendantes les unes des autres que
celles des sens externes (et c'est là la base et le fond
du système), il est absurde de dire qu'une de ces facultés peut faire le travail des autres. Aucun organe
cérébral ne saurait (dans l'hypothèse phrénologique)
en suppléer un autre, pas plus que l'œil ne saurait
suppléer l'oreille. Or donc, quand il s'agit de *nombres,*
de *chiffres,* de *calcul,* c'est une bien malheureuse ressource d'invoquer la *comparaison,* la *causalité,* l'*induction* et que sais-je encore ? Les deux phrénologistes
n'ont pas même cherché à faire concorder de tout
point leurs explications. M. Dumoutier nous dit que si
Vito est un grand calculateur et un grand mathématicien, c'est qu'il a les organes de l'*individualité,* de
l'*éventualité,* de la *comparaison* et de la *causalité.*

6.

F. J. V. Broussais y ajoute l'organe des *formes*. Si nous cherchons maintenant comment ces facultés réunies (si toutefois on peut attacher une signification précise à ces mots barbares) peuvent faire un mathématicien, la difficulté ne sera pas moindre, et les ténèbres s'épaississent. Qu'est-ce que l'*individualité*? C'est, disent leurs livres, la faculté de connaître les objets comme individus, abstraction faite de leurs qualités ou relations. En supposant qu'il y ait une telle faculté, quel rôle pourra-t-elle jouer dans la solution d'un problème numérique? Qu'est-ce que l'*éventualité*? La définition en est apparemment fort difficile, car nul phrénologiste à partir de Gall jusqu'à G. Combe n'a pu en parler tant soit peu intelligiblement. L'explication la plus savante est celle de Spurzheim : « L'Individualité, dit-il, cherche les genres de connaissance indiqués par les noms, tandis que l'Eventualité s'occupe des choses désignées par les verbes. » Ceci est très-profond. Mais qu'on nous dise en quoi la faculté désignée par cette lumineuse définition peut être utile à une opération arithmétique ? Il en est de même des *formes* ou de la *configuration*. Le rôle de cette faculté paraît ici fort accessoire, à moins qu'on ne dise qu'elle sert à rappeler les *chiffres* qui sont des *figures ;* ce que nous ne contesterons pas. Quant à la *comparaison*, à la *causalité*, je ne sais trop non plus ce qu'on en veut faire. Pour déterminer des proportions de nombres, il faut sans doute les comparer, mais sans objecter que ce mot de *sagacité comparative* signifie une infinité de choses, cette faculté n'expliquerait pas pourquoi Mangiamèle ne compare que des nombres. La *causalité* est bien plus gratuitement encore mise en avant, car la notion de *cause* est totalement étrangère aux mathématiques pures, à la science abstraite de la *quantité*. Il faut observer, d'ailleurs, que si nous accordons aux phrénologistes l'existence de ces facultés et leur présence sur le crâne de Vito, c'est uniquement pour la commodité de la discussion, car il n'y aurait pas moins à contester sur le front de Vito que sur ses tempes.

On dira peut-être : les phrénologistes avouent-ils que l'organe de la Numération n'est pas à sa place ordinaire sur la tête de Vito? non, certes, ils ne l'avouent pas, et il ne l'avoueront jamais, ni dans ce cas-ci, ni dans aucun autre. Quoique assez mauvais logiciens, ils savent qu'en général un système ne doit jamais reculer positivement; dans les occasions périlleuses, comme celle-ci, ils esquivent le point principal, et s'étendent longuement sur les points accessoires. Ils disent bien que l'extrémité orbitaire du crâne de Vito a la configuration particulière propre aux grands mathématiciens; mais ils passent fort vite sur cette région et ses dépendances, pour aller se reposer à l'aise sur un terrain moins dangereux. M. Dumoutier n'arrive à ce passage difficile qu'à travers beaucoup de circonlocutions. Il dit même positivement qu'on a lieu de s'étonner *de ne pas trouver* dans la constitution physique du sujet des *proportions correspondantes à la puissance et à la grandeur de son imagination.* Il dit ailleurs qu'il est probable que les organes cérébraux ont une grande *puissance d'activité*, en vertu de laquelle les effets obtenus sortent, *pour ainsi dire*, des *mesures ordinaires*; ce qui signifie qu'à défaut de *correspondance* entre les manifestations et le développement *physique* des organes, il ne serait pas mal à propos de supposer que les organes ont en activité ce qui leur manque en dimension; autre espèce de faux-fuyant tout aussi en usage chez les phrénologistes que celui de la transposition des facultés, et non moins contradictoire aux principes fondamentaux du système. F. J. V. Broussais, moins habile, avoue franchement que les prodiges de calcul qu'on admire dans Vito n'ont *pas besoin d'un organe énorme*, puisqu'ils dépendent, selon lui, d'autres facultés. Le grand soin qu'on apporte d'ailleurs à établir la discussion sur les autres parties du crâne, l'insistance qu'on met à constater que cet enfant n'est pas un simple prodige de *mémoire*, mais une sorte de philosophe en herbe, prouvent qu'on ne serait pas fâché de déplacer la question. Mais nous qui sommes de ces *sophistes* dont parle F. J. V. Broussais, qu'aucune *dialectique* phrénologique ne peut convaincre, et qui de plus avons l'organe de l'incrédulité, nous affirmons que la tête de ce petit garçon n'offre aucune particularité phrénologique en rapport avec ses étonnantes facultés, et nous répétons que c'est là encore un éclatant échec infligé par les faits au système de Gall.

§ III

PSYCHOLOGIE COMPARATIVE. — DE L'ESPRIT DES BÊTES.

L'esprit des bêtes ! C'est le titre d'un livre extrêmement curieux, instructif, amusant, à la fois plein de sens et de fantaisie, et même d'un peu d'extravagance, et dans lequel on peut apprendre beaucoup sur l'esprit des bêtes et plus encore sur celui de l'auteur. Ce charmant livre de M. A. Toussenel n'est pas une nouveauté ; il date de quelques années (1) ; et si on le rappelle ici, c'est que malgré ses allures extra-scientifiques, il contient des faits et des aperçus que la psychologie animale peut mettre à profit. Cette étude attachante qui avait fourni pendant des siècles le texte de tant de discussions philosophiques et théologiques, fut négligée et presque abandonnée de guerre lasse, après la controverse fameuse suscitée par le système de Descartes. Jusque-là la question avait été principalement envisagée au point de vue théologique, et les solutions qu'on en essayait étaient fortement influencées par la considération de leurs conséquences réelles ou supposées à l'égard de la foi. En effet, les spéculations sur *l'âme des bêtes,* comme on disait alors, touchaient de fort près à celles sur l'âme humaine, et c'était un terrain dangereux. On courait le risque, en philosophant sur ce sujet, de s'attirer de mauvaises affaires. Vers le milieu du dernier siècle, ce danger n'était

(1) *L'esprit des bêtes : Le Monde des oiseaux. Ornithologie. passionnelle.* Paris, 1853-1855, 3 vol. in-8. — *Zoologie passionnelle : Mammifères de France,* 2ᵉ édition. Paris, 1853, in-8.

pas assez diminué, pour que Buffon n'eût à justifier de son orthodoxie à cet endroit devant la faculté de théologie de Paris. Son discours sur *la nature des animaux* (1753) est encore peut-être ce qui a été écrit de mieux sur la matière. Sa doctrine est, en substance, un cartésianisme mitigé, une sorte de compromis entre l'automatisme absolu de Descartes et l'opinion non moins absolue qui assimile l'intelligence animale à l'intelligence humaine et n'y voit qu'une différence de degré. Condillac embrassa ce dernier parti (1) qui prévalut, du moins dans le monde officiel des savants et des philosophes de profession. Les dernières conséquences de son système de psychologie animale furent développées par deux écrivains qui ont fait longtemps autorité, Georges Leroy (2) et Dupont de Nemours (3).

Mais cette question est une de celles, passablement nombreuses, que l'esprit humain ne peut ni résoudre ni abandonner. Après Descartes donc, après Buffon, après Condillac, après Georges Leroy, d'autres investigateurs ont essayé aussi de casser cette noix.

(1) *Traité des animaux*, 1755. Directement écrit en opposition à la théorie de Buffon.

(2) *Lettres philosophiques sur l'intelligence et la perfectibilité des animaux*, avec quelques lettres sur l'homme. Paris, an X, (1802), 8°. — Ces lettres avaient été publiées précédemment sous le nom du Physicien de Nuremberg. Georges Leroy envoya son livre à Buffon qui, encore ému de sa querelle avec la Sorbonne, lui répondit : « Il est bien différent de faire parler les animaux « à Nuremberg ou de les faire parler à Paris. »

(3) *Mémoires sur différents sujets, la plupart d'histoire naturelle, etc.*, 1813.

Dans ces dernières années cette étude a été particulièrement encouragée, en France, par les travaux de Frédéric Cuvier, exposés, commentés et complétés, d'une manière si ingénieuse et sous une forme si élégante, par M. Flourens, dans un de ces petits livres où il condense en un *minimum* de véhicule matériel le *principe actif* de gros volumes et de gros systèmes (1). Après Frédéric Cuvier et M. Flourens, le docteur Gabillot a fait un travail sérieux dans lequel l'*instinct* est considéré, à un point de vue tout à fait général, comme le principe de tous les mouvements et de tous les actes organiques tant dans l'homme que dans l'animal, thèse qui est la contre-partie de celle de Dupont de Nemours, qui nie l'instinct tant dans l'animal que dans l'homme et rattache tout à l'intelligence (2). Un ouvrage plus populaire, dont le titre indique suffisamment la tendance (3), est celui de **M. A. de Nore**, qui

(1) *Résumé analytique des observations de Frédéric Cuvier, sur l'instinct et l'intelligence des animaux*, par P. Flourens, secrétaire perpétuel de l'Académie des sciences, etc., 1841. Paris, in-12.

(2) *Étude physiologique de l'instinct chez l'homme et chez les animaux*, dans l'état sain et l'état malade, par Gabillot, d. m., etc., 1841, 8o, Paris.

(3) *Les animaux raisonnent*. Organisation, mœurs et faits les plus intéressants de leur histoire, par Alfred de Nore. Paris, 1845, in-8. — Ce livre est, du reste, très-intéressant, comme le dit l'auteur, par le nombre et la variété des observations de mœurs des animaux et surtout des historiettes dont ils sont les héros. Ces faits et histoires concernent toutes les classes de l'animalité, depuis l'éléphant jusqu'à l'étoile de mer. Il y est question de 29 espèces de Mammifères, 20 d'Oiseaux, 10 de Reptiles, 6 de Poissons, 9 de Crustacés et Mollusques, 13 d'Insectes, 7 de Zoophytes. Il n'y manque que les Infusoires.

a de l'esprit des bêtes une opinion non moins avantageuse que Dupont, mais qui ne donne guère à l'appui de sa conclusion que des anecdotes, des traits de mœurs et de caractère, des détails biographiques, qui loin d'être, comme il le croit, des preuves de sa thèse, ne sont que le texte même et la matière de la question. Avec plus d'originalité, un autre écrivain a cherché à prouver que les bêtes ont la raison, puisqu'elles peuvent la perdre, en vertu sans doute de l'axiôme : *Nemo amittere potest quod non habet* (1).

En dernier lieu, enfin, un savant professeur de la faculté de Strasbourg, M. Fée, a repris la question dans un tout petit volume de deux cents petites pages (2). C'est dans les petites boîtes que se trouvent, dit-on, les bons onguents. Aussi aimons-nous beaucoup les petits livres, surtout sur les grands sujets qui, d'ordinaire, traînent avec eux tant de bagage inutile d'érudition et d'histoire. Les questions de philosophie surtout réclament d'autant plus de brièveté, qu'elles sont toutes très-vieilles et qu'on ne peut guère, en les traitant, éviter les redites. Il serait notamment assez difficile d'être à la fois long et neuf à propos de l'esprit des bêtes, et c'est ce que M. Fée a parfaitement compris.

Parmi ces productions assez nombreuses, comme on

(1) M. Pierquin. *Traité de la folie des animaux*. Paris, 1839, 2 vol. in-8.

(2) *Études philosophiques sur l'instinct et l'intelligence des animaux*, par A. L. A. Fée, professeur d'histoire naturelle à la Faculté de médecine de Strasbourg, etc., 1853. Paris et Strasbourg, in-12.

voit, et j'en oublie sans doute plus d'une, les deux plus intéressantes, et par leur valeur propre et par l'autorité du nom et de la position scientifique des auteurs, sont celles de M. Flourens et de M. Fée.

Je ferai sur l'un et l'autre de ces écrits, ou plutôt sur quelques points des questions qui y sont traitées, un petit nombre de remarques.

« L'étude *positive* des instincts et de l'intelligence
« des animaux, dit M. Flourens, *commencée* par Buf-
« fon et par Réaumur, a été, pour la *première fois*, peut-
« être, indiquée comme une science propre par Georges
« Leroy (p. 11). » — « Cette science, ajoute-t-il plus loin,
« est toute *nouvelle*. Non, assurément, qu'on ne se soit
« beaucoup occupé *depuis* Descartes, de la question
« métaphysique de l'âme des bêtes. Je ne sais, au
« contraire, s'il est une seule autre question de ce
« genre sur laquelle on ait plus écrit. Mais je le répète,
« pour l'étude positive et d'observation, pour l'*étude*
« *des faits*, elle *commence* avec Réaumur, avec Buffon,
« avec G. Leroy, se continue depuis par quelques ob-
« servateurs habiles, nommément par les deux Huber,
« et reçoit *enfin*, de nos jours, un certain ensemble et
« comme une vie nouvelle des travaux de Frédéric
« Cuvier (p. 13). »

Les mots soulignés dans ces passages indiquent le sens de notre première remarque. Elle est purement historique. Cet exposé ne nous semble pas tout à fait exact. Sans doute l'hypothèse de Descartes donna un grand retentissement à la question de *l'âme des bêtes*, comme on disait alors, et par suite à l'étude psychologique des animaux ; mais ni cette étude ni cette question n'étaient nouvelles. Sans compter les nombreux témoignages des anciens rassemblés par Bayle (art. Rorarius) et surtout par Georges-Henry Ribovius (1), ce sujet avait, bien avant Descartes, attiré l'attention des philosophes. Un écrivain que tout le monde a lu, Montaigne, en a longuement disserté à sa manière dans son APOLOGIE DE RAIMOND DE SAIBONDE. Il y conte, avec un charme inimitable, une multitude d'anecdotes dont les bêtes sont les héros, et par lesquelles il cherche à prouver qu'elles sentent, pensent, jugent et raisonnent. Il y combat vigoureusement le système qui ne leur accorde que des impulsions aveugles et machinales. « Je dis doncques, pour revenir à « mon propos, qu'il n'y a point d'apparence d'estimer « que. les bestes facent par inclination naturelle et « forcée les mesmes choses que nous faisons par notre « choix et industrie..... » « Par ainsi le renard, de « quoy se servent les habitants de la Thrace, quand ils « veulent entreprendre de passer par dessus la glace « de quelque rivière gelée, et le laschent devant eulx « pour cet effect ; quand nous le verrions au bord de « l'eau approcher son aureille bien prez de la glace « pour sentir s'il orra, d'une longue ou d'une voisine « distance, bruire l'eau courant au dessoubs, et, selon « qu'il trouve par là qu'il y a plus ou moins d'espes- « seur en la glace, se reculer ou s'advancer, n'aurions- « nous pas raison de juger qu'il lui passe par la teste

(1) *Dissertatio historico-philosophica de anima brutorum.* Helmstadt, 1729, in-12.

« ce mesme discours qu'il feroit en la nostre, et que
« c'est une ratiocination et conséquence tirée du sens
« naturel : ce qui faict bruit se remue ; ce qui se remue
« n'est pas gelé ; ce qui n'est pas gelé est liquide, et ce
« qui est liquide plie soubs le faix ? Car d'attribuer cela
« seulement à une vivacité du sens de l'ouïe, sans dis-
« cours et sans conséquence, c'est une chimère et ne
« peult entrer en nostre imagination. » Montaigne va si
loin dans son admiration qu'il ne fait pas difficulté de
conclure que « ce n'est pas par la raison, par le dis-
« cours, et par l'âme que nous excellons sur les bestes. »

Cette question si profondément mystérieuse de la
psychologie animale a préoccupé les philosophes de
tous les temps. Dans l'antiquité, c'était un des lieux
communs sur lesquels roulaient les disputes des écoles. Pendant le règne de la philosophie scholastique,
le dogme chrétien de la rédemption, dont l'âme
humaine avait été l'objet privilégié, avait donné à
cette question un intérêt tout nouveau, et provoqué
des spéculations sans nombre sur la nature des facultés intellectuelles et morales des animaux com-
parées à celles de l'homme. L'hypothèse de l'Automatisme développée par Descartes n'était même pas
nouvelle ; elle avait été soutenue par le médecin
espagnol Gomez Pereira dans le seizième siècle. Et
quant aux observations sur les animaux, on peut
citer, entre autres sources moins importantes, le
traité de Jérôme Rorarius (1547) dont le titre seul
indique l'esprit et le but : QUOD ANIMALIA BRUTA
ÆPE RATIONE UTANTUR MELIUS HOMINE. Ce livre est

plein de faits curieux relatifs à l'industrie et à l'intelligence des animaux, et c'est l'arsenal où puisèrent le plus souvent les adversaires de Descartes. Ce philosophe lui-même fut amené à s'occuper de ce sujet par les discussions animées dont il était l'objet au moment où il écrivait. On en a la preuve, notamment, dans l'ouvrage de la CONNAISSANCE DES ANIMAUX de Cureau de la Chambre (1640), livre où la *rationalité* des bêtes est examinée avec une certaine profondeur et une grande sagacité. On ne peut guère dès lors adopter cette assertion de M. Flourens : « Que la question mé-« taphysique de l'âme des bêtes est née d'une opinion « de Descartes » (p. 13). On voit qu'elle fut seulement ravivée par ce philosophe.

On ne remarquerait pas ces omissions (1), si elles n'avaient pas pour cause une autre opinion de M. Flourens qui porte sur le fond même de la question, et qui ne semble pas, non plus, suffisamment motivée. «Tous ces livres, dit-il, pèchent par les mêmes

(1) On regrette aussi de ne pas trouver dans l'esquisse historique de M. Flourens plusieurs ouvrages importants , tels que le célèbre traité de J. Reimarus, *Observations physiques et morales sur l'instinct des animaux* (1762), et celui du docteur Jean Gregory : *Comparative view*, etc., *Exposé comparatif des facultés de l'homme et des animaux* (1766). Quelques écrivains contemporains auraient pu aussi être mentionnés, notamment Virey dont les trois volumes sur l'*Histoire des mœurs et de l'instinct des animaux*, 1822, in-8°, sont le plus grand recueil d'observations que nous possédions. Il n'y a pas d'auteur moins cité que le savant et modeste Virey, mais il n'y en a pas de plus consulté. Ses idées et son érudition ont enrichi d'autres ouvrages que les siens.

« bases, le *défaut des faits*, les *raisonnements à vide ;* le
« lecteur se lasse de voir que la question n'avance pas ;
« et comment avancerait-elle ? La question de l'intel-
« ligence des bêtes est une *question de fait*, une ques-
« tion d'*étude expérimentale et ne peut être une simple*
« *thèse de métaphysique.* Or tous les auteurs, à com-
« mencer par Descartes, ne sortent jamais de la thèse
« métaphysique » (p. 16). Il est certain qu'aucun des
philosophes dont il s'agit n'avait fait sur les animaux
des observations aussi nombreuses et aussi minutieuses
que celles entreprises par Réaumur, Buffon, Bonnet,
Huber, et autres savants du dix-huitième siècle ; mais
ils n'étaient pas pour cela dépourvus de faits, et ne
raisonnaient pas à vide. Les anciens avaient observé
les espèces les plus intelligentes, les plus industrieuses,
les plus éducables, le chien, le cheval, l'éléphant, le
singe, les grands et petits carnassiers, un grand nombre
d'oiseaux ; et, parmi les insectes, les abeilles. les four-
mis, les araignées et quelques poissons. Ils avaient
étudié avec beaucoup de curiosité et de soin les mœurs
et les actions de ces diverses espèces ; et nous n'en savons pas plus aujourd'hui sur ces animaux, sous ce
rapport, que ce qu'on en savait du temps d'Aristote.
Les faits ultérieurement découverts ou mieux étudiés
ne diffèrent pas en essence de ceux sur lesquels ont
tant raisonné tant de philosophes, et ce sont aussi les
mêmes raisonnements qui, depuis Pythagore jusqu'à
Descartes, et depuis Descartes jusqu'à M. Flourens et
M. Fée reviennent sans cesse (1).

(1) On trouverait dans Aristote, Plutarque, Élien, Pline, Por-

M. Fée estime aussi que « l'antiquité n'a jeté que de faibles lumières sur ce sujet difficile, » et, comme M. Flourens, il attribue cette insuffisance à la malheureuse habitude qu'avaient les anciens de raisonner avant d'observer. Raisonner avant d'observer, juger avant de percevoir ! c'est là, cependant, un procédé contre nature que l'esprit n'a probablement suivi en aucun temps. Les anciens ne sont pas aussi coupables de ce délit logique qu'on veut bien le dire depuis trois cents ans dans toutes les préfaces de tous les livres de philosophie et de science. J'accorderais donc volontiers à M. Fée qu'ils ont laissé beaucoup d'obscurité dans la question de l'esprit des bêtes, mais je n'accorderais pas si aisément que c'est faute d'avoir observé les faits ; et j'oserais même douter que les modernes aient su et dit autre chose sur cette question que ce qu'ont su et dit les plus anciens observateurs et raisonneurs. Si l'on possède quelque chose de plus, qu'on le montre, et ma satisfaction sera égale à ma surprise.

Mais, laissant de côté l'historique de la controverse, est-il bien sûr que la question de l'intelligence des animaux ne soit, comme l'affirme M. Flourens, qu'*une question de fait?* Nous croyons, au contraire, qu'elle n'est et ne peut être qu'une question de raison-

phyre, à peu près tout ce qui a été dit sur ce sujet, même par les écrivains les plus récents. Le traité de l'*Abstinence de la chair des animaux* de Porphyre, notamment, offre une exposition et une discussion complètes des faits et des opinions qui avaient cours dans l'antiquité sur la psychologie animale, et dont les recherches modernes ne sont que la répétition.

nement, ou, si on aime mieux parler comme M. Flourens, de métaphysique. De quoi s'agit-il en effet? Ce
n'est pas de savoir si les animaux font tels ou tels actes,
mais quelle est la vraie signification psychologique de
ces actes. Il s'agit de déterminer, sur l'observation des
actions extérieures, la nature du mobile intérieur. Or
cette détermination ne peut être fournie par l'expérience directe ; elle ne peut être que le résultat d'une
conclusion. Remarquons, en effet, que la connaissance
que l'homme a de lui-même, de son intérieur intellectuel et moral, est directe ; ici, le sujet connu et le sujet
connaissant sont identiques. Nous savons donc ce que
nous sommes par une intuition immédiate. La connaissance que nous avons des autres hommes n'est déjà
plus directe ; elle est une induction analogique. Cependant, pour ce qui concerne nos semblables, l'analogie
est si complète de tout point dans les actes extérieurs,
et de plus la parole, qui révèle directement la pensée
de chaque homme à celle de chaque homme, est un
témoignage si certain, que nous sommes invincible-
ment déterminés à croire à l'identité de la nature intellectuelle et morale de tous les individus de l'espèce.
Mais si nous passons de l'homme aux animaux, l'analogie, qui est encore ici notre seul guide, nous abandonne en grande partie. Nous sommes réduits à l'observation des actes extérieurs sans jamais pouvoir
pénétrer dans l'intérieur. Cette observation ne nous
donne que des apparences dont nous ne pouvons
atteindre les causes que par voie d'induction et d'interprétation. Or c'est cette voie qu'ont suivie unifor-

mément tous les philosophes dont parle M. Flourens. C'est la voie qu'a suivie Fréd. Cuvier, et c'est aussi celle qu'il suit lui-même. La théorie de Fréd. Cuvier qu'il paraît adopter (et qu'on n'examine pas ici) n'est, ainsi que celles de Descartes, de Buffon, de Condillac, de Georges Leroy, de Dupont de Nemours, qu'une *hypothèse* explicative des faits, et non, comme il le voudrait, un simple résultat expérimental. La question de l'âme des bêtes n'est donc pas sortie entre les mains des observateurs modernes du terrain métaphysique où l'avaient placée les anciens avant et après Descartes, et on peut même prédire qu'elle n'en sortira jamais.

Les travaux, d'ailleurs si intéressants, de Frédéric Cuvier n'ont donc pas déplacé la question; mais ils l'éclaircissent. Frédéric Cuvier a eu le mérite, ainsi que le remarque M. Flourens, de chercher à établir avec plus de rigueur et de clarté qu'on ne l'avait fait la distinction entre l'*intelligence* et l'*instinct*. La confusion de ces deux choses se montre en effet dans les deux solutions exclusives et contradictoires auxquelles on est toujours arrivé, dont l'une, avec Descartes et Buffon, refuse aux animaux toute intelligence, et l'autre, avec Condillac et G. Leroy, leur accorde les facultés intellectuelles les plus élevées. Mais il ne faut pas oublier que si les auteurs de ces systèmes n'ont pas fait cette distinction, ce n'est pas qu'ils l'aient positivement méconnue; c'est, au contraire, parce qu'ils ont jugé qu'il n'y avait pas lieu de la faire; et ils l'ont supprimée parce qu'ils ne croyaient pas pouvoir la maintenir sans des difficultés insurmontables, et dont la principale consiste précisément dans l'impossibilité où ils se trouvaient de poser entre ces deux choses des limites précises ; de manière que, réduits à choisir entre l'une ou l'autre hypothèse, ils se sont déterminés, avec plus ou moins de vraisemblance, les uns pour celle-ci, les autres pour celle-là. F. Cuvier essaya donc, et c'est là, dit M. Flourens, le pas le plus heureux qui ait été fait dans cette recherche, de poser les limites qui séparent l'instinct de l'intelligence, et de les chercher dans les *faits*. Cette distinction et cette limitation seraient assurément le moyen le plus sûr de résoudre le problème ; car, comme nous venons de le dire, c'est là toute la question. Mais il ne nous est nullement démontré que F. Cuvier ait été plus heureux que ses prédécesseurs dans ce difficile partage.

Voici en quels termes M. Flourens l'établit d'après F. Cuvier :

« L'opposition la plus complète sépare l'*instinct* de « l'*intelligence*.

« Tout dans l'*instinct* est aveugle, nécessaire et in-« variable ; tout dans l'*intelligence* est électif, condi-« tionné et modifiable.

« Le castor qui se bâtit une cabane, l'oiseau qui se « construit un nid n'agissent que par *instinct*. Le chien, « le cheval qui apprennent jusqu'à la signification de « plusieurs de nos mots et qui nous obéissent font cela « par *intelligence*.

« Tout dans l'*instinct* est inné : le castor bâtit sans « l'avoir appris ; tout y est fatal : le castor bâtit, mal-« trisé par une force constante et irrésistible.

« Tout dans l'*intelligence* résulte de l'expérience et
« de l'instruction : le chien n'obéit que parce qu'il l'a
« appris ; tout y est libre ; le chien n'obéit que parce
« qu'il le veut.

« Enfin, tout dans l'*instinct* est particulier : cette
« industrie si admirable que le castor met à bâtir sa
« cabane, il ne peut l'employer qu'à bâtir sa cabane ;
« et tout dans l'*intelligence* est général ; car cette
« même flexibilité d'attention et de conception que le
« chien met à obéir, il pourrait s'en servir pour faire
« toute autre chose.

« Il y a donc, dans les animaux deux forces distinctes
« et primitives : l'*instinct* et l'*intelligence* » (p. 52).

On ne peut certes nier la réalité de ces distinctions,
en tant qu'elles expriment certaines différences entre
les actions des animaux, dont les unes sont ou paraissent
uniformes, constantes, invariables, indépendantes en
apparence de tout enseignement et de toute expérience, comme leurs industries, et les autres, chan-
geantes, variées, intermittentes, conditionnelles et ap-
prises, comme la plupart des actes déterminés par
leur société avec l'homme. Cette opposition, sans être
toujours aussi nettement formulée que dans ce passage, n'a échappé cependant à aucun observateur.
Galien, entre autres (DE USU PARTIUM, lib. I, cap. 4),
en a tiré admirablement parti pour expliquer la supériorité de l'homme sur la bête. Mais en quoi cette
distinction avance-t-elle notre connaissance sur la psychologie animale, et peut-elle être donnée comme
une solution du problème ? C'est ce que nous ne

voyons pas. En effet, cela ne nous apprend, sur les lois et le mode d'activité de ces deux forces considérées en elles-mêmes, rien de plus que ce qu'on en a toujours su. Nous appelons *instinct* dans la bête ces impulsions internes en vertu desquelles s'exécutent, dans un ordre d'association constant, déterminé et uniforme, une série de mouvements dont l'individu n'a pas la conscience réfléchie, et à l'égard desquels il est ce qu'est une machine à l'égard de ceux qu'éprouvent ses rouages. Notre unique raison d'assigner pour cause à certains actes animaux cet aveugle et obscur sentiment, c'est qu'une foule de nos propres actions ont lieu de la même manière en nous et par nous, mais, pour ainsi dire, sans nous. Or, comme nous appelons instinct tout ce qui s'accomplit en nous à notre insu et hors de toute délibération volontaire et réfléchie, nous avons analogiquement supposé dans les animaux quelque chose de semblable pour ceux de leurs actes qui, par leur uniformité, leur invariabilité, leur spontanéité et leur infaillibilité, ont de la ressemblance avec ceux de l'espèce humaine qui ont les mêmes caractères. Mais, de même que nous ignorons la nature intime de l'instinct humain, de même nous ignorons le secret de l'instinct animal. Il faut observer en outre que cette analogie est loin d'être complète. Elle ne s'applique d'une manière bien exacte qu'aux actes de motilité par lesquels s'exécutent certaines fonctions organiques sous l'influence des muscles volontaires, comme la déglutition, la marche, l'exonération, la phonation, etc., actes qui ne sortent pas de l'étroit théâtre de l'organisme même. Or les opérations *industrielles* des animaux (le nid des oiseaux, la cabane du castor), qu'on rattache à l'instinct, n'ont point d'analogie directe dans notre espèce, et ce n'est que par une analogie d'analogie, s'il est permis de se servir de ce terme, que nous assignons à ces actes une cause semblable à celle qui opère dans notre propre corps, sans connaissance aucune du détail et des moyens de l'opération. L'homme ne *sait rien* en naissant, dit très-bien Galien. Ce n'est donc que dans les *habitudes,* qui sont des sortes d'instincts *acquis,* que nous pouvons nous faire quelque idée des instincts *innés* de l'animal. Mais toutes ces analogies sont tirées de trop loin pour nous satisfaire entièrement. Observons en dernier lieu que si l'instinct suffit pour expliquer la détermination de l'animal pour une opération quelconque, telle que le creusement d'un terrier ou la construction d'une habitation appropriée à ses besoins, il y a entre l'impulsion instinctive primitive et la réalisation définitive de l'œuvre, une multitude d'actes partiels qui, bien que déterminés dans leur ensemble par les conditions mêmes de l'ouvrage, sont, chacun en particulier, jusqu'à un certain point, libres et réglés par la volonté et l'intelligence de l'ouvrier. Celui-ci paraît évidemment avoir le choix du lieu, de l'heure, du mode d'exécution. Il peut modifier, perfectionner, réparer, suspendre, abandonner le travail d'après les nécessités du moment. L'intervention de l'intelligence est donc indispensable pour expliquer chaque pas de l'opération ; car si le but est fatalement déterminé et irrésistiblement poursuivi, la distribution des moyens admet un certain arbitraire. Or, dans les opérations instinctives bornées à la simple action de l'organisme sur lui-même, les seules tout à fait communes à l'homme et à la bête, il n'y a de connu que le désir initial provoqué par le besoin et le résultat ; tout le détail de l'opération est entièrement soustrait et à la connaissance et à l'empire du sujet. On voit par là combien l'analogie établie entre ces actes organiques et les actions industrielles des animaux est fautive, et c'est pourtant à peu près la seule qui puisse nous apporter quelque lumière.

Quant à l'*intelligence*, à laquelle F. Cuvier rattache tous les actes qui, par leur variété et d'autres caractères, ne sauraient être attribués à un mobile aveugle et mécanique, il n'y aurait pas moins à dire que sur l'instinct. Cette intelligence ne peut être comprise aussi que par son analogie avec celle de l'homme, et, de fait, F. Cuvier et M. Flourens reconnaissent que l'animal perçoit, juge, abstrait, généralise et raisonne. Or, faire toutes ces choses, c'est penser ; c'est être intelligent. Mais s'il en est ainsi, où est la différence de l'homme et de la bête ? F. Cuvier et M. Flourens la placent dans la réflexion, dans la conscience de la pensée se réfléchissant sur elle-même, dans l'intuition du sujet pensant, qui se sait et se connaît lui-même comme tel. Elle paraît bien, sans doute, être là, et l'animal n'a pas probablement ce privilége. Mais, c'est cette circonstance même qui rend l'intelligence animale tout à fait incompréhensible. L'animal, dit-on, comprend, il se souvient, il juge, il raisonne, il délibère, il prévoit, en un mot, il pense ; mais il pense *sans le savoir !* Il aurait ainsi l'intelligence moins ce qui, pour nous, est le caractère essentiel de l'intelligence. Or, c'est là justement ce qui fait le mystère de la psychologie animale. Loin de le diminuer, les distinctions si nettement établies par F. Cuvier et M. Flourens, ne font qu'en mieux montrer la profondeur. Le problème est ainsi plus clairement posé, mais non résolu ; et c'est précisément pour le résoudre que les philosophes anciens et modernes ont eu recours au parti extrême, les uns de refuser toute intelligence, proprement dite, aux animaux, les autres d'assimiler l'intelligence animale à l'intelligence humaine, sauf le degré. Ces solutions peuvent bien n'être pas satisfaisantes, — et il y paraît bien puisqu'on dispute toujours , — mais enfin ce sont des solutions ; tandis que les *observations* positives, les *faits* auxquels nous renvoie sans cesse M. Flourens ne sont que l'exposition même de la question.

M. Fée paraît avoir pénétré plus avant dans le sujet. « L'étude comparative des instincts et de l'intelli- « gence de l'homme et des animaux est d'autant plus « difficile, que des noms semblables ont été donnés à « des facultés différentes. On dit des animaux qu'ils « ont l'intelligence, mais non celle de l'homme ; qu'ils « ont l'appréciation (le jugement ?), mais qu'ils appré- « cient autrement que l'homme. En adoptant d'autres

« termes, peut-être aurait-on aplani bien des diffi-
« cultés et évité bien des méprises. »

Oui, c'est bien là le nœud de la difficulté : une intelligence non intelligente, une raison non raison-
nante, une réflexion non réfléchie, une liberté néces-
sitée, voilà l'espèce d'énigme psychique que l'animal
nous offre à déchiffrer. Voilà ce qui rend son étude
psychologique non-seulement difficile, mais nécessairement incertaine, arbitraire, conjecturale.

M. Fée ajoute (§ 8) : « que si l'intelligence humaine
« et bestiale étaient une seule et même faculté à des
« degrés différents, elles devraient avoir partout des
« points de contact, et donner des résultats du même
« ordre, et qu'en conséquence l'homme n'est pas seu-
« lement le plus intelligent des êtres, mais qu'il est
« *autrement* intelligent et *complétement* séparé d'eux
« (§ 10) par la nature même de son intelligence. » Cet
autrement et ce *complétement* ne doivent pas sans doute
être pris au sens absolu, car il en résulterait que
l'homme ne pourrait rien savoir du tout sur les animaux. Si l'intelligence animale était essentiellement
autre que celle de l'homme, l'animal n'existerait pas
psychologiquement pour nous. Son dedans serait absolument fermé à notre intuition comme celui d'une
plante ou d'un cristal. Nous ne connaissons, en effet,
et ne pouvons connaître d'autre forme d'activité spirituelle que celle qui nous est immédiatement révélée
dans et par la conscience de notre Moi. Tout autre
mode de sentir, de penser, de vouloir est pour nous,
non-seulement inconnaissable, mais encore inconce-

vable. Si nous pénétrons de quelque manière dans l'intérieur psychique de l'animal, c'est uniquement parce que nous nous retrouvons en lui, ou que nous le retrouvons en nous. Nous ne faisons et ne pouvons faire sa psychologie qu'autant qu'elle est jusqu'à un certain point la nôtre. Aussi n'avons-nous, pour caractériser les manifestations affectives et intellectuelles des animaux, pas d'autres termes que ceux par lesquels nous désignons les manifestations correspondantes chez l'homme. puisque c'est uniquement en vertu de cette correspondance ou, disons mieux, de cette identité qu'elles sont connaissables, et, par conséquent, nommables. C'est donc en vain qu'on essayerait, comme semble le conseiller **M. Fée**, de trouver pour la psychologie animale d'autres mots que ceux employés dans la psychologie humaine, car, en fait, ces deux psychologies n'en font qu'une. Admettre leur complète séparation et hétérogénéité, c'est éteindre à l'instant toute lumière, et supprimer la possibilité même de toute comparaison, de toute recherche, en supprimant leur objet.

Il suit de là que le seul moyen d'avancer la connaissance psychologique des animaux ne peut être cherché que dans l'étude psychologique de l'homme même, et non, comme on se le figure à tort, dans des observations sans fin sur les mœurs et les manifestations extérieures des bêtes, qui ne conduisent à rien. Mieux l'homme connaîtra sa constitution intellectuelle, plus profondément il pénétrera dans l'analyse du jeu et du mécanisme de son propre esprit, et plus il sera en

mesure de connaître celui des animaux, qui est comme
une fraction ou ébauche du sien.

La vieille philosophie définissait l'homme : un *animal raisonnable*. L'homme est donc animal, du moins
en partie ; son intelligence doit, sous certaines conditions et limitations, représenter celle de l'animal, et
fonctionner à la manière de celle-ci, au moins par
moments et dans quelques-uns de ses actes. Or, la
conscience peut, jusqu'à un certain point, isoler dans
l'homme même l'intelligence purement animale de
l'intelligence rationnelle ; il peut ainsi trouver en lui-
même l'expression momentanée et fugitive du type
psychique permanent et fixe de l'animalité. Il ne peut
connaître l'animal qu'en tant qu'il est lui-même animal, et qu'en se connaissant comme tel. Tout autre
moyen d'investigation est et sera toujours nécessaire-
ment stérile.

Il y a dans le livre de M. Fée un chapitre sur la
voix et la *parole* qui mériterait un examen à part, et
sur lequel j'aurais bien des éclaircissements à demander. J'aurais voulu savoir si l'auteur admet ou n'admet
pas chez les bêtes la parole, un langage. Sa doctrine
sur ce point me paraît indécise, et c'est cependant un
point capital. M. Flourens l'a, de son côté, entièrement passé sous silence. Est-ce un simple oubli ? il
serait bien surprenant. Il est plus probable qu'il l'a
volontairement écarté, comme étranger aux recherches de F. Cuvier dont il n'a voulu être que l'interprète.
On sait que la question du *langage des bêtes* a usé non
moins de plumes et desséché non moins de cerveaux

que celle de leur *âme*. C'est qu'au fond les deux questions n'en font qu'une. Si les bêtes, en effet, parlent, elles raisonnent, et si elles raisonnent, elles parlent. Parole (ou langage) et Raison sont convertibles, et le grec marque justement l'identité des deux choses par le terme *logos*. C'est même la nécessité de cette conséquence qui, entre autres raisons, fit prendre à Descartes et aux siens la ressource désespérée de l'automatisme, tandis que plusieurs des adversaires de l'automatisme, poussés à l'autre extrémité, ont résolûment accordé la parole aux animaux. Il en est même qui ont prétendu entendre leur langage. Dans l'antiquité, quelques personnages, à demi mythiques il est vrai, ont passé pour avoir eu ce privilége. On cite Mélampe, le devin Tirésias et Apollonius de Tyane. Leibnitz (et ceci est plus sérieux) assure avoir entendu un chien articuler des mots. Le physiocrate Dupont (de Nemours) se flattait de comprendre parfaitement le langage des bêtes, et, pour preuve, il en fit des traductions. Voici, par exemple, ce qu'il entendit chanter à un rossignol :

> Dors, dors, dors, dors, dors, dors, ma douce amie,
>> Amie, amie,
> Si belle et si chérie;
>> Dors en aimant,
>> Dors en couvant,
>> Ma belle amie,
> Nos jolis, jolis, jolis, jolis, jolis,
>> Si jolis, si jolis, si jolis,
>>> Petits enfants (un silence', etc...

Il avait noté aussi vingt-cinq mots dans le langage

des corbeaux, et c'est bien dommage qu'il n'en donne pas la signification :

> Cra, cre, cro, crou, crouou,
> Grass, gress, gross, grouss, grouous.
> Craé, crea, croe, croua, grouess,
> Crao, creo, croue, groe, grouass,
> Craou, croo, crouo, greo, grouoss.

Mais cette notation n'est rien pour la difficulté, et aussi pour l'agrément, au prix de celle qu'un savant allemand a écrite sous la dictée d'un autre rossignol (probablement enrhumé) et dont voici les premières mesures :

> Tiouou, tiouou, tiouou, tiouou,
> Shpe tiou tokoua,
> Tio, tio, tio, tio,
> Kououtio, kououtiou, kououtiou, kououtiou,
> Tskouo, tskouo, tskouo, tskouo,
> Tsii, tsii, tsii, tsii, tsii, tsii, tsii, tsii, tsii,
> Kouvror tiou, tskooua pipitskouisi,
> Tso, tso, tso, tso, tso, tso, tso, tso, tso, tso, tso, tso,
> . . . .
> Tstatu, tsatu, tsatu, tsatu, tsatu, tsatu, tsatu, tsi,
> Kouino trrrrrrrrrist, etc., etc.
> . . . .

Ce savant, qui s'appelait, je crois, J. Bechstein, assure qu'en sifflant ces mots on reproduit parfaitement, paroles et musique, le chant du rossignol. C'est possible, mais bien invraisemblable.

Je me rappelle à point, à ce propos, une charmante historiette racontée par Philostrate. Apollonius de Tyane prétendait comprendre le langage des animaux. Un jour qu'il passait, en grande compagnie, sur une place où voltigeaient et sautillaient une volée de moineaux, il fit remarquer aux personnes qui l'accompagnaient que ces oiseaux venaient de suspendre leurs ébats et se tenaient immobiles pour écouter un nouveau venu qui gazouillait seul d'un air affairé : « Vous voyez, leur dit-il, ce petit babillard ; eh bien ! il vient annoncer à ses compagnons que non loin d'ici, à tel endroit, ils trouveront du grain que des moissonneurs ont laissé tomber par terre : ils vont, vous allez le voir, partir pour s'y rendre. » La prédiction s'accomplit presque aussitôt. Les moineaux prirent leur vol. Les amis d'Apollonius virent la bande s'abattre au lieu indiqué ; puis s'y étant eux-mêmes transportés, ils trouvèrent les maraudeurs en train d'expédier le grain qui y était répandu.

Philostrate tenait ce fait du disciple favori d'Apollonius, Damis, le même qui lui affirmait aussi avoir vu sur le Caucase les restes des chaînes qui avaient servi à attacher Prométhée.

TROISIÈME PARTIE

ÉTUDES DE MŒURS MÉDICALES ET DE CRITIQUE MÉDICO-LITTERAIRE.

Et dum nihil habemus majus, calamo
ludimus.   (Phædrus, lib. 4.)

§ I.

LE FEUILLETON.

Réclamation au directeur de la *Gazette médicale*.

MONSIEUR ET CHER CONFRERE,

Je suis un de vos plus précieux abonnés; car indépendamment de mon exactitude trimestrielle, qui n'a
jamais attendu l'*Avis aux souscripteurs*, vous avez en
moi le lecteur le plus dévoué et le plus infatigable.
Non-seulement je vous lis avec une patience qui n'a
pas d'égale, mais encore, au besoin, je vous explique,
je vous commente, je vous justifie, je vous défends.
Or comme dans mon endroit il ne manque pas de petits esprits qui font les entendus et se donnent les
airs de critiquer ce qu'ils sont hors d'état de comprendre, j'ai assumé sur moi une besogne qui commence à
devenir dure, et si dure, qu'avec la meilleure volonté
du monde, je désespère d'y suffire désormais, si vous
n'y avisez. On me rend responsable ici de tout ce qui

s'écrit dans votre journal ; et comme on sait que je suis intraitable sur cet article, on vient me jeter au nez jusqu'à vos fautes d'impression. J'ai tenu bon jusqu'ici, et j'ai toujours soutenu *mordicus* qu'il n'y avait pas un *iota* à reprendre dans vos feuilles et que *la Gazette* est un chef-d'œuvre. En ceci, au reste, je ne fais que mon devoir, car votre journal est le mien ; je l'ai reçu de mon père, qui le tenait du sien ; c'est une des pièces de notre héritage de famille. Mais, je sens de jour en jour faiblir, non pas mon zèle, qui est indomptable, mais bien mes moyens de résistance. Tant que je n'ai eu qu'à pallier des peccadilles telles qu'un article trop long ou trop court, à déchiffrer quelqu'une de vos élucubrations métaphysiques, à remettre sur pied quelque observation boiteuse, à rétablir des dates ou des noms estropiés, je m'en suis tiré avec quelque succès. Mais, depuis quelque temps, les difficultés sont devenues plus graves ; les attaques se multiplient et se renforcent, et au milieu de ce *tolle* général je ne sais à qui entendre. J'ai beau faire bonne contenance et repousser toutes ces atteintes, tantôt avec le ton dédaigneux de la supériorité, tantôt avec l'amertume de l'ironie, tantôt avec l'accent véhément de l'indignation, tantôt enfin avec l'arme du raisonnement le plus serré, je sens une défaillance secrète qui paralyse mes efforts. Enfin, vous l'avouerai-je, je me surprends quelquefois moi-même saisi de scrupules. Ma foi, par moments, chancelle ; et c'est pour épancher sincèrement mon âme dans la vôtre que je me suis décidé à vous écrire.

C'est surtout à votre diabolique Feuilleton qu'on en

veut ; il n'y a pas de méfaits dont on ne l'accuse. On prétend d'abord, d'une manière générale, que le feuilleton est une monstruosité dans la presse médicale, et c'est le premier grief articulé contre la GAZETTE, qui s'est avisée la première d'ajouter cet *incrementum* à ses colonnes. Il y a ici des pédants qui, retranchés dans leur morgue scientifique, trouvent mauvais qu'on cherche à les dérider, et qui n'acceptent la science et la raison que sous la forme ennuyeuse. Vous sentez que je n'ai pas de peine à faire justice de telles sottises, et que je m'en tire facilement avec le *margarita ante porcos*. Je n'ignore pas que le feuilleton est en ce moment le souverain du monde ; il tient sous sa férule les peuples et les rois. Le feuilleton est tout ce qu'il y a de plus avancé dans le domaine de l'intelligence ; c'est sur lui que la société tout entière roule comme sur un pivot. Homme progressif, je maintiens son omni-compétence et son absolue nécessité. Le supprimer, ce serait faire rétrograder la civilisation et s'opposer à la marche du siècle. Que serait-ce donc, je vous prie, qu'un journal sans feuilleton ?

Mais il y a feuilleton et feuilleton, et si sur la question générale je triomphe, il n'en est pas de même dans le détail. Sans remonter trop haut dans l'histoire de vos méfaits, il en est un qui, au dire de certains esprits rétrogrades, est devenu chez vous comme un péché d'habitude. C'est cette passion de mordre à belles dents, comme vous le faites maintenant à tout propos, sur notre pauvre profession et notre pauvre science contemporaines, qui sortent de vos cruelles mains toutes déchirées et meurtries, objets de scandale et de pitié pour la famille de Cos et de dérision pour les profanes. On pense que sur ce point vous tournez trop au pessimisme. Les mécontents de mon endroit trouvent singulier que vous ne soyez pas satisfait d'une époque médicale où fleurissent des hommes de leur mérite. On vous permet de tonner contre les charlatans, mais on voudrait que vous fissiez des exceptions qu'on se chargerait volontiers de désigner à votre impartialité. Bref, votre vertu paraît un peu sauvage et votre critique trop gourmée.

Je méprise, comme il convient, ces vaines récriminations, en public; mais en famille et tout à fait entre nous je ne peux m'empêcher de vous avouer mes propres scrupules. Il me semble, toute vanité à part, que nous valons un peu mieux que ne l'assure votre impitoyable docteur Mathanasius (1), dont le crible est si fin qu'il ne laisse pas passer un fétu de toute notre science actuelle. Il a beau entasser les textes avec une érudition véritablement infernale et m'éblouir de son esprit, je proteste secrètement et d'instinct contre ses anathèmes. Je suis incapable de le réfuter, mais il ne peut me convaincre. Aussi lorsqu'on me presse sur ce point, je me contente de dire qu'il ne faut pas prendre ces boutades à la lettre; que si la forme en est hyperbolique, le sens en est au fond très-sensé; qu'il ne veut que rabattre l'outrecuidance des faux novateurs et l'ignorance des faux savants, etc. Mais les

____

(1) Réveille-Parise.

pauvres d'esprit qui m'entourent ne sont pas en état
de faire ces distinctions. Il serait donc de bonne politique de joindre de temps en temps, comme correctif
aux sentences désespérantes du docteur Mathanasius,
l'annonce de quelque sublime découverte, de quelque
idée imprévue et originale qui venge l'honneur du siècle et réhabilite la médecine contemporaine. On vous
en saurait beaucoup de gré chez nous, et vous m'obli-
geriez personnellement. On ne doute pas ici que vous
n'ayez tous les mois au moins à enregistrer quelque
chose de semblable, et on s'obstine à croire que vous
avez pris le sauvage parti de mettre la lumière sous
le boisseau, et de livrer sans pitié vos confrères aux
invectives de l'atrabilaire Mathanasius et de ses pareils. Voilà les plaintes dont je suis journellement
assailli, mon cher confrère, et dont je vous prie de
décharger ma responsabilité.

Mais je ne suis pas au bout, et voici un grief bien
autrement grave ! On vous accuse, non-seulement de
calomnier la science, mais encore la profession ; on se
plaint que vous peignez les mœurs médicales contemporaines avec les plus noires couleurs, que vous trouvez un cruel plaisir à sonder toutes nos plaies et à les
étaler devant le public ; ce qui est un procédé de faux
frère et de mauvais camarade. Tout récemment encore, vous sembliez dénoncer aux quatre-vingt-six dé-
partements la profession en masse comme une Baby-
lone prostituée, livrée à l'abomination de la désolation.
Timon en personne n'aurait pas fait pis. Eh ! mon
Dieu, sommes-nous donc tombés si bas que tout mé-

rite, toute justice, toute pudeur, toute vérité soient désormais éteints chez nous, et serait-ce tout de bon qu'Astrée est retournée au ciel avec les vertus, ses filles ? Moi, qui connais les priviléges du *facit indigna- tio versum*, et qui ai étudié ma rhétorique, je ne suis pas tout à fait dupe de la *mordante hyperbole*. Je sais tout ce qu'il en faut rabattre, et lorsque, dans un écrit monté au diapason de la satire, on me dit qu'un homme est un scélérat, j'en infère seulement qu'il n'a pas mérité le prix de vertu Montyon. Je restreins, comme tout lecteur intelligent doit le faire, le sens trop absolu des propositions, et je pénètre ainsi dans la véritable pensée de l'auteur. Mais j'ai affaire ici à des niais qui, dépourvus de toute idée littéraire, ne savent guère lire qu'avec les yeux du corps, et s'imaginent bêtement que vous voulez attacher aux gémonies la profession tout entière, tandis que vous ne voulez évidemment que stigmatiser ses vices et ses travers. On n'écrit pas, il est vrai pour les sots, mais on a tort ; il faut avoir égard aux sots en ce monde, car, étant très-nombreux, *stultorum immensus numerus*, ils sont très-puissants. Tâchez donc, lorsqu'il vous arrivera de dénoncer les impudences du charlatanisme, les turpitudes de la rivalité, les lâchetés des coteries, l'effronterie du plagiat scientifique, de prévenir vos lecteurs de province que vous ne parlez qu'en général, et que si vous chargez un peu vos tableaux, ce n'est que dans le louable but de nous détourner du vice, en nous le montrant dans toute sa laideur et son horrible nudité. Ajoutez aussi que si vous êtes si sobre d'apolo-

gies, ce n'est pas que les exemples de vertu, de probité
scientifique, de noblesse morale, de dignité professionnelle, manquent à votre admiration ; mais parce
qu'il est à peu près inutile d'encourager les bons, tandis qu'il est très-nécessaire d'effrayer les méchants.
A l'abri de ces précautions, vous pourrez continuer
votre guerre aux abus, sans être taxé d'injustice et de
pessimisme, et vous épargnerez bien des ennuis à votre
très-humble confrère et serviteur.

Vous avez aussi une autre manie, comme on l'appelle
ici, et qui n'est que le pendant de la précédente ; c'est
de vous moquer de nous à tout propos. Vous explorez
le vaste champ du ridicule médical avec une prédilec-
tion inexplicable dans un confrère. Je vous avertis que,
de tous vos péchés, celui-ci est le moins pardonné.
N'y a-t-il donc pas, dit-on, assez de mauvais plaisants
autour de nous ? N'avons-nous pas été assez fustigés
par Rabelais et Molière ; et devons-nous fournir nous-
mêmes aux rieurs des thèmes de nouvelles comédies ?
Quelle nécessité y avait-il, par exemple, de révéler à
nos détracteurs le vrai sens du mot *nerf* (1) ? Sans
vouloir juger. la valeur de cette bouffonnerie, qui a
paru très-plate à ceux qui ne sont pas tenus, comme
moi, de trouver tout bon dans la GAZETTE MÉDICALE,
l'intention en a paru coupable au premier chef. On
veut que ce soit une trahison, ou, si ce n'est pas une
trahison, une gaucherie des mieux conditionnées. Je
cite un exemple entre mille ; car, sur ce point, vous
ne tarissez pas. Vous allez, ajoute-t-on, nous déterrer

(1) V. ci-après § VIII.

des ridicules jusque dans les tableaux du Louvre. Nos mœurs ne vous suffisent plus, il faut encore vous livrer nos visages ! Paraît-il sur l'horizon quelque pamphlet satirique, sous les formes de *guêpes, mouches* ou autres insectes, voilà votre feuilleton qui aiguise aussitôt sa plume pour en porter la nouvelle en tous lieux, comme si c'était une bonne fortune !

Je ne fais que répéter ce qui se dit autour de moi ; car, pour ma part, j'ai l'esprit trop bien fait et trop de confiance à mon journal pour suspecter votre bonne foi. J'aime d'ailleurs naturellement la raillerie, pourvu qu'elle soit bonne. A cette occasion, je prendrai la liberté de vous dire, en passant, qu'il vous arrive bien plus souvent que vous ne l'imaginez, sans doute, d'être profondément ennuyeux en voulant être plaisant. Croyez-en sur ce point mon expérience. Si vous parveniez à éviter ce léger inconvénient, je passerais plus volontiers l'éponge sur tous les autres.

Voilà les principaux griefs allégués contre le Feuilleton. J'en repousse directement quelques-uns, je pallie les autres, je les excuse tous. Mais enfin, ne peut-on pas, d'une manière générale au moins, admettre qu'il y a quelque fondement dans ces plaintes? Êtes-vous bien sûr d'avoir si exactement tenu la balance de la critique qu'elle ne penche pas un peu trop de côté? C'est ce que je vous laisse décider dans vos hautes lumières. Quant à moi, s'il m'est permis d'émettre ici mes humbles pensées personnelles, voici ce que je dirais, si j'en étais requis.

Et d'abord quant à la science, je répondrais au très-docte Mathanasius que si l'art de guérir n'a pas fait tous les progrès désirables, ce n'est pas faute de zèle, d'activité, de véritable savoir de la part de nos travailleurs ; mais qu'il faut s'en prendre surtout aux difficultés de l'entreprise et à la nature qui, ayant besoin de la mort, aura toujours en réserve, comme moyen *sine qua non*, des maladies incurables. Si cette banalité ne le contente pas, bien qu'en fait on ne puisse rien dire de plus profond sur ce sujet, j'ajouterai que, historiquement parlant, il n'est pas vrai que nous ne fassions que répéter ce qu'ont dit déjà nos pères et les pères de nos pères. Sans doute les points de vue les plus généraux des sciences physiologique et pathologique ont été posés dès l'origine du travail scientifique, de même qu'ils se reproduiront indéfiniment dans le développement ultérieur des siècles à venir. Mais ce n'est pas dans ce domaine de la pensée spéculative pure qu'il faut chercher des progrès. C'est dans la sphère des applications pratiques et dans les connaissances théoriques immédiatement liées à ces applications que s'est manifesté et que se manifestera l'avancement de l'art. Or il me paraît évident que la médecine actuelle est de beaucoup supérieure à l'ancienne, sous ce rapport. Elle tend à se rapprocher de plus en plus des phénomènes, à en pénétrer le mécanisme visible, à en déterminer les causes observables ; et ne dût-elle pas tirer de cette étude tous les résultats pratiques qu'on en espère, toujours est-il qu'elle est, ce semble, sur le véritable chemin du succès. Depuis Hippocrate jusqu'à Stahl qui a fermé le dix-huitième siècle médical, la médecine n'a été qu'une méthode empirique, très-savante, très-éclairée, très-perfectionnée et très-bonne dans les limites qu'elle s'était données. Mais, réduite à ses seules ressources, elle ne pouvait guère avancer, après avoir atteint d'assez bonne heure le degré de perfection dont elle était susceptible. C'est ce qui a fait croire à quelques-uns, et particulièrement au docteur Mathanasius, dans ses moments de mauvaise humeur, que c'était une science achevée depuis les Grecs, les Latins et les Arabes. Et d'ailleurs, dans cette longue période, n'a-t-on rien ajouté aux premières connaissances? Trouve-t-on, dans Hippocrate, dans Galien ou dans Avicenne, le mercure, le quinquina, la vaccine, l'iode? Ces inventions ne sont pas fort anciennes, et les dernières datent de ce siècle même. Je ne parle pas de la chirurgie sur laquelle on ne conteste guère. Ni Érasistrate, ni Albucasis, ni Ambroise Paré, ni même toute l'Académie de chirurgie, n'auraient su briser un calcul dans ma vessie, ni redresser mon cou ou mon œil déviés. En médecine interne, on n'y voit pas si clair et on ne va pas si vite ; mais il est permis d'affirmer, à *priori*, que, toutes choses égales d'ailleurs, le perfectionnement du diagnostic local et des connaissances anatomiques est une condition favorable au succès des applications thérapeutiques.

Je n'ai pas la prétention de discuter la grande question que chaque siècle se pose lorsqu'il regarde, comme Janus, le passé et l'avenir, ni de renouveler le *parallèle des anciens et des modernes*. Je veux seulement vous communiquer les scrupules que m'ont inspirés involontairement les terribles objections du docteur Mathanasius ; scrupules dont je vous demande pardon et dont j'ai honte, car il n'est pas possible qu'en définitive vous n'en sachiez pas plus là-dessus que votre lecteur indigne.

Quant à la profession que vous ridiculisez et anathématisez alternativement, suivant que le vent vous pousse, j'aurais aussi bien des choses à dire. Je ne nie pas qu'il n'y ait aujourd'hui un grand débordement de charlatanisme, de misères et de saletés de toute espèce dans notre petit monde, mais je ne suis pas sûr qu'il n'y en eût pas autant autrefois. On imprimait, il y a quelque cent ans, un livre intitulé : DU BRIGANDAGE DE LA MÉDECINE ET DES MÉDECINS (1). L'auteur de ce livre devait avoir probablement ses raisons pour l'orner de cet aimable titre. Nos ancêtres ne valaient probablement pas mieux que nous, et nous valons autant qu'eux. Les hommes changent peu ; il y en a toujours un grand nombre de bons, médecins ou autres, honorons-les ; il y en a toujours beaucoup de mauvais, détestons-les. On peut ici prendre à volonté le rôle de la satire ou de l'apologie, car il y a des faits pour les deux thèses ; mais comme la première est la plus amusante, je conçois, sans l'approuver entièrement, que vous vous y teniez jusqu'à nouvel ordre.

Tels sont, mon cher confrère, les derniers termes auxquels je réduis ma modeste réclamation. Je ne pré-

(1) *Le Brigandage de la médecine. — Le Brigandage de la chirurgie. — Le Brigandage de la pharmacie*, par le Dr Philippe Hecquet. Utrecht, 1733-1738.

sume pas que vous fassiez la sottise de l'imprimer, car elle ne roule que sur des affaires de famille dont il est inutile de faire part au public. Cependant si, pressé par la pénurie des matières, comme il arrive, dit-on, souvent aux journalistes, vous vous décidez à en faire usage, je vous conjure d'en rayer les traits les plus compromettants, et surtout de ne pas trahir mon anonyme, car je serais obligé de quitter le pays que j'habite et où je pratique depuis trente ans.

Un de vos plus fidèles abonnés et sincères admirateurs.   X...

§ II.

LES CONGRÈS SCIENTIFIQUES.

Nous n'avons jamais eu une idée bien nette de l'utilité de cette institution, importée de l'Allemagne, et pour laquelle on a manifesté un enthousiasme dont il a fallu, comme de coutume, rabattre beaucoup. Les académies et autres sociétés savantes existantes ne suffisaient-elles donc pas à l'émission de toutes les idées, à la publicité des travaux scientifiques de quelque valeur ? Ces grandes réunions, improvisées et nomades, auraient pu avoir de l'importance à d'autres époques, au temps où les rapports internationaux étaient moins actifs, où la pénurie des livres, l'absence des journaux rendaient les communications des savants extrêmement difficiles. Pendant le moyen âge, de même que dans l'antiquité, les hommes qui s'occupaient de science étaient obligés d'aller eux-mêmes la chercher, en personne, partout où ils espéraient la rencontrer, hors de leur pays, au delà des mers, jusque dans les contrées les plus lointaines ; ils allaient de royaume en royaume et de ville en ville s'informer de ce qu'il y avait de nouveau, et leurs acquisitions croissaient en raison de la durée de leurs pérégrinations. Dans les trois derniers siècles, les savants voyagèrent moins ; ils suppléèrent à ces déplacements par des correspondances privées, usage auquel on doit tant de précieux renseignements biographiques, historiques et scientifiques. De nos jours, ces correspondances ont à peu près cessé. Grâce à la multiplicité des journaux spéciaux, à la publication des travaux des sociétés savantes, à l'abondance et au bon marché des livres, nous ne sommes plus obligés d'aller chercher bien loin ce que la poste nous apporte chaque matin à notre domicile. Il est arrivé, sous ce rapport, aux lettres et aux sciences, ce qui est arrivé à l'industrie et au commerce. La multiplicité des marchés permanents, la facilité des communications ont supprimé peu à peu le colportage, et, en grande partie, les foires, qui ne sont que des marchés temporaires où l'on vient s'approvisionner périodiquement. Aujourd'hui ce sont les produits qui viennent chercher le consommateur partout où il se trouve.

Les congrès scientifiques ne sont, si l'on veut permettre la comparaison, que des foires de produits intellectuels. Leur institution, à ce titre, n'est guère appropriée aux besoins et aux conditions de notre civilisation et rappelle d'autres temps. Aussi ne faut-il pas s'étonner qu'ils ne tiennent pas tout ce qu'ils promettent. Ce sont des réunions d'apparat, où il y a de la foule, c'est-à-dire beaucoup de bruit et de mouvement, foule qui, une fois écoulée, laisse moins de traces de son passage dans la science que dans les auberges qui la logent. Les voyageurs qui affluent à ces rendez-vous ne sont pas toujours ceux qu'on souhaiterait le plus d'y voir. Les travaux qu'on y apporte n'ont rien qui les distingue de ceux qui se produisent ailleurs, chaque jour, par les voies ordinaires, et il y en a probablement beaucoup qui, sans ce débouché exceptionnel, risqueraient fort de rester inédits. Que peut-il résulter, d'ailleurs, si l'on y regarde un peu sérieusement, de ces rencontres fortuites de quelque cent lettrés appartenant à toutes les branches des connaissances, inconnus pour la plupart les uns des autres, réunis pendant dix jours seulement, espace de temps absorbé même, en grande partie, par les formalités des séances, le cérémonial des délibérations et les mesures d'ordre ? Que peuvent produire les lectures d'une vingtaine de mémoires sur les sujets les plus divers, sans lien, sans rapport, aussitôt oubliés qu'entendus, et quelques conversations que le vent emporte plus vite encore ? Il y a, à la vérité, à la fin du congrès, un *compte rendu* de la session, qui donne l'analyse des ouvrages présentés et des discussions ; mais l'ensemble de tout ce qui a été lu et dit dans le cours de ces conciles œcuméniques ne surpasse guère en quantité, et n'égale certainement pas en importance réelle, ce qui se dit et se lit chaque semaine dans les diverses Sociétés savantes et littéraires des grands centres scientifiques, comme Paris, Berlin ou Londres. Les résultats ne répondent donc pas aux immenses préparatifs et au vaste appareil de ces solennités. Nous ne croyons pas à la durée de ces institutions, qui ne sont fondées sur aucun besoin positif, qui n'ont pas de but d'une utilité appréciable, dont tout le mérite est d'être un passe-temps pour les amateurs de science, sinon pour les savants de profession, et un agréable rendez-vous pour une certaine classe de personnes, comme pour d'autres les eaux de Bade ou de Carlsbad.

N'allons pas plus loin, cependant, que l'équité ne l'exige. Si ces congrès ne sont pas d'une utilité bien démontrée, il n'y a rien de mieux démontré, en revanche, que leur innocuité ; et c'est déjà beaucoup que de ne pas nuire. On pourrait même se réconcilier tout à fait avec ces institutions, en se bornant à les considérer comme de simples fêtes de la science et de l'art, ayant à peu près le même but et le même genre d'influence que les séances annuelles de nos académies. Jugées à ce point de vue, elles peuvent avoir de bons résultats comme moyen de propagation, sinon de la science elle-même, du moins du goût et de l'activité scientifiques en général. Or, tout ce qui tend à favoriser le progrès des lumières est bon en soi et digne d'encouragement. *Pax hominibus bonæ voluntatis.*

§ III.

L'ACADÉMIE DE MÉDECINE.

Dans une des dernières séances de l'Académie royale de médecine, je me trouvai placé à quelques pas d'un de nos confrères de province que j'avais connu jadis, et qui, se trouvant momentanément à Paris, avait été conduit probablement à l'Académie par le désir louable d'utiliser ses moments perdus. C'est un esprit quelque peu chagrin, absolu, assez volontiers contempteur des choses de ce monde, sur le tout très-difficile à contenter en quoi que ce soit, et malheureusement disposé à prendre toujours les choses par leur mauvais côté. Je le vis, pendant toute la durée des graves débats de la savante assemblée, bâiller à outrance, compter les solives, hocher la tête, labourer le parquet d'un pied impatient, et sourire parfois avec une amertume satanique. Quand la séance fut close, il s'achemina précipitamment vers la porte, où je me trouvai en même temps que lui. Nous échangeâmes un salut en forme de reconnaissance. J'allais lui demander des nouvelles de sa santé, mais il ne m'en laissa pas le temps. — Monsieur, me dit-il brusquement, j'ai beaucoup voyagé ; j'ai parcouru l'Angleterre, l'Italie, l'Allemagne, et dans tous ces pays j'ai assisté à des réunions académiques, à des sociétés savantes et littéraires de toute espèce ; mes nerfs ont été mis par conséquent à de rudes épreuves ; mais je dois déclarer que je n'ai jamais rien vu qui approchât, même de loin, de l'insignifiance et de l'écrasant ennui d'une séance de l'Académie royale de médecine de Paris, l'Athènes moderne, la capitale du monde intellectuel. — Il accompagna ces mots d'un de ces froncements de sourcil terribles à l'aide desquels Jupiter ébranlait l'Olympe. Tant d'indignation pour un si mince sujet m'eût surpris dans un autre, mais j'avais quelques données sur la tournure d'esprit originale et bizarre de mon provincial. Je pris donc la chose au sérieux, et je dirigeai la conversation dans son sens. — Monsieur, lui dis-je, je ne puis nier que votre observation ne soit fondée jusqu'à un certain point. N'étant jamais sorti de Paris, j'ignore si l'on s'ennuie mieux et s'il se dit plus de fadaises dans une réunion d'hommes d'esprit en France qu'en Allemagne ; mais, en somme, je crois qu'il y a quelque exagération dans vos reproches. Je peux certifier, d'ailleurs, que j'ai vu des séances bien autrement ennuyeuses que celle-ci.—J'en doute, me dit-il, mais, dans tous les cas, cela ne fait pas l'éloge de votre Académie, et j'ai d'autant plus de raison de parler comme je fais. J'admire, en vérité, votre phlegme. Quant à moi, la déraison et le mauvais sens de ce que je viens de voir m'emportent hors des gonds. Je ne comprends point, je ne comprendrai jamais qu'une centaine de personnages graves, ou censés tels, se donnent rendez-vous à jour fixe pour délibérer avec un sérieux d'augure sur toutes les rapsodies soit littéraires, soit pharmaceutiques, qu'il plaît au premier venu de soumettre à leur tribunal. Un estimable pâtissier a une idée de génie ; il invente des pains de biscotte, des *griccini*, qu'il dit supérieurs à la manne céleste. Aussitôt l'aréopage académique s'assemble pour examiner, discuter, goûter et juger l'œuvre du sieur Gondolo. O Gondolo, quel grand mystificateur tu es ! Tu as pu rassembler autour de tes brioches cent bonnets de docteurs et autant de simarres scientifiques, obtenir pour ta galette deux rapports, deux délibéra-tions en forme. Ton nom, glorieux pâtissier, a retenti trois jours dans le sein d'une docte assemblée qui, pour te complaire, s'est initiée aux mystères du four et s'est plongée dans les profondeurs de la pâte !... — Il conti-nua quelque temps ce soliloque sur ce ton, puis me demanda avec solennité ce que j'avais à répondre pour la justification de notre chère Académie. — Monsieur, lui dis-je en souriant, je conviens que les biscuits Gric-cini sont quelque peu ridicules, et que l'Académie pourrait mettre moins d'appareil dans ses discussions quand il s'agit de brioches ou autres choses sembla-bles ; mais quelle est l'assemblée délibérante qui ne soit exposée souvent à perdre son temps sur des riens ? — Mauvaise raison, reprit-il, mauvaise tolérance, à l'aide de laquelle on justifie tout, et qui empêche de remédier à rien ; nonchalance funeste qui coule en bronze tous les abus. Quant à moi, je raisonne diffé-remment : si votre Académie médicale est condamnée par la nature des choses à une inutilité radicale, supprimez-la ; si par contraire, comme je le crois, elle n'a dégénéré ainsi que par négligence ou mauvaise direction, réformez-la. Mais, de toutes manières, elle ne peut être innocentée de l'ennui qu'elle vient de me donner et de donner au public en ma personne, sous prétexte que j'en aurais pu éprouver autant dans le parlement britannique, au congrès de Washington ou au sénat belge.

La conversation entrant peu à peu dans le moule d'une discussion régulière, je ne fus pas fâché de laisser mon interlocuteur épancher sa bile. J'apercevais d'ailleurs quelques lueurs de vérité au fond de sa misanthropie. Loin de chercher à détourner le courant de ses idées, je m'établis sur son terrain. Je lui fis observer que, par la nature et le but de son institution, l'Académie était obligée de répondre aux questions qui lui étaient adressées par le gouvernement, et que ce n'était pas sa faute si elle avait si souvent à s'occuper de niaiseries ou de futilités. — Il ne s'agit, reprit-il avec une extrême vivacité, ni de son but, ni de son origine ; d'ailleurs, ni son origine ni le but de son institution n'exigent qu'elle ne s'occupe que de communications ministérielles, et tous les jours elle prouve qu'elle a la faculté de se choisir des sujets de discussion quoiqu'elle choisisse souvent mal. Malgré les clauses particulières de son règlement organique, l'Académie de médecine est une académie comme toutes les autres ; son but réel est la propagation de la science médicale, dont elle doit hâter les progrès, favoriser l'étude par tous les moyens qui sont à sa disposition ; c'est une compagnie d'hommes spéciaux réunis pour s'occuper de certains objets à l'exclusion de tous les autres, et mettre en commun leurs lumières, leur expérience, et toutes leurs forces intellectuelles. C'est ce but supérieur qui doit dominer dans cette institution comme dans toutes celles du même genre. Si vous prétendez restreindre ses devoirs et ses attributions à l'examen et à la solution des questions qui lui sont déférées par l'autorité, vous la détruisez ; vous en faites alors un tribunal, une commission administrative, un bureau de vérification, tout comme vous voudrez l'appeler, mais ce n'est plus une Académie. Ces rapports avec le gouvernement dont vous parlez sont donc ou doivent être une chose fort accessoire dans ses travaux, quoi qu'en puisse dire sa charte organique. Savez-vous pour quel but a été instituée l'Académie française, où ont siégé Voltaire, Racine, la Fontaine, Buffon et Cuvier, où siégent Châteaubriand, Cousin et Lamartine, dans le sein de laquelle ont passé toutes les gloires littéraires de la France? Pour *composer des devises pour les bonbons de la reyne et des inscriptions pour les tapisseries du roy!* N'avait-elle pas là un beau programme! Mais la nature des choses, plus forte que la grande conception du cardinal fondateur, n'a pas permis que tant de gens d'esprit se prostituassent à tout jamais à une si misérable occupation. Ainsi doit faire l'Académie de médecine... — Ici je jugeai à propos d'interrompre : — Monsieur, lui dis-je, vous parlez d'or, mais permettez-moi de vous dire d'abord que c'est l'Académie des inscriptions et belles-lettres, et non l'Académie française, qui reçut du grand roi ces magnifiques attributions, et par conséquent...—Et qu'importe? interrompit-il à son tour, évidemment piqué de mon observation, l'exemple n'est pas moins péremptoire. Est-ce que les savants hommes qui ont illustré et illustrent cette Académie, les Dacier, les Montfaucon, les Fréret, les Visconti, les Champollion, les Abel Rémusat, les de Sacy, les Letronne, les Burnouf, les Thierry, les Littré, ont jamais passé leur temps à disserter sur les bonbons de la reine, comme vos académiciens sur les croquignoles et autres articles *ejusdem farinœ* ?—Soit, repris-je, sans paraître remarquer l'effet de ma piqûre, mais veuillez m'apprendre sur quoi portent vos reproches, si vous convenez d'un côté que l'Académie est obligée de subir les conséquences de ses rapports avec l'autorité, et si de l'autre vous lui rendez cette justice qu'elle sait au besoin franchir les étroites limites de son programme? — J'allais vous le dire, continua-t-il avec la même exaltation : ma critique s'adresse moins à l'objet de ses délibérations qu'à leur forme. Je veux bien que l'Académie s'occupe de l'eau de Cologne de Farina ou des boulettes de M. Gondolo, si le ministre lui demande son avis ; mais je ne veux pas qu'elle déploie, dans l'examen de ces choses, l'interminable appareil des rapports, des scrutins et de toutes les formes parlementaires ; je ne veux pas qu'elle consacre trois séances sur une biscotte au grand dommage de sa dignité compromise dans d'aussi ridicules débats. En un mot, je me plains de toutes les puérilités dont les discussions journalières donnent malheureusement le spectacle, et qui pourraient, à mon avis du moins, être évitées par quelques rigoureuses mesures de règlement intérieur.

Ici je m'aperçus que mon humoriste touchait au point sensible de la question. Cependant je crus voir encore beaucoup d'exagération dans son dire, et je hasardai une nouvelle interruption : — Il me semble que si vous n'avez pas d'autre grief à articuler contre cette pauvre Académie que les formes de ses délibérations, elle sortira plus blanche que neige de vos mains. Dans toute assemblée un peu nombreuse il y a des parleurs importuns, des interrupteurs par tempérament, des esprits pointus qui subtilisent sur des riens, des importants qui, de quoi qu'il s'agisse, veulent faire montre de science, des pédants qui traitent toutes choses en affaires d'État ; enfin des ignorants qui, incapables d'avoir ni d'émettre une idée sur le fond des choses, se rabattent sur les formes et montent à cheval sur le règlement pour se donner un air d'autorité. Tous ces gens-là sont la plaie des assemblées délibérantes, littéraires, politiques ou scientifiques ; partout ils embrouillent les questions, alanguissent le travail et fatiguent leurs collègues non moins que le public. Mais que faire à cela ? Ils ont le droit de parler, ils en usent ; on doit les subir par respect pour la liberté de tous. Je ne vois d'autre correctif à cette fastidieuse intervention des esprits faux que l'influence opposée des esprits justes et fermes qui, en définitive, l'emportent. Et pour en venir à un exemple, continuai-je, sans faire attention aux redoutables sourcils de mon interlocuteur qui se mutinaient de nouveau, dans la discussion de ces biscottes qui paraissent vous peser si fort sur le cœur, n'avez-vous pas vu l'Académie partager votre ennui ? N'avez-vous pas vu un membre s'opposer aux conclusions du rapport, motivant son opinion sur l'inconvénient qu'il y aurait à autoriser tous les fabricants de comestibles à proposer leurs produits au ministre, et par le ministre à l'Académie ? Les conclusions n'ont-elles pas été rejetées sur ce motif à la satisfaction générale ? — J'allais continuer mon discours, quand mon interlocuteur, qui n'avait cessé, pendant que je parlais, de décrire des cercles sur l'asphalte avec le bout de sa canne, m'interrompit encore. — Je vois, dit-il, en donnant à ses paroles une accentuation péremptoire, que nous ne nous entendons pas ; je vais donc tâcher d'être plus clair et plus précis. Je sais, comme vous, qu'il y a dans toutes les assemblées les niais et les gens d'esprit, les pataugeurs et les habiles ; mais je ne conviens pas qu'il soit de rigueur que les derniers subissent les premiers, ni qu'ils doivent renoncer à chercher un moyen de soustraire les délibérations à leur influence. Un règlement qui ne donne pas le moyen de couper court à des discussions du genre de celles que nous venons d'entendre, est un règlement inutile et qu'il faut changer. — Je répliquai à ceci qu'un règlement ne pouvait rien à cet égard : qu'il était destiné à régler la forme des délibérations, mais non leur objet, ni leur caractère, ni leur durée ; qu'il ne pouvait prévoir les incidents amenés par les orateurs, empêcher les motions absurdes, les verbiages inutiles, et tout ce gâchis de paroles oiseuses qui remplissent les vides du temps ; qu'il ne pouvait pas classer les affaires à discuter suivant leur degré d'importance, car rien ne serait plus arbitraire qu'une pareille classification ; enfin, j'ajoutai qu'il y avait à l'Académie de médecine, comme dans toutes les assemblées possibles, un président, qui, dans les limites tracées par les règlements et les usages, dirigeait la marche des débats, ramenait les orateurs à la question, et avait ainsi la haute main sur les délibérations. Et quand ce président, dis-je en finissant, est un homme ferme, judicieux et adroit, il peut éviter à l'Académie bien du temps perdu, et diminuer, au moins en partie, l'ennuyeuse futilité des discussions que les nécessités de son institution lui imposent. Je ne vois pas quel moyen vous pourriez trouver pour faire mieux marcher notre Académie , en conciliant l'ordre des délibérations avec la liberté des membres. — Mon atrabilaire antagoniste, à ces derniers mots, frappa du pied la terre et me dit avec une expression indéfinissable d'amertume : — Que parlez-vous d'ordre et de liberté? il s'agit bien vraiment de concilier ces deux éléments contradictoires dans le gouvernement de votre Académie. C'est là la pierre philosophale de la politique; il y a quatre mille ans qu'on la cherche et on la cherchera jusqu'à la fin des siècles, s'ils ont une fin. Laissez ce soin aux songe-creux saint-simoniens, démocrates, américains ; ces théories n'ont rien à faire dans la rue de Poitiers. Il s'agit là de remédier à un inconvénient dont vous reconnaissez vous-même l'existence et qui est intolérable; les moyens prévus par la constitution ne suffisent pas, de votre aveu, car le règlement ne règle rien, et le président ne fait que présider, c'est-à-dire qu'il ne veut rien et par conséquent ne peut rien. Il faut donc une autre autorité, un autre pouvoir ; et cette autorité, ce pouvoir qui ne sont à présent ni dans les textes morts des statuts, ni dans les attributions stériles du président, je les place dans une dictature.—J'allais me récrier sur cette monstrueuse idée, — ne m'interrompez pas, s'écria mon homme en serrant le ton, je n'ai pas fini. Une dictature est la seule ancre de salut pour l'Académie. Il faut un pouvoir unique, fort, inflexible pour remonter ses ressorts détendus, et imprimer une marche régulière et vigoureuse à cette pâle anarchie, qui, lui faisant perdre de vue sa noble et utile mission, dissémine ses forces dans un dédale d'insignifiantes occupations, et les noie dans des flots d'inutilités. Avec un dictateur tout changerait de face ; vous n'auriez plus à craindre ni les vains parlages, ni les motions inopportunes, ni les longueurs de la filière réglementaire ; les affaires seraient expédiées *tutò et citò*, et les Gondolo futurs n'auraient plus le droit d'introduire chez vous leurs brioches. En un mot, comme en cent, il n'y a pour sauver l'Académie d'autre ressource qu'un 18 brumaire.

Je m'apprêtais à répondre à cet étrange plaidoyer absolutiste, et je mâchais dans ma tête quelques lambeaux de politique constitutionnelle que je croyais très-appropriés à la circonstance ; mais je me vis forcé, à mon grand regret, de garder pour moi ma démonstration. Mon interlocuteur avait disparu au détour d'un passage. Il s'évanouit comme une ombre, me laissant tout abasourdi de cette apparition fantastique.

Cet homme me paraît un peu fou, mais ce qu'il disait est fort sage.

§ IV.

LE PRÉSIDENT (1).

In vitium ducit culpæ fuga.

Il ne s'agit pas ici du président de la chambre des

(1) A l'époque où fut publié cet article, le bureau de l'Acadé—

députés, ni du président du conseil des ministres, ni du président des États-Unis d'Amérique ; il s'agit uniquement du président de l'Académie royale de médecine ; non point encore du président actuel, ni de celui de l'année précédente, mais du président en général, non tel qu'il a été, est ou sera, mais tel qu'il devrait être. On prie les intelligents lecteurs de ne voir dans ce qui suit aucune application ou allusion personnelle. On repousse d'avance toute interprétation de ce genre comme calomnieuse et mal fondée ; on demande qu'on accepte avec confiance et sans arrière-pensée ces humbles observations. Si pourtant, malgré cette déclaration expresse, on s'obstinait méchamment à trouver en ceci matière à scandale, nous n'en serions pas surpris, car la malignité humaine est capable de tout ; mais l'auteur de cet innocent article s'en lave d'avance les mains.

Nous ne sommes pas de ceux qui croient que ce sont les choses qui font les hommes, mais, au contraire, que ce sont les hommes qui font les choses. Les circonstances aident, sans doute, favorisent et développent l'action personnelle des individus ; mais il n'est pas moins certain que l'influence individuelle des hommes est fort grande dans les affaires de ce monde, grandes et petites, et que, par exemple, sans Napoléon, la révolution française aurait eu une autre marche et d'autres résultats, de même que notre Académie (les extrêmes se

mie de médecine était composé comme il suit : *Président* Husson, *vice-président* Bally, *secrétaire annuel* Roche, *secrétaire perpétuel* Pariset. On voudra bien ne prendre dans cette plaisanterie que les généralités qui sont toujours de saison.

touchent) devra, en dépit de ses tendances et de sa constitution naturelles, avoir nécessairement une autre physionomie, suivant que sa direction sera ferme ou faible, intelligente ou aveugle, attentive ou négligente, etc. Toutes ces différences tiennent en grande partie au caractère personnel de son président, car le président est de fait le chef d'une Académie. Quoiqu'il ne soit, comme on dit, que le *primus inter pares,* il est pourtant l'âme et la tête de sa compagnie. De même qu'on a dit avec raison : Tel maître, telle école, on peut dire : Tel président, telle Académie. Si son influence directe et de droit est fort restreinte, son influence indirecte et de fait est immense. Dans une Académie, ce n'est pas positivement comme dans une monarchie constitutionnelle à l'anglaise, où le roi, à ce qu'on prétend, règne et ne gouverne pas. Un président ne fait pas que présider; il gouverne aussi jusqu'à un certain point, et c'est pour cela qu'il n'est pas tout à fait indifférent d'avoir celui-ci ou celui-là. Indépendamment de son rôle intérieur, comme directeur des délibérations et modérateur des travaux académiques, le président a aussi un rôle extérieur non moins important à remplir. Sa place n'est pas seulement une fonction ; elle est aussi une sorte de dignité. En même temps qu'il dirige et inspire sa compagnie au dedans, il la représente au dehors. C'est lui qui porte la parole pour le corps dans toutes les occasions; il en est l'organe et comme la personnification. Pour le public en général, et pour les étrangers en particulier, il est l'Académie elle-même; l'Académie hors de chez elle n'est et n'agit que par lui. Sous ce dernier rapport encore le choix ne saurait être indifférent.

Toutes ces circonstances des fonctions et de la position du président sont, comme on voit, nombreuses, variées, et toutes ont leur importance. Pour y satisfaire pleinement, il faut un ensemble de qualités qui se rencontrent difficilement. Aussi, en fait de président, comme en toute autre chose, la perfection est rare. On se contente d'ordinaire d'un à peu près — il le faut bien ! — Mais cet à peu près rigoureusement suffisant exige encore beaucoup de conditions. Un président, je ne dis pas accompli, mais passable, doit, pour présider et représenter dignement, réunir les trois quarts au moins des qualités suivantes :

Il doit quant à ses fonctions intérieures :

1º Avoir une instruction générale dans toutes les branches de la science ou des sciences qui font la matière des travaux académiques. Cette condition est presque aussi indispensable chez le président que chez le secrétaire perpétuel. Pour ramener un orateur à la question, il faut connaître la question, du moins jusqu'à un certain point ; pour nommer à propos des commissaires pour des recherches spéciales, il faut être au courant des travaux particuliers des membres de l'Académie et choisir pour chaque chose le juge compétent. Enfin, en général, le président, étant appelé à parler sur tout et à propos de tout, doit n'être absolument étranger à aucun des objets discutés en sa présence et sous sa direction.

Mais si au lieu de cette instruction variée et générale, le président n'avait qu'une instruction bornée et spéciale, il arriverait qu'il ne saurait le plus souvent ni interrompre, ni laisser parler à propos, et qu'il donnerait à juger des questions d'anatomie à des pharmaciens, ce qui serait fort niais, sans compter les autres inconvénients qui en résulteraient pour les intéressés.

2° Il doit être *ferme*. Sans une fermeté soutenue un président ne saurait présider convenablement pendant un quart d'heure, surtout une réunion de médecins. La présidence est un pouvoir fort doux, mais enfin c'est un pouvoir, et il n'y a pas de pouvoir sans la force. Il faut que cette fermeté soit bien réglée, bien appliquée; il faut qu'elle soit naturelle, simple et tranquille; il faut qu'elle s'exerce à propos suivant les circonstances et les personnes; il faut qu'elle puise son autorité dans la justice, dans les convenances et dans le caractère de celui qui l'exerce. Car si cette fermeté n'était qu'un petit despotisme puéril; si au lieu d'être calme et mesurée, elle était remuante et tracassière; si, au lieu d'avoir toujours le ton modéré et digne d'une autorité raisonnable et bienveillante, elle prenait l'expression de la mauvaise humeur d'un petit esprit absolu et chagrin, elle serait alors un défaut très-fâcheux. Il ne faut pas non plus qu'elle soit impérieuse, ni qu'elle affecte l'allure du commandement. La fermeté d'un président n'est pas celle d'un maître d'école; le symbole de son autorité n'est ni un sceptre, ni, encore moins, un fouet ou une férule. Il y a une nuance assez forte, ce semble, entre le ton d'une invitation qui tire toute son autorité du respect des convenances et des usages de la société polie, et le ton d'un ordre de police. En ceci, il faut du tact, du goût, de la mesure. Si l'on manque de tout cela, on est inconvenant, ridicule et insupportable.

3° Il doit être *grave*. La gravité tient un des premiers rangs parmi les vertus présidentielles. Un président bouffon est impossible. Le rôle étant sérieux, il convient que le personnage soit tel. Il n'y a pas de mal qu'un président ait de l'esprit, mais il faut qu'il s'en serve le moins possible en séance. Il doit écouter beaucoup, parler peu, ne dire que l'exact nécessaire dans les termes les plus courts et les plus simples. J'ajouterais volontiers qu'il lui est défendu de rire, s'il s'agissait ici d'une autre Académie; mais pour l'Académie de médecine, il ne faut pas trop exiger. C'est donc un axiôme d'une vérité universelle qu'un président d'Académie, et même d'Académie médicale, doit être grave.

Mais il y a gravité et gravité, et la vertu devient vice si elle sort d'un certain milieu. Un homme de sens et d'esprit sait trouver ce point; un sot le dépasse ou le manque. Il ne faut pas confondre un air refrogné et morose avec un air grave, ni un maintien boudeur avec un maintien sérieux. La gravité, comme la fermeté, demande du naturel. On l'a ou on ne l'a pas. La gravité véritable impose; la gravité mal comprise ou mal jouée fatigue et fait rire.

4° Il doit être *poli*. On pourrait croire cette clause superflue, et trouver que cela va sans dire. On se tromperait. Cette aimable qualité, vraiment humaine et sociale, peut très-bien, quoique d'origine française, à ce qu'assuraient nos pères, manquer quelquefois, même chez nos présidents d'Académie. La politesse d'un président ne doit, au reste, rien avoir de particulier ; c'est celle de tout le monde. Chacun sait en quoi elle consiste ; c'est une chose d'instinct plus que d'éducation, et qui vient du cœur autant que de la coutume. Un président qui mettrait à la place de ces formes simples, faciles, unies et bienveillantes qui constituent la politesse, les tours obséquieux de la flatterie, l'expression sèche de l'indifférence, ou le ton contraint et dur d'une passion hostile mal contenue, ne serait pas, à coup sûr, un président fort agréable. Dieu nous préserve de ces présidents-là !

5° Il doit être *impartial*. L'impartialité marche à peu près sur la même ligne d'importance que la gravité. L'impartialité n'est au fond que la justice, et la justice est de rigueur en toutes choses. Ceci n'est pas une affaire de convenance, ni de simple utilité, mais d'honnêteté. Mais, pour mériter son nom, l'impartialité doit être sincère et éclairée ; sincère, car si elle n'existe qu'à la surface, elle n'est qu'une méprisable comédie, qui ne peut longtemps abuser les gens ; éclairée, car si, sous prétexte de rendre à chacun une justice égale et exacte, on traçait aux discussions et, en général, aux affaires une marche invariable, une ligne inflexible, arrêtée d'avance, sans considération aucune des circonstances et des personnes, on tomberait dans une exagération ridicule ; et cette prétendue impartialité ne serait qu'une maladroite et ridicule application d'un bon principe. Quant au résultat, la partialité d'un esprit juste serait moins incommode que l'impartialité d'un esprit faux.

6° Il doit être *exact*. Par exactitude, nous entendons, faute d'un mot meilleur, une réunion de qualités précieuses dans les hommes publics : le souvenir des détails, le respect de l'heure, et, en général, l'ordre dans les petites choses. Mais ici encore, il y a l'excès. Il ne faudrait pas que ce goût de l'ordre et de la règle dégénérât en manie ; car rien de plus puéril à la fois et de plus gênant qu'une exactitude de cette espèce. Le pédantisme de l'étiquette et du cérémonial est le pire de tous ; il empêche plus qu'il ne sert. Par malheur, c'est en cela que les esprits étroits triomphent. Ils sacrifient le fond à la forme ; ils se perdent dans les minuties, et y noient les autres avec eux ; ils brouillent tout pour vouloir tout conduire ; ils font les affairés et les importants, comme la mouche du coche ; ils ne savent ni se faire estimer, ni se faire craindre, ni se faire aimer, ni se faire obéir.

Voilà pour les qualités nécessaires au dedans. Quant au dehors, nous les réduisons à deux chefs principaux :

1° Le président d'une Académie doit, pour la représenter dignement, avec convenance et autorité, avoir une réputation et une considération personnelles de quelque importance et de quelque valeur. Un homme obscur, quels que fussent son mérite et sa capacité pour les devoirs intérieurs de ses fonctions, ne pourrait que mal figurer à la tête de la compagnie. Il doit avoir un éclat qui lui soit propre, et ne pas l'emprunter uniquement à sa position ; car sa position, au lieu de l'élever, l'écrase, s'il n'a pas d'autre soutien. Il donne en ceci plus qu'il ne reçoit. Voilà pourquoi les sociétés savantes ou lettrées ont, en général, toujours choisi, par instinct, pour les représenter, les noms les plus brillants et les plus célèbres. A l'éclat de la renommée, il convient aussi de joindre la facilité de la parole, la correction du langage et un talent littéraire de quelque distinction. Ceci posé, il n'est pas besoin d'ajouter que si, au lieu de satisfaire à ces conditions pour ainsi dire vitales, une Académie est assez mal inspirée pour s'annuler aux yeux du monde en la personne d'un représentant insuffisant, illettré, et peu familiarisé avec les exigences de la grammaire, c'est une des plus grandes fautes qu'elle puisse commettre.

2º Indépendamment des facultés, qualités et vertus morales, précédemment indiquées, il faut que l'extérieur du président, sa personne même, soient en harmonie avec son fauteuil et n'y paraissent pas déplacés. Le maintien, le geste, l'action, en un mot, pour parler comme nos maîtres de rhétorique, doivent concorder en gravité, en mesure et en dignité avec le langage, et le langage et tout le reste avec la fonction et la position. Ainsi, un président, dans son fauteuil, n'est pas un juge sur son tribunal, ni un magister de village sur sa chaise, ni un prédicateur dans sa chaire. Il y a pour les professions savantes une tenue spéciale que le goût comprend, juge, et sait observer. Il y a aussi en ce genre un milieu à tenir ; en deçà ou au delà se trouve l'excès. Un président fashionable serait fort ridicule ; mais aimeriez-vous un quaker ?

Voilà les observations que nous nous proposions de présenter avec la modestie qui nous convient sur les conditions d'une bonne présidence d'Académie, en général, et de l'Académie de médecine en particulier.

Nous pensons que ce n'est pas trop de demander quelques mois de délai pour faire cette trouvaille. Ainsi donc, à l'an prochain.

§ V.

L'ACADÉMIE DE MÉDECINE ET LA GRAINE DE MOUTARDE.

> Sed deerat pisci patinæ mensura. Vocantur
> Ergo in consilium proceres...
>
> (JUVÉNAL. *Rhombus*. Sat. IV.)

J'entends dire souvent autour de moi que la comédie est morte, que le secret en est perdu, qu'on n'en fait plus. C'est une erreur. La comédie est toujours quelque part, ainsi que la tragédie. La vie humaine n'est qu'une suite de scènes tragiques et comiques ; mais comme dans le domaine du réel nous sommes nous-mêmes sur le théâtre et toujours acteurs à quelque degré, il arrive que nous ne voyons jamais les choses d'ici-bas comme un spectacle véritable. Pour ceux qui parviennent à sortir du cadre et à laisser passer sous leurs yeux la lanterne magique à la distance voulue pour qu'il y ait perspective et tableau, les hommes sont des comédiens, et les choses des drames larmoyants ou burlesques. L'assemblage d'un petit Savoyard, d'un chien, d'un singe habillé et d'un âne est bouffon dans l'œil de Decamps ; il arrache une larme à l'œil d'une mère, qui y voit un pauvre enfant abandonné et malheureux. Je n'avais certainement pas besoin de ces explications savantes (qui même n'expliquent rien) pour convaincre tout homme d'un sens rassis, qu'une séance d'Académie et particulièrement d'une Académie de médecine (car c'est là l'objet de la présente élucubration), peut tenir lieu, au besoin, d'une soirée aux Variétés. Généralement parlant même on peut assurer que l'élément bouffon est en chaque chose toujours exactement proportionné à l'élément sérieux. Le ridicule étant un contraste, si vous voulez le trouver dans la perfection, adressez-vous à tout ce qu'il y a de plus grave en ce monde, la science et la politique. La recette est infaillible.

La graine de moutarde est, au su et vu de tous les promeneurs de la galerie vitrée du Palais-Royal, à Paris (qui forment une portion très-respectable du public), une chose qui se vend dans de petits sacs fort joliment étiquetés, dans une belle boutique, éclairée au gaz, ornée de glaces, où le consommateur est servi promptement, proprement et à juste prix. Cette définition, résultat d'une observation superficielle, pourrait s'appliquer aussi bien à toute autre denrée d'épicier, le poivre, par exemple, ou la cannelle. La moutarde, en effet, répond fondamentalement à une idée culinaire ; mais depuis peu elle s'est élevée dans l'échelle sociale des substances ; elle a passé de la cuisine à la pharmacie ; ce n'est plus un assaisonnement, c'est un médicament; l'honnête industriel qui la débite n'est pas un épicier; c'est un homme qui guérit ses semblables pour de l'argent, c'est-à-dire une manière de médecin. Plusieurs substances ont eu, dans ces derniers temps, des prétentions de ce genre, telles que le tapioka, le nafé, le kaïffa, le racahout; mais, malgré leur mérite incontestable, la graine de moutarde, toute petite qu'elle est, les a totalement éclipsées. Elle a été, à ce qu'il paraît, semée et cultivée par des travailleurs transcendants; car en ceci tout tient à la culture, le terrain lui-même, c'est-à-dire la sottise et la crédulité de l'espèce, étant toujours vierge et d'une inépuisable fertilité. La graine de moutarde est donc en ce moment au niveau de ce qu'il y a eu de plus grand en ce genre, par exemple, le sirop de Lamouroux, la pâte de Regnauld, la drogue de Leroy, les pilules de Rouvière, etc.

Mais il manquait à sa gloire un suffrage au prix duquel tous les autres ne sont rien, celui du premier corps médical de France, pour ne pas dire d'Europe, ce qui serait impertinent. La graine de moutarde a certes le droit de se présenter rue de Poitiers, à côté des petits pâtés du sieur Griccini, des capsules antigonorrhéiques, et de tant d'autres belles inventions auxquelles l'Académie ne saurait échapper. Voici comment s'y est prise la graine de moutarde. N'espérant pas se faire accepter sous sa forme naturelle, qui aurait pu alarmer les consciences et soulever même une protestation des puritains de l'Académie, elle s'est enduite de sucre. De plus fins que des académiciens s'y seraient laissé prendre.

L'homme qui a imaginé ce coup peut se flatter d'avoir eu ce que tout le monde cherche à présent, et qui se trouve si difficilement..... une idée. C'est là, en effet, une idée, dans toute la rigueur du mot ; car, qu'est-ce qu'une idée aujourd'hui? C'est une chose qui a la vertu de rapporter beaucoup d'argent, sans peine, ni travail, ni génie aucun. Quand cette idée se trouve être une idée médicale (car il y en a de toutes sortes), voici le procédé qu'il y a à suivre, et qui a été suivi en cette circonstance. D'abord, on écrit à Son Excellence **M.** le ministre de l'intérieur, pour demander un brevet d'invention. Le ministre, je veux dire les bureaux, qui naturellement ne connaissent rien à la question et s'y intéressent encore moins, ne s'informent que d'une chose, la nature ou le genre de l'idée. Si c'est une machine à vapeur ou un casse-noisette, on l'envoie à l'Académie royale des sciences; si c'est une préparation antisyphilitique ou une seringue à jet continu, à l'Académie de médecine. Voilà le premier pas accompli à la satisfaction de tout le monde. En effet, 1° les bureaux sont débarrassés jusqu'à nouvel ordre et de la pétition et du pétitionnaire, et, bureaucratiquement parlant, une affaire prorogée est une affaire terminée ; 2° par ce renvoi, le demandeur, avec son idée dans sa poche ou sous le bras, se trouve, comme il le souhaitait, nez à nez avec le président de l'Académie, qui le fait entrer de par la loi. 3° L'Académie a l'occasion et la matière d'une de ces discussions savantes qui réclament un feuilleton spécial, et se donne le plaisir de remplir la principale de ses attributions normales, qui consiste à décacheter et à lire des lettres du ministre, et à renvoyer au ministre des lettres que le ministre ne décachette ni ne lit.

Dans l'affaire du grain de moutarde sucré, tout s'est passé dans l'ordre. La correspondance ministérielle, le rapport de la commission, la délibération et la décision : tout a été fait dans les règles. La discussion a été sérieuse, animée, profonde, proportionnée de tout point à l'importance du sujet. Nous ne pouvons louer en particulier chaque orateur des belles choses qui ont été dites pour, contre et sur la graine de moutarde, car il nous faut être bref, mais nous pouvons, en général, dire qu'on ne saurait être plus exact dans les inutilités, plus grave dans les puérilités, plus grand dans les petites choses.

La critique, cependant, aurait bien, à la rigueur, à glisser son mot. Ainsi, sans prétendre rabaisser le mérite du Rapport, on y pourrait signaler des lacunes. Vous lisez le *prospectus* de l'affaire; c'est très-bien et très-ingénieux, car un prospectus *lu à l'Académie royale de médecine* figurera merveilleusement sur les affiches des coins de rue et à la quatrième page des *annonces* payantes des grands journaux. Mais n'y avait-il donc rien de mieux à dire sur la moutarde? Est-ce que les Académies ne sont pas faites pour pousser la science, pour poser des questions nouvelles, pour agrandir la sphère des connaissances? Pourquoi ne pas suivre l'exemple de votre collègue l'Académie des sciences, dont les rapports rédigés par les Cuvier, les Arago, les Gay-Lussac, les Poisson, sont des textes de si riches développements, et autant de petits traités lumineux sur la matière? Pourquoi vous en tenir sur la moutarde à ce qu'en sait et en dit un apothicaire qui n'a pas eu la prétention d'en parler scientifiquement, mais seulement de la vendre?

Vous auriez pu nous dire, par exemple, en quel lieu croît cette précieuse plante, sur quel sol elle est née, en quel temps et par qui transportée. De son origine passant à ses propriétés et qualités chimiques, physiques, physiologiques et thérapeutiques, vous aviez un champ immense à parcourir. Mais, vous bornant à l'essentiel, à l'action médicale, peut-on rien concevoir de plus maigre, de plus insignifiant que votre examen des effets de cette graine? Pourquoi ne pas instituer d'abord, avant de vous permettre un jugement, des expériences faites en grand, comme vous avez fait pour les saignées ou les lavements coup sur coup, les purgatifs à haute dose, pour les chlorures, etc., et déduire vos conclusions de chiffres alignés selon les règles? Est-ce donc ainsi qu'on doit procéder dans les sciences d'observation et dans des questions qui touchent de si près à l'intérêt le plus sacré de l'humanité? Et quant aux propriétés hygiéniques, qui ne sont qu'une dépendance des propriétés pharmaceutiques, qu'avez-vous su nous dire? Rien, ou presque rien. La moutarde est légèrement stimulante; elle peut activer la digestion, etc. ; mais il faut que vous sachiez qu'il y a moutarde et moutarde: il y a des moutardes digestives et il y en a d'antidigestives ; il y en a de détestables, comme, par exemple, la moutarde ordinaire, qu'on vend toute faite chez les épiciers ; il y en a d'excellentes, comme la moutarde de Maille. Celle de Camus est appétissante ; mais ni l'une ni l'autre ne valent pour le goût et pour l'estomac la moutarde de Bordin ; et encore ici il faut s'entendre, car Bordin a deux moutardes, l'une brune, qui est bonne, sans doute, mais qui ne s'élève pas beaucoup au-dessus de celle de Dijon ; l'autre verte, verte entendez-vous, qui est tout ce qu'il y a de superlatif. C'est de celle-ci que nous voulons parler. Vous voyez donc qu'il faut distinguer, spécifier, en médecine. Sans ces distinctions, on ne fait pas de la science, mais de l'empirisme. La moutarde ne saurait échapper à cette règle logique.

Voilà, entre autres choses, ce qu'un rapport plus approfondi aurait pu apprendre à l'Académie, qui, étant disposée ce jour-là à s'occuper *ex professo* de moutarde, en aurait été très-édifiée. L'auditoire, qui vient là comme à la source des lumières médicales, n'aurait pas perdu son temps. Vous l'avez égayé, c'est bien ; c'est un résultat fréquent sinon le but des Académies ; mais il aurait fallu aussi l'instruire.

A propos de cette mémorable séance, nous prendrons la liberté de faire une petite question. L'Académie décida, il y a un an, à l'occasion de quelques denrées analogues à la moutarde, et sur la motion énergiquement et dignement motivée de M. Cornac, qu'une députation serait envoyée au ministre pour lui représenter l'intolérable abus des rapports académicoministériels à l'endroit des remèdes secrets et des brevets d'invention. Cette décision a-t-elle été exécutée? Si elle ne l'a pas été, la dernière séance la rend plus urgente que jamais; si elle l'a été, la susdite séance prouverait malheureusement qu'il était très-inutile de la prendre, et qu'il serait plus inutile encore de la renouveler.

On sait ou on dit que Domitien convoqua un jour, à grande hâte, le sénat romain, pour qu'il eût à délibérer sur la manière dont il fallait apprêter un énorme turbot dont on lui avait fait présent. Ce conte est banal et l'application qu'on en fait d'ordinaire ne l'est pas moins. MM. les ministres et l'Académie répètent, je ne sais combien de fois l'an, cette charge avec la gravité des premiers acteurs. Des esprits rigoureux trouveront, dans l'espèce, que la comparaison pèche un peu. La moutarde représente assez bien le turbot; mais voilà tout ; car les académiciens, même avec l'habit galonné et le chapeau à plumes, ne sont pas tout à fait des sénateurs romains, et M. le ministre du commerce n'a pas grande analogie, je pense, avec ce digne empereur, *lamiarum cæde madenti*, qui faisait jeter aux bêtes les récalcitrants. Mais c'est précisément ce qui fait que nos académiciens devraient être dispensés de donner leur avis sur la cuisson du turbot.

§ VI.

Les pois a cautères a l'Académie de médecine.

L'Académie de médecine vient d'avoir encore, ces jours derniers, à délibérer sur une question de premier ordre, sur un des problèmes les plus ardus de thérapeutique et de matière médicale, problème dont la solution a jusqu'ici fatigué vainement les plus fortes têtes de l'apothicairerie et de la droguerie. Nous voulons parler du *pois à cautère*. Le pois à cautère est, comme vous savez, la pierre philosophale de la pharmacopée; c'est la chose par excellence introuvable. Ce n'est pas qu'on n'en ait annoncé bien des fois l'apparition; mais, après examen, on a toujours reconnu que l'annonce était un leurre, et que le pois prétendu légitime n'était qu'un pseudo-pois ; tant le point de la perfection est en ceci délicat et insaisissable ! Un homme est venu qui, après avoir appris sur les trois règnes de la nature tout ce que peut en apprendre une manipulation savante et assidue du tamis, du pilon et du mortier, a cru avoir enfin trouvé le joint, et a envoyé à l'Académie, par le canal du ministère, le produit de sa découverte dans une boîte fort propre. Mais mal lui en a pris. L'Académie l'a indignement accueilli. Il devait s'y attendre. Est-ce donc aux Académies que doivent s'adresser les inventeurs? Comment n'ont-ils pas appris encore, malgré tant d'exemples fameux, que les Académies, instituées, dit-on, pour consacrer et propager les découvertes, ne s'occupent en fait qu'à les enterrer ? Il était donc facile de prévoir ce qui est arrivé. L'Académie s'est soulevée en masse pour anathématiser cette nouvelle doctrine du pois à cautère, et au lieu d'une discussion grave et approfondie, telle que la réclamait la haute importance du sujet, elle n'a fait entendre que des cris de réprobation, de dédain, d'incrédulité, d'indignation. C'est en vain que l'habile rapporteur a épuisé toutes les rubriques d'une dialectique insinuante pour ramener l'assemblée à des sentiments plus doux ; on n'a rien voulu entendre, et une sentence d'excommunication formelle a été fulminée. Un seul homme (1) s'est levé pour protester contre cette tyrannie et prendre la défense du génie méconnu. Son coup d'œil d'aigle a immédiatement aperçu qu'il y avait dans la conception du digne droguiste quelque chose de grand. Par cela seul que l'Académie entière n'y voyait qu'une puérilité et une manœuvre mercantile, il a été naturellement porté à admettre, en vertu de la loi des contraires, qu'il s'agissait d'une chose très-utile et très-louable ; et puisque tou le monde l'attaquait, il devait s'en faire le champion. Il n'a pas cependant poussé son attaque avec sa vigueur habituelle, et c'est vraiment dommage, car il y aurait fait merveilles. On doit néanmoins lui savoir gré de ses efforts et rendre hommage à l'esprit d'équité et d'indépendance qui lui a dicté cette généreuse manifestation en faveur de la racine de taminier.

Quelques personnes ont paru scandalisées que l'Académie eût perdu une grande heure à disserter sur un aussi mince sujet. Ces personnes se scandalisent de

_____

(1) **M. Gerdy.**

peu. *Il est des temps de niaiser*, dit le grand Pascal, même pour les Académies. Et qu'auraient donc dit ces censeurs, s'ils eussent assisté aux mémorables séances consacrées à la discussion des pâtés Griccini, de la graine de moutarde et des pois Frigerio! les pois Frigerio surtout ont marqué dans les fastes académiques, et il est surprenant qu'ils n'aient pas été rappelés à l'occasion des pois Michel. Trois séances consécutives furent dépensées à élucider cette grande affaire. Le combat fut chaud. Les premiers orateurs du temps, dont la plupart vivent encore, y prirent une part active. On dit alors tout ce qui peut se dire sur les pois à cautères. Le savant Lodibert s'y distingua surtout par la richesse d'une érudition qui, en matière de pois, n'a pas eu d'égale. Comment l'Académie n'a-t-elle pas eu en mémoire ce précédent dans la question actuelle? Elle aurait pu s'en servir utilement pour éclairer bien des points douteux et allonger peut-être d'une demi-heure le débat. Les pois de l'illustre Frigerio valaient certes bien la peine d'être étudiés. Il y a en effet, pois et pois; et tout en reconnaissant ce qu'il y a d'ingénieux dans l'idée et la réalisation de ceux du docte droguiste et en approuvant ses efforts, on peut dire, sans leur faire tort, qu'ils n'approchent pas de ceux de son fameux prédécesseur. Son invention n'est qu'un jeu au prix de l'autre. Elle ne suppose qu'un talent d'induction assez médiocre, car elle se réduit à faire avec une racine ce qu'on faisait avec une autre racine, à substituer le taminier à la bryone, à l'iris, à l'oranger, etc. Le choix de la substance est, à la vérité, neuf, car qui eût songé, hors le sieur Michel, au taminier (*tamus communis*), qu'on se contentait jusqu'ici de râper pour en faire de vulgaires cataplasmes? Mais quelle comparaison établir entre cette substitution analogique, cette invention d'un simple succédané, et la composition originale de Frigerio? Ces pois modèles, vrais chefs-d'œuvre d'officine, se composaient de *vingt* substances différentes. Les gommes résines, la cire, la soude caustique, l'éponge, la laque, le garou, la guimauve, l'iris, l'euphorbe, le styrax, le savon et dix autres ingrédients s'y combinaient dans des proportions exquises. Voilà ce qui s'appelle formuler ! le pois taminier n'est qu'une œuvre d'écolier en comparaison, et l'Académie, quoique trop sévère dans sa réprobation absolue, était jusqu'à un certain point excusable. Il eût été véritablement pénible de lui voir accueillir le taminier après avoir repoussé la composition Frigerio.

Il semblerait qu'après tant de discussions sur les pois à cautères on devrait être arrivé enfin à une solution définitive sur la valeur, au moins relative, des diverses substances proposées. Mais il n'en est rien. Loin d'élucider le sujet, la controverse n'a fait, comme de coutume, que l'obscurcir. Il n'y a pas de plus fausse maxime au monde que celle qui dit que la lumière jaillit du choc des opinions. Nous pencherions volontiers à admettre la maxime contraire. Dans la question actuelle du moins, on ne paraît pas avoir avancé grand'chose. Les raisons alléguées pour et contre les pois nouveaux et les anciens sont également douteuses. On n'est même pas parvenu à s'entendre sur les conditions requises pour qu'un pois à cautère soit réputé bon et valable. Lodibert, qui est une autorité du premier ordre, affirmait qu'il faut que le pois ait la propriété de se gonfler pour remplir son usage mécanique, et il assurait en même temps que c'est à cette propriété que les pois d'iris ont dû leur victoire définitive. M. Guibourt, au contraire, nous dit aujourd'hui que cette déformation et ce gonflement sont un vice radical qui doit faire proscrire la racine d'iris et donner gain de cause au bois de taminier, lequel ne change ni de dimension ni de figure. Lequel faut-il croire de ces deux profonds pharmacologistes ? Mais ce n'est pas tout. Voici qu'il prend à M. Gerdy le caprice de nier que les pois d'iris se déforment et se gonflent à un degré appréciable dans l'intérieur de la plaie. Nous ne savons quels pois et quels cautères a observés notre savant confrère, mais s'il lui arrive jamais, ce qu'à Dieu ne plaise, d'avoir besoin d'un de ces exutoires, il ne tardera pas à se convaincre que les pois d'iris ont la vertu singulière de s'agrandir, pour ainsi dire, à vue d'œil, et de se comporter absolument comme la belette de la fable qui, étant à jeun, entra sans gêne dans le grenier par un certain trou par où elle ne put plus sortir quand elle fut bien repue. Que de ténèbres sont encore répandues sur ce sujet important ! que décider lorsque tant d'hommes graves hésitent et se contredisent ? Force nous est de rester, jusqu'à nouvel ordre, dans le doute philosophique à l'endroit du pois à cautères ; et, en attendant la solution de ce grand problème, le parti le plus sage est de revenir,

comme l'a dit excellemment l'excellent M. Renauldin,
aux pois de la nature.

§ VII.

CHARLATANISME ET CHARLATANS.

> Je m'étonne toujours qu'il n'y ait pas
> plus de charlatans.   (TALLEYRAND.)

Ceci n'est point une diatribe déclamatoire contre
les charlatans. Nous avons en horreur les lieux communs, surtout quand ils ne sont qu'un préjugé du
vulgaire. Si la folie, et même les vices de la société, ont
trouvé des apologistes dans Érasme et Mandeville, il
y a lieu de s'étonner que le charlatanisme se soit laissé
jusqu'ici opprimer, bafouer et calomnier sans défense.
On formerait une bibliothèque avec les écrits composés
contre le charlatanisme. Les plus minces écoliers bar-
bouillent chaque jour quelque amplification nouvelle
sur la matière, sans qu'une voix indépendante ait osé
réclamer en faveur de la vérité. Dans un siècle qui se
pique de philosophie, cet abaissement du charlatanisme
est une dissonance.

L'unanimité et l'universalité du sentiment qui réprouve le charlatanisme nous ont toujours surpris ;
car, si on va au fond des choses, il est difficile de
déterminer sur quoi se fonde cette opinion. Chacun
est prêt à s'indigner contre les charlatans, mais personne n'est capable d'en donner une définition suppor-
table. On applique le mot à tort et à travers, sans
pouvoir dire ce qu'il signifie au juste. Tout ce qu'on
sait, c'est qu'il doit être pris en mauvaise part : là-

dessus tout le monde est d'accord. C'est une de ces appellations injurieuses qui ne peuvent pas s'écrire, dont le sens propre est depuis longtemps perdu, qui n'expriment pas une qualité de la personne à qui on l'adresse, mais seulement l'intention méprisante de la personne qui s'en sert. Le nom de charlatan appliqué à un médecin est un terme général contenant en abrégé tout le vocabulaire de l'injure, et c'est ce qui en rend l'usage très-fréquent. Pas de mot plus souvent prononcé, pas de mot plus équivoque.

Cependant pour traduire, comme on le fait tous les jours, le charlatanisme à la barre de la justice et de la pudeur publiques, il faudrait pouvoir préciser ce que c'est, afin ne pas laisser subsister le scandale d'une accusation sans corps de délit. Les codes définissent les crimes qu'ils punissent ; la morale définit les vices qu'elle réprouve. Cherchez dans les recueils des lois, dans les traités des moralistes, vous ne trouverez nulle part le charlatanisme dans leurs classifications. Les dictionnaires nous donnent des étymologies qui n'ont pas le sens commun. Calepin, ce digne lexicographe, dit que charlatan vient de *ceretano*, qui signifie, en italien, habitant du bourg de *Cereto*. Je veux bien l'admettre ; mais qu'en conclure, et qu'ont à faire dans la question qui nous occupe ces pauvres citadins? Ménage, autorité non moins grave, assure qu'il dérive de *circulator, circitor*, c'est possible ; mais la promenade n'est point un crime. Casaubon, ce grand critique, tire charlatan de *ciarlatore*, en italien, babillard. Pourquoi pas ? Je ne vois pas là encore matière à une accusation sérieuse. L'étymologie est donc tout à fait incapable de nous éclairer sur la nature du charlatanisme.

Les dictionnaires de la langue française donnent pour synonymes au mot charlatan, ceux de bateleur, vendeur de drogues en place publique et de saltim-banque. Il n'y a pas là non plus la moindre raison d'attacher un sens défavorable à cette appellation. La profession de bateleur n'a rien de répréhensible en soi ; on peut être bateleur et parfait honnête homme ; on peut vendre des drogues sur une place, comme dans une boutique ; c'est un commerce licite et contre lequel personne n'a rien à dire. Le saltimbanque n'est pas moins innocent ; sauter sur un tapis dans une rue ou sur les planches dans un théâtre royal, c'est tou-jours sauter ; et le saut dans toutes ses variétés est un acte de mécanique animale irréprochable. Le sauteur est aussi estimable que le danseur ; il est même plus intéressant, car il gagne moins et travaille davantage. La désignation de saltimbanque n'implique donc aucune mauvaise pensée. Les synonymes, on le voit, n'appor-tent pas plus de lumière que les étymologies.

Remarquez ici à quelles conséquences absurdes con-duisent l'inexactitude du langage et les mauvaises dé-finitions ! Si les états de bateleur, de vendeur de dro-gues, de saltimbanque sont trois états respectables, comme nous venons de le dire, le mot de charlatan, s'il est vraiment synonyme des trois autres ou de l'un des trois, ne peut être regardé comme une injure, et pourtant il est chaque jour employé comme tel. Si c'est une injure, il n'a pas le sens que lui donnent les dictionnaires, dépositaires des règles du langage ; et s'il a le sens donné par les dictionnaires, il n'est pas une injure ! Le charlatanisme dont chacun parle à tout propos, au nom duquel on souille les réputations les plus respectables, est donc, en définitive, quelque chose d'extrêmement problématique.

Chicane de mots, dira-t-on, subtilité, paradoxe, sophisme ; définir le charlatanisme logiquement, *per genus et differentiam*, est chose impossible, soit ; mais chacun sait ce que c'est qu'un charlatan. Il en est du mot de charlatan comme de celui d'intrigant ; on l'applique dans les cas particuliers avec une propriété parfaite, bien qu'il soit difficile d'en déterminer la signification par une formule générale ; et ce charlatanisme que personne ne définit, mais que tout le monde connaît, étant de sa nature une très-vilaine chose, l'épithète de charlatan est l'expression d'un blâme légitime. Cette réponse sera bonne quand on aura prouvé tous les griefs articulés contre le charlatanisme. Or, nous soutenons, nous, que le charlatanisme, dans quelque sens qu'on l'entende, loin de mériter la réprobation dont il est l'objet dans le corps médical, mérite au contraire d'être encouragé, honoré et respecté. Qu'est-ce que le charlatanisme, en effet, sinon l'application de l'industrie à la médecine. Dans un siècle où tous les arts, toutes les sciences, toutes les professions se touchent et se donnent la main, il est plaisant d'entendre déclamer contre le charlatanisme des médecins. Mais à défaut du raisonnement, n'y a-t-il pas assez de faits pour montrer les immenses avantages de l'industrialisme médical? Leroy a vendu pour un million de sa drogue ; quel mal y a-t-il à cela? c'était un industriel actif et habile ; ce n'est pas miracle qu'il ait réussi. Trouvez-moi, vous autres prédicateurs de morale médicale, un praticien qui, en suivant la routine vulgaire, puisse, en cinq ou six années de travaux, acheter un château ! C'est pourtant là un résultat qui n'est pas à dédaigner. La science est excellente, mais l'industrie vaut mieux. Cela est si vrai que l'industrie sans la science peut tout, et que la science sans l'industrie ne peut rien. Or l'industrie dans la médecine, c'est ce que vous flétrissez sous le nom impropre de charlatanisme.

Examiné à ce point de vue, qui est le vrai, le charlatanisme se relève dans l'opinion. Il sort du rang inférieur où de fausses distinctions l'avaient placé. Loin de déshonorer la profession, il l'agrandit ; il en étend la sphère et l'influence, et ses succès deviennent l'objet d'une émulation féconde.

Ou nous nous trompons fort ou ce siècle verra tomber le préjugé qui règne contre le charlatanisme. L'introduction générale de l'esprit industriel dans l'exercice de l'art et dans la littérature médicale, dont nous voyons partout tant de symptômes, fait présager ce résultat. De jour en jour la limite établie entre ce qui est permis et ce qui est défendu par la morale de la profession tend à se reculer. C'est en vain que le règlement de l'Association régénératrice du corps médical a exclu formellement les charlatans de son sein. La discussion de cet article a prouvé toute la vanité de ces attaques. Un des plus graves membres de l'assemblée n'est-il pas venu confesser à la tribune que le charlatanisme était insaisissable et indémontrable, mettant par là au néant l'anathème prononcé contre lui ?

Aujourd'hui l'industrie coule à pleins bords dans la médecine. L'esprit de concurrence y multiplie les prodiges. C'est à qui se devancera, se surpassera et s'écrasera. Sans cette puissance toujours agissante, aurions-nous à nous féliciter de l'apparition de ces trois journaux de médecine à bon marché qui marquent une nouvelle ère dans la presse médicale ? Allez donc demander à la science toute seule de pareils résultats ! La science n'avait jamais su, soit par orgueil, soit par inexpérience, se mettre à si bas prix. Le génie industriel s'est emparé d'elle et se l'est soumise. Popularisée par lui, elle va maintenant pénétrer dans la demeure du pauvre et répandre ses bienfaits partout. Sans l'industrialisme, que vous appelez le charlatanisme (les noms n'y font rien, pourvu qu'on s'entende), vous seriez encore à attendre la diffusion des lumières, et c'eût été une grande perte !

Il importe aussi de repousser le reproche si souvent adressé au charlatanisme d'être paresseux et d'usurper des succès dus au travail et à l'étude. Ceci est une des plus grosses injustices qu'on puisse commettre à son égard. On peut affirmer que l'industrialisme médical est un des plus rudes métiers du monde. Il ne faut pas s'imaginer qu'on puisse enlever une réputation, se créer une clientèle,

établir des débouchés commerciaux sans peine ni
soins. Le succès, là comme en toute autre chose, ne
s'acquiert qu'à la sueur du front. Un heureux génie
peut diminuer les fatigues, mais non en dispenser,
surtout quand il faut tout obtenir de l'industrie
seule, et qu'il n'y a, pour soutenir l'entreprise, ni
le talent, ni la moralité, ni l'instruction, ce qui est
le plus ordinaire. Dans ces cas, la réussite, qui indigne tant de gens, nous fait faire à nous des réflexions sérieuses sur l'humanité. Ce n'est pas sans admiration que nous voyons de si faibles moyens en
apparence produire de si grands résultats. Le spectacle du charlatan qui, placé au faîte de la roue, prend
en pitié le savant laissé au bas, et même en devient le
protecteur, est une excellente leçon de philosophie.
Cette interversion des rôles et de la puissance, ce ren-
versement de l'ordre naturel des choses sont des témoignages non équivoques d'une force qui, quelle
qu'elle soit, ne mérite pas d'être méprisée.

Telles sont quelques-unes des raisons qui militent
en faveur du charlatanisme. On pourrait en trouver
une infinité d'autres. Ceci n'est qu'une esquisse d'un
sujet si fécond. Il faudrait un volume pour développer convenablement, et par le raisonnement et par
des exemples, tous les services que le charlatanisme
rend à la société. Le peu que nous avons dit suffira
peut-être pour faire juger les charlatans avec plus
d'indulgence, et pour ébranler un peu l'autorité du
préjugé qui règne contre eux. Ces idées sont neuves,
et à ce titre ne seront pas goûtées de tout le monde.

Mais nous espérons que les honnêtes industriels dont abonde la médecine en ce moment, nous sauront quelque gré de l'appui que nous leur prêtons. Nous nous inclinons devant ces génies indépendants qui, loin des sentiers battus où nous rampons tous, trouvent le plus court chemin de la fortune, se contentant quant à la gloire de celle qu'on veut bien leur décerner et qui ne leur manque jamais.

§ VIII.

LES NERFS.

Par respect, par égard pour le lecteur qui, alléché par ce titre, dispose et tend déjà toutes ses facultés perceptives et rationnelles pour saisir, déguster et digérer convenablement quelque disquisition anatomo-physiologico-pathologique du genre transcendant, nous devons le prévenir par avance qu'il n'y a pas dans tout ce qu'il va lire un atome de substance scientifique. S'il veut savoir quelque chose sur les nerfs, nous lui conseillons de s'adresser ailleurs, par exemple, à l'*Anatomie et Physiologie du système nerveux* de M. Longet, qui vient de paraître tout fraîchement (1) et qui, étant la dernière, doit nécessairement être la meilleure. Maintenant qu'il est averti, s'il passe outre, c'est à ses risques et périls; et s'il lui arrive mal, tant pis pour lui. Le feuilleton s'en lave les mains.

Il ne s'agit donc pas ici de savoir ce que sont les nerfs, s'ils sont creux ou pleins, ni d'où ils viennent,

____
(1) Paris, 1842, 2 vol. in-8.

ni où ils se rendent, ni même s'il y en a. Nous adoptons aveuglément tout ce qu'en disent nos livres. N'y eût-il pas de nerfs, nos raisonnements n'en subsisteraient pas moins ; ils n'en seraient même que meilleurs. Ce n'est pas de la chose que nous traitons, mais du mot. Or, ce mot, *les nerfs*, est en fait ce qu'il y a de plus fondamental en médecine ; il est la clé de la théorie et de la pratique ; sans lui, non-seulement les innombrables arcanes de la pathologie demeureraient à jamais inexplicables, mais encore l'exercice de la profession médicale serait à peu près impossible. Otez ce mot, il n'y a plus de médecine, et, ce qui est pis, plus de médecins.

C'est ce qu'il est facile de démontrer.

Et d'abord, au point de vue purement théorique, ce petit mot a les propriétés les plus admirables. Rien ne lui résiste. Il n'y a pas de phénomène si caché dans les profondeurs de l'organisme, de modification si subtile et si fine de la vie qu'il ne soit capable de mettre à nu, pas de complication si abstruse qu'il ne délie comme par enchantement. C'est le réactif intellectuel à la fois le plus délicat et le plus sûr ; il pénètre tout, s'applique à tout ; il est la pierre de touche, le *fiat lux*, l'*ultima ratio* de la médecine. Son autorité est en toute question sans appel.

Pour bien inculquer et faire toucher au doigt la chose, entrons dans le détail. Prenons la première maladie qu'on voudra, par exemple, ce monstre pathologique nommé fièvre intermittente, et soit donné à résoudre le premier des problèmes dont il est gros, le problème étiologique. Allons, mettons-nous à l'œuvre. Interrogeons d'abord hippocratiquement les *eaux*, les *airs* et les *lieux* ; puis, armés du scalpel moderne, parcourons les replis de toutes les muqueuses, les derniers coins de tous les parenchymes; plaçons la rate sous un microscope; passons à l'alambic le fluide pancréatique; puis, conformément à l'aphorisme *naturam morborum ostendunt curationes*, analysons les propriétés de l'écorce péruvienne ; prions MM. Pelletier et Caventou de nous dire au juste combien l'écorce de quinquina grise, rouge ou jaune contient d'atomes de kinate de chaux, d'amidon, de tannin, de matière dite grasse, de matière dite colorante, rouge, verte, jaune, d'acide kinique, de cinchonine, de gomme, de ligneux; puis, pour être en règle avec les préceptes classiques, distinguons soigneusement et recherchons, chacune à part, les causes *internes, externes, principales, accessoires, prédisposantes, concomitantes, déterminantes, occasionnelles, prochaines, éloignées, physiologiques, chimiques, physiques, générales, locales, négatives, positives, constantes, intercurrentes, matérielles, morales*; puis, avec la méthode numérique, alignons géométriquement, au moyen d'une règle, tous ces résultats dans autant de colonnes séparées; condensons le tout dans de bonnes additions, et faisons-les vérifier par M. Louis ou M. Bouillaud. Enfin, pour que rien n'échappe, ne négligeons pas de nous adresser à quelque métaphysicien de la vieille roche, pour qu'il nous éclaire sur le *to theïon* de la fièvre et sur le *génie* périodique. Cet immense travail achevé, que nous reste-t-il pour conclusion ? Zéro, rien. Nous avons appris une infinité de choses, mais non pas celle que nous cherchions. Nous ignorons, après comme avant, la cause de la fièvre, et nous l'ignorerions éternellement si le mot Nerfs était rayé du vocabulaire. Dès que ce trait de lumière a percé l'enveloppe de votre esprit, l'inconnue est dégagée et l'équation faite : ce sont *les nerfs. Probatum est.*

Et ce n'est pas seulement le substantif *nerf* qui jouit de cette puissance explicative, les adjectifs Nerveux, Névralgique, Névropathique, ainsi que d'autres substantifs de la même famille, tels que Névralgie, Névrose, y participent plus ou moins. Ils peuvent tous être employés avec succès suivant les cas. Ainsi supposons une de ces affections si nombreuses dont on ne connaît ni la cause, ni le siége, ni la nature, ni le remède, et dont cependant votre conscience et votre logique vous demandent une explication. Le mot *névrose* est là pour vous tirer d'embarras. Et il ne faut pas objecter niaisement que ce nom n'explique rien, que ce n'est qu'un mot. Ce n'est là qu'une chicane dont un vrai philosophe fera promptement justice. La science humaine ne se compose que de mots. Otez de la physique, de la chimie, de l'astronomie, les mots affinité, impénétrabilité, élasticité, attraction, et toutes ces sciences s'évanouissent en fumée. Ces mots sont inintelligibles en eux-mêmes, et c'est pour cela qu'ils expliquent tout. Il en est de même, en médecine, des mots : sensibilité, irritabilité, sympathie, inflammation et mille autres de ce genre ; mais surtout de leur chef de file le mot Nerf. On pourrait, à la rigueur, se passer des premiers, quoique difficilement, mais de celui-ci jamais; car il peut toujours au besoin tenir lieu de tous les autres. Il est littéralement l'*alpha* et l'*oméga* de la science. Il est à peine besoin de faire voir que l'adjectif *nerveux*, cet agréable pendant du substantif *nerf*, a des vertus analogues à celles de son congénère. Il est même plus communément employé, parce qu'il s'applique mieux aux détails. Des accidents morbides compliqués, obscurs, inquiétants, se présentent à un débutant; son esprit a sur-le-champ envie de se mettre en campagne pour en découvrir la source, l'enchaînement, les suites; mais le médecin expérimenté n'a garde de se lancer dans cette inutile recherche; il simplifie et résout en même temps le problème par ce seul mot : *nerveux*.

Mais c'est surtout par leur valeur pratique que les *nerfs* se recommandent au médecin dans l'exercice de son art. En vérité, quand on réfléchit aux si nombreux et si importants services que ce mot nous rend, à l'inappréciable commodité de son emploi, et à la désastreuse position où nous serions si nous en étions privés, on s'explique à peine comment les anciens médecins grecs et romains pouvaient faire la médecine. Ils avaient, il est vrai, le sang, la bile, la pituite, beaucoup moins employés aujourd'hui ; ils possédaient même quelques mots tout à fait hors de service, tels que l'atrabile et *l'infarctus*; mais avec tout ce bagage ils devaient encore être souvent embarrassés. Plus tard, nos pères ont eu quelques nouvelles ressources, dont plusieurs pourraient être utilisées. Les *âcretés*, par exemple, avaient du bon; c'est un mot fort bien fait. Les *obstructions* faisaient aussi très-belle figure. Mais le mot le plus regrettable sans comparaison est celui de *vapeurs*. Les Vapeurs égalent presque les Nerfs. L'*irritation* a essayé pendant quelques années de s'établir sur les ruines de ses aînés; mais elle n'a que médiocrement réussi. Les *nerfs* sont restés en possession de la confiance à peu près exclusive, et ils la méritent bien. Béni soit Cullen qui, le premier, les a mis en circulation !

La destinée des mots *nerfs* et *nerveux* est vraiment merveilleuse. Ils ont cours partout, ils sont dans toutes les bouches; et, ce qu'il y a de plus curieux, c'est qu'ils sont immédiatement compris des ignorants comme des savants, des malades comme des médecins. Tout le monde s'en sert et les applique également bien. C'est du moins ce qu'il faut conclure du résultat, car aussitôt qu'ils sont prononcés, tous ceux qui les entendent consentent et se déclarent satisfaits. Voyez ce malade en proie aux plus vives souffrances et aux angoisses de la peur, interroger avec anxiété le médecin, et attendre la bouche béante la réponse qui donne la vie ou la mort. Que croyez-vous que va répondre le disciple d'Esculape? quelques paroles évasives, peut-être, quelque mystérieuse sentence technique? Pas du tout. Il ne dit que ce mot : *c'est nerveux*. C'est nerveux, répètent les assistants ; et le malade, qui a aussi parfaitement compris que tous les autres, se tient pour entièrement satisfait et à peu près guéri. C'est là la réponse universelle à toute question médicale ; et (chose qu'on ne pourrait trop admirer !) il est sans exemple qu'elle ait paru insuffisante, ou même simplement obscure à quelqu'un. Et qu'on vienne nous dire ensuite que les mots ne signifient rien ! qu'on vienne nous jeter au nez l'impertinent adage *res non verba !* Nous prions humblement les ergoteurs de nous dire quelle *chose* ils pourraient mettre à la place du *mot* Nerf dans les exemples cités, et nous n'attendrons pas même leur réponse.

Ce mot est d'invention moderne ; il est un des derniers produits de la science la plus avancée; mais il est si net, si clair, si frappant d'évidence, si lumineux, si logique, qu'à peine inventé, il est immédiatement entré dans le domaine public. Je sors de chez moi le matin avec une violente céphalalgie; mon portier, que je trouve au bas de l'escalier, me voyant abattu, s'informe de ma santé. Je lui dis : J'ai mal à la tête. Il me répond aussitôt : *C'est nerveux.* Que pouvait-il dire de mieux, ce brave homme! A quelques pas de là, je rencontre dans la rue un ami qui m'invite à déjeuner. — Non, je souffre beaucoup de la tête. — *C'est nerveux,* réplique-t-il, sans hésiter davantage. J'arrive chez un confrère, et je lui demande conseil sur mon mal. — Buvez de la limonade bouillie, me dit-il; *c'est nerveux.*

Avant de terminer la démonstration de ces propriétés des mots jusqu'ici complétement inconnues, du moins dans leur raison scientifique, nous ajouterons une considération de premier ordre. Nous en garantissons la vérité sur l'autorité de notre expérience per-

sonnelle. Nous disons donc que le mot en question
a une vertu de beaucoup supérieure à toutes celles
déjà indiquées, une vertu thérapeutique. Le mot
nerf, appliqué à propos, ou même mal à propos,
réussit souvent à réprimer les symptômes les plus
alarmants. Il peut tenir lieu d'un purgatif et d'une
saignée. Il a une propriété sédative, et s'il fallait le
ranger dans une des catégories admises des médicaments, nous le classerions parmi les *tempérants* Nous
l'avons vu agir immédiatement dans des cas de dysp-
née suffocante, de céphalalgie intense, de constipation
opiniâtre ; nous l'avons vu arrêter *illico* des vomisse-
ments, des flux de ventre. Il est souverain dans la
plupart des affections de la tête et du cœur. Mais
notre conscience nous oblige d'avouer qu'il n'a pas
d'action appréciable sur les inflammations bien con-
firmées, sur les cancers, les tubercules, les calculs.
Il ne vaut rien non plus dans toutes les maladies si-
tuées à la surface ou dans les cavités que la main et
l'œil peuvent explorer, comme les affections cutanées,
syphilis, gale, etc., croup, hémorrhoïdes, polypes du
nez, ophthalmies. Dans tous ces cas, c'est battre l'air
en vain. Mais lorsque la maladie, cachée dans les profondeurs des viscères, ne se laisse saisir par aucun
sens, lorsque la percussion, l'auscultation, la succus-
sion, la mensuration sont muettes, il est tout à fait
indiqué. Les autres mots analogues, substantifs et adjectifs (nerveux, névropathie) ne sont pas sans effica-
cité, mais leur action est plus faible ; on peut les considérer comme des *succédanés*. Ils seront néanmoins

11.

fort utiles au praticien habile qui saura en varier l'emploi. On sait, en effet, que le même agent médicamenteux doit, suivant les cas, être administré sous différentes formes et dans divers véhicules. En ceci, comme en tout, il faut suivre les préceptes des maîtres, consignés dans nos véridiques traités de *thérapeutique et de matière médicale*.

On a beaucoup écrit et discuté sur les nerfs depuis Hérophile, Érasistrate, Galien, jusqu'aux modernes anatomistes. On composerait une très-vaste bibliothèque des livres *ex-professo* sur ce sujet. Mais c'est merveille que, jusqu'à ce Feuilleton indigne, personne n'ait songé à mettre en lumière cette face de la question. On nous pardonnera donc si nous ne faisons ici qu'une simple ébauche. Les esprits pénétrants qui nous lisent sauront bien en voir toute la portée. Quant à ceux de nos confrères qui ne verraient dans ces remarques qu'un jeu d'esprit assez fade et une insipide bouffonnerie, nous nous permettrons de dire qu'ils manquent complétement de sens et d'esprit médical, et qu'ils ne seront et ne feront jamais rien qui vaille *in nostro docto corpore*.

§ IX.

LA TACHYTOMIE CHIRURGICALE ET LES BAINS SANS BAIGNOIRES.

Au Rédacteur de la *Gazette médicale*.

I.

Nous recevons à l'instant un petit opuscule de quinze

pages, dernier produit de la plume et de l'imagination
fertiles de notre excellent confrère de Lausanne, le
docteur Mathias Mayor. Il a pour titre : TACHYTOMIE
CHIRURGICALE (1), ce qui veut dire en français chirurgie *tranchant rapidement*, et pour objet la démonstration d'un procédé d'amputation *instantanée*, d'un goût
imprévu et prodigieusement original. Vous avez pu en
apprendre quelque chose par une première annonce qui
éclata comme une bombe, il y a deux mois, et frappa
de stupéfaction le monde chirurgical, quelque accou-
tumé qu'il soit à de pareils présents. Mais, dans ce
dernier écrit, il y a du nouveau. Notre célèbre confrère
n'aime pas les routes battues. Il a pour principes invariables : 1º que la vérité chirurgicale doit, si elle est
quelque part, être toujours cherchée aussi loin que possible de la pratique universellement en usage partout et
dans tous les temps, et 2º que la médecine opératoire,
étant presque entièrement du ressort de la mécanique,
peut et doit, à titre de science exacte, être formulée *à
priori*, et n'a nul besoin des leçons de l'expérience. La
nouvelle invention de M. Mayor réalise à souhait ces
deux conditions; car elle est, d'une part, absolument
inouïe, et, d'autre part, essentiellement *mécanique*.

Vous savez en gros de quoi il s'agit. M. Mayor,
touché des douleurs qui accompagnent les amputations exécutées par les procédés ordinaires, et qu'il
attribue uniquement à la lenteur de la marche du
couteau, s'est demandé s'il n'y aurait pas moyen

____

(1) 1843, in-8º.

d'aller plus vite en besogne, et de couper, par exemple, une cuisse instantanément, comme on coupe un fil avec des ciseaux. Pour résoudre ce problème de *mécanique*, il s'est adressé, comme de coutume, à la pratique des arts manuels, qui ne lui ont pas fait attendre la solution. Il a vu, *dans les boucheries*, opérer des sections *brusques* et *simultanées* des chairs et des os, sur des pièces énormes, au moyen d'un couperet à deux tranchants; il a vu aussi les jardiniers faire tomber des branches assez grosses avec leur *sécateur*; enfin, il a vu les vétérinaires abattre dextrement une queue de cheval avec un instrument à deux branches, connu vulgairement sous le nom de *coupe-queue*. Fort de ces autorités —auxquelles il aurait pu joindre celle des bûcherons, dont la hache jouit incontestablement des mêmes propriétés tranchantes que le couperet des bouchers et le coupe-queue des vétérinaires, — M. Mayor a conclu qu'il fallait, sans délai, substituer au couteau et à la scie à amputation un *billot*, une *hache* et un *maillet*. L'emploi de ces instruments s'explique de lui-même : on met le membre à amputer sur le billot, la hache sur le membre, etc., c'est la méthode opératoire employée pour l'ablation du poignet des parricides. Seulement M. Mayor, voulant mettre complétement à profit le procédé des bouchers, fixe sur son billot une lame tranchante, en forme de coutelas, sur laquelle le membre sera posé, de sorte, dit-il, que les deux tranchants, celui sur lequel appuie le membre et celui qui est poussé par le maillet, tournés l'un contre l'autre. se croiseront exactement et dans un clin d'œil. Ces instruments dans leur ensemble et leur jeu réalisent, comme vous voyez, le mécanisme des ciseaux, et sont appelés, pour cette raison, *ciseaux à percussion*. Ce mécanisme, aussi remarquable par sa simplicité que par son infaillibilité, aurait sans doute suffi à toutes les exigences de l'effet à produire ; mais M. Mayor, en méditant sur son idée, a reconnu qu'il serait mieux de changer ces ciseaux bâtards en ciseaux véritables et légitimes. Il a donc abandonné, dit-il, la hache, le billot et le maillet, et ne se sert plus que d'une paire de ciseaux. Il est vrai que ce sont des ciseaux *monstres*; et comme des ciseaux de cette taille peuvent incontestablement couper tout ce qu'on mettra entre leurs branches, l'instrument qui, sous sa première forme, n'était qu'un *ostéotome* destiné à opérer dans certains cas spéciaux, devient un *tachytome* ou sécateur universel, qui tranchera instantanément tout ce que vous livrerez à sa fureur, nez, doigts, pénis, pieds, mains, bras, jambes, cuisses, etc, Ne craignez pas, du reste, que le membre à retrancher s'avise de fuir devant ce terrible engin, et de lui faire manquer son coup; M. Mayor y a pourvu : « L'un des taillants de l'instrument sera » concave, de manière à pouvoir loger environ la demi » circonférence de l'objet qui doit être coupé; l'autre » lame sera, au contraire, convexe; de sorte qu'on » aura tout à la fois le sabre d'un côté et le yatagan » de l'autre. » Tel est le dernier mot de l'invention de M. Mayor.

Assurément, vous ne doutez pas que la machine de M. Mayor ne soit en état de *tachytomer* à souhait tout ce qu'on lui présentera ; mais vous pourriez avoir quelques scrupules sur les conséquences ultérieures de l'opération. Le sort du moignon vous préoccupe; vous voyez une énorme plaie restée béante, une suppuration intarissable, l'os faisant un horrible saillie, etc... Rassurez-vous. Rien de tout cela n'arrivera D'abord, il faut savoir qu'avant de placer le membre entre les deux terribles lames du tachytome, on devra tailler proprement un lambeau de peau semi-lunaire, bien et dûment disséqué dans tout son pourtour, lequel lambeau sera ensuite appliqué sur la plaie, qui se réunira immédiatement par une cicatrice linéaire des plus exactes. Si le malade souffre cruellement pendant ce premier temps de l'opération, vous vous rappellerez que M. Mayor ne s'est engagé à lui éviter que la douleur de l'amputation; or, il est bien évident que ces incisions préliminaires des téguments sont tout à fait étrangères à la tachytomisation du membre, et qu'en conséquence l'opération nouvelle, ainsi définie, aura toujours lieu *senza dolore*. QUOD ERAT DEMONSTRANDUM. C'est ainsi qu'il faut entendre le propos d'un amputé de M. Mayor, qui a déclaré : *qu'il n'a rien senti, quand on lui a coupé la jambe.*

Quelques autres éventualités pourraient vous inquiéter. Ainsi, par exemple, si au lieu de diviser nettement l'os, les ciseaux monstres de M. Mayor allaient le casser, le fêler, etc., il en résulterait des esquilles probablement incommodes, ou des saillies peu élégantes. Nous avons craint aussi quelques irrégularités de ce genre, mais M. Mayor nous a immédiatement tranquillisés, en nous assurant que cette circonstance n'était qu'*un vain épouvantail*. Il nous promet que, *quelle que soit la disposition des os à voler en éclats, lorsqu'ils sont soumis à une violence extérieure*, l'événement ne se réalisera que dans de rares occasions; et quand il se réalisera, il n'y aura rien de plus aisé que de séparer et extraire les esquilles, de niveler la surface du bout de l'os, si elle est trop accidentée, au moyen de rapes, cisailles, pinces, etc.; rien n'empêche même, dans le cas d'une fracture comminutive remontant un peu haut, de refouler les chairs pour denuder l'os et le scier au-dessus de la cassure; et toujours, bien entendu, *senza dolore*, car, encore une fois, la tachytomie, proprement dite, est parfaitement innocente de ces manœuvres accessoires.

Tel est la méthode que M. Mayor recommande à tous les chirurgiens du monde, dans l'intérêt de la science, de l'art et de *l'humanité souffrante*. Elle lui paraît si *simple* qu'il ne doute pas que, malgré les *petitesses obligées et les pitoyables attaques de l'ignorance*, on n'hésitera pas à l'adopter. En ceci. M. Mayor se trompe. Les chirurgiens auront probablement l'impertinence d'attendre que l'inventeur ait lui-même mis en mouvement sa paire de ciseaux, qui n'existe encore qu'en idée. Il y a même à parier que M. Mayor en restera, pour cette invention comme pour tant d'autres, à sa démonstration théorique; il ne voudra pas, conformément à sa philosophie chirurgicale, perdre son temps à soumettre à l'épreuve de l'expérience un théorème de mécanique d'une évidence mathématique, et se tiendra pour satisfait d'avoir prouvé (ce que personne ne sera tenté de contester) qu'on peut construire un instrument capable de couper une partie d'un corps vivant avec la *rapidité de la foudre ou d'un boulet de canon*. Le docteur Guillotin avait déjà, d'ailleurs, comme chacun sait, et aussi dans l'intérêt de l'humanité, résolu ce problème chirurgical de la manière la plus heureuse.

II.

LES BAINS SANS BAIGNOIRES (1).

Nous n'aurions pas vu le nom de notre très-excellent confrère, le docteur Mathias Mayor, inscrit à la suite de ce titre, que nous n'aurions pas hésité un instant à lui en faire honneur. Ces traits foudroyants n'appartiennent qu'à lui : *ex ungue leonem*. C'est une véritable bonne fortune, par le temps de calme plat scientifique où nous vivons, que l'apparition d'un nouveau produit de ce fertile cerveau dont sont sorties déjà tant de conceptions d'un tour si inattendu et si original. Quel dommage que ce pauvre Beyle (Stendhal), qui a usé, dit-on, sa vie à chercher inutilement dans tous les coins de l'Europe ce qu'il appelait *l'imprévu*, n'ait pas passé par Lausanne! c'est là qu'il aurait trouvé cette chose introuvable. Grâces soient donc rendues à notre fécond confrère pour la nouvelle *excentricité* (car c'est ainsi qu'il nomme lui-même ses inventions) qu'il vient de mettre au jour! Elle est,

______

(1) *Les bains sans baignoires ramenés à leur belle simplicité*, par M. Mathias Mayor, in-8°, 1846.

ainsi que ses aînées, d'un goût tout à fait recherché et piquant. Au milieu de la monotone uniformité des travaux courants de notre pauvre médecine, qui se traîne pas à pas, à grand renfort de bésicles, comme dit maître Rabelais, dans sa classique ornière, l'explosion d'une brochure Mayor est toujours un événement. Chacune de ses publications, qui éclatent d'ordinaire à l'improviste, produit sur les nerfs engourdis l'effet exhilarant d'une prise de tabac ou de la joyeuse détonation du bouchon d'une bouteille de champagne.

Un bain sans baignoire ! Ce résultat prodigieux n'a rien qui doive surprendre dès qu'il est annoncé par M. Mayor. Il nous a accoutumés à ces coups de théâtre. Les exploits de son génie en ce genre sont ou doivent être encore présents à toutes les mémoires. Vous n'aurez sans doute oublié, ni la réhabilitation du coton, qui, indignement calomnié par nos pères, s'était vu écarté de l'officine du chirurgien, comme nuisible et même venimeux, et qui, d'un coup de la baguette magique de notre confrère, est devenu pour les pansements *le corps le plus inoffensif dans toute la nature*; ni moins encore cette fameuse *déligation*, grâce à laquelle on sait enfin tout ce qu'on peut savoir sur la manœuvre du fichu et de la cravate ; ni ces formidables cathéters métalliques de gros calibre , terreur des urètres rebelles, dont la marche irrésistible ne connaît pas d'obstacles ; ni enfin cette charmante petite guillotine *tachytomique*, avec laquelle on ampute instantanément un doigt, un bras, une jambe, une cuisse, aussi prestement et avec aussi peu de douleur qu'on taille ses ongles, etc., etc. Ceci suffit pour rendre non pas seulement probable, mais certain, que si M. Mayor s'engage à nous administrer un bain sans baignoire, et même sans eau, il est parfaitement en état de remplir sa promesse.

Remarquez, en effet, que cette jolie *excentricité* est exactement taillée sur le patron des anciennes et fondée sur le même principe de logique générale qui inspire et dirige ce curieux esprit. Ce principe, il est bon de le rappeler, est celui-ci : Pour arriver, en chirurgie, au vrai, au beau et au bon, il faut toujours prendre le contre-pied, de ce qui est pratiqué et enseigné partout. Par cette formule, M. Mayor a ouvert à ses inventions une carrière sans bornes, et trouvé, en outre, une règle pour atteindre toujours et du premier coup le but. S'il s'était borné à penser et à dire, comme beaucoup d'autres, que le vrai, en chirurgie, est *ailleurs* que dans l'enseignement reçu, et qu'en conséquence, pour bien faire, il faut faire *autrement* qu'on ne fait, il n'aurait guère avancé la science et la méthode, car cet *ailleurs* et cet *autrement* ne déterminent rien. Mais en décrétant qu'il faut, dans toute question chirurgicale, se placer diamétralement à l'*opposé* des méthodes consacrées et faire absolument l'*inverse* de ce qu'on pratique, il sait par cela même, pour ainsi dire *à priori*, ce qu'il y a à dire et faire dans toutes les circonstances, puisque, en vertu de son axiome, toute manière d'agir qui sera exactement le rebours de ce qui se fait est nécessairement la véritable et la bonne. C'est d'après cette vue originale que notre chirurgien philosophe a imaginé, dans ses moments de loisir, les procédés, méthodes, instruments, et manœuvres dont il gratifie de temps en temps le monde médical.

Exemples :

Le coton passe, aux yeux de la plupart des praticiens, pour une substance peu convenable pour le pansement des plaies; *ergo* il est non-seulement très-bon pour cet usage, mais encore le seul bon. On ne l'emploie jamais, *ergo* il faut en mettre partout.

On se sert universellement dans les pansements, depuis la guerre de Troie, de bandes longues et étroites; *ergo* il ne faut employer que de petits morceaux de linge larges et courts.

Pour réduire les luxations, il est en général de précepte et de pratique de faire l'*extension* du membre luxé; *ergo* il faut procéder par *flexion*.

Pour maintenir immobile un membre fracturé, on fait usage d'attelles de bois, larges, plates et roides; *ergo* il faut leur substituer des attelles de fer, minces, cylindriques et flexibles.

On panse les plaies et blessures *à sec*; *ergo* il faut les tenir constamment humides.

Dans les amputations, on procède par sections successives et lentes de la peau, des chairs, de l'os, et avec des instruments différents; *ergo* il faut employer un seul instrument qui coupe instantanément tous les tissus et d'un seul coup.

Pour dilater un urètre rétréci, et généralement pour pénétrer dans la vessie par ce canal, on se sert de bougies et de sondes molles, fines, flexibles; *ergo* il faut employer des cathéters durs, épais, rigides, etc., etc.....

On voit, par ce tableau, que notre ingénieux confrère aime les antithèses; il les soutient jusque dans les moindres détails avec une grande richesse d'imagination et une logique inflexible; il oppose le large à l'étroit, le court au long, le dur au mou, l'humide au sec, la promptitude à la lenteur, la simultanéité à la succession; il courbe ce qui est droit, fléchit ce qui est étendu, arrondit ce qui est plat. C'est l'application conséquente et rigoureuse de sa loi des contraires.

Le bain sans baignoire est, comme nous le disions, un produit légitime de la formule qui a engendré toute la chirurgie mayorienne. On sait que, dans les idées reçues, pour prendre un bain, il faut nécessairement de l'eau, et que, pour contenir cette eau, il faut non moins indispensablement un réservoir quelconque, *vulgò* une baignoire. Il est certain du moins que c'est là ce qui se pratique généralement. Or comme d'après le principe Mayor, le vrai et le bien sont toujours au pôle diamétralement opposé de ce qui se pratique, il a dû en conclure et en a conclu, en effet, que, puisque la baignoire était considérée comme indispensable, elle devait *ipso facto* être inutile. Il a donc immédiatement proscrit ce meuble arriéré et caduc, et le remplace par un autre de sa façon, qu'il dote de tout ce qui manque à l'ancien pour l'administration d'un bain scientifique et rationnel, d'un bain ramené, comme dit ce charmant écrivain, à sa *belle simplicité*.

Il semble, au premier coup d'œil, que la manière la plus simple de prendre un bain est... de prendre un bain ; et même, dans le tarif des établissements thermaux, un bain non médicamenteux s'appelle un bain *simple*. Quoi de plus simple, en effet, pour se baigner, qu'une baignoire et de l'eau ? Eh bien ! ce bain simple est, aux yeux de M. Mayor, d'une complication extrême, une déviation des voies du bon sens et de la nature. Il va donc simplifier la simplicité même.

Qu'est-ce qu'un bain dans la rigueur absolue du mot et de la chose ? L'application d'une couche d'eau uniforme et continue sur la surface du corps tout entier ou d'une de ses parties. L'épaisseur de cette couche est parfaitement indifférente pour le résultat, car un corps entouré d'une pellicule d'eau d'un millimètre est aussi bien mouillé, trempé, baigné, en un mot aussi réellement dans l'eau que s'il était plongé dans la Seine ou dans l'Océan. Il suit de là que, dans un bain, toute la masse d'eau qui n'est pas immédiatement appliquée au corps est superflue ; et comme la simplification est le retranchement de l'inutile, il ne faut admettre dans un bain que tout juste la quantité d'eau nécessaire pour emprisonner le corps. Mais si on diminue le volume de la masse d'eau, il est clair qu'il faut diminuer d'autant la capacité du réservoir destiné à la contenir, c'est-à-dire de la baignoire. Le problème du bain ramené à sa belle simplicité consiste donc à obtenir un *minimum* rigoureux d'eau et de baignoire.

Ceci posé, il ne s'agissait plus que d'inventer un appareil qui satisfît à ces conditions, et ce n'était plus là qu'un jeu pour l'ingénieux chirurgien de Lausanne. Celui qu'il propose consiste dans la combinaison des deux éléments suivants : 1º une substance ou étoffe susceptible de s'imprégner facilement du liquide dont on veut composer le bain, et de le conserver dans ses mailles, telles que éponge, papier, carton, laine, étoupes, coton, charpie, amadou, herbes, etc. Cette première pièce de l'appareil balnéaire est l'*hydrophore*, ou, en français, le *porte-liquide* ; 2º une substance ou tissu ayant la propriété de résister à l'eau, de ne pas se laisser pénétrer par le liquide ni par sa vapeur, tels que le papier huilé, la baudruche, la toile cirée, le taffetas gommé, le caoutchouc, et surtout le tissu imperméable inventé par M. Mayor fils. Cette seconde pièce porte le nom d'*imperméable*, d'*hydrofuge* ou même d'*hydrochorique*. Est-il besoin d'indiquer la manœuvre de cet appareil? On imbibe l'hydrophore du liquide voulu, on l'applique sur le corps comme un cataplasme, puis on le recouvre du tissu imperméable destiné à prévenir l'évaporation et, par suite, la dessiccation de la substance mouillée. Cette application peut être bornée à une partie seulement du corps, ou envelopper le corps tout entier. Le bain est ainsi à volonté local ou général. Tel est le bain Mayor, c'est-à-dire le bain type, le bain idéal, le bain absolu, dont

le bain vulgaire n'est qu'une mauvaise contrefaçon,
une caricature. Il faut voir avec quelle verve, avec
quelle abondance d'imaginative, avec quel luxe de
détails il en développe les avantages et propriétés.
Nous ne pouvons le suivre dans ses brillantes excursions historiques, critiques, dogmatiques, dans lesquelles il prodigue toutes les couleurs, tous les re-
flets, toutes les saillies de son style helvétique. On ne
peut cependant se dispenser de signaler l'étonnante
profondeur du principe même de l'invention. L'*idée
mère* du bain Mayor est évidemment le cataplasme. Si
le cataplasme est un bain local, le bain, proprement dit,
ne saurait être autre chose qu'un cataplasme général.
Tout le reste n'est qu'une déduction logique du principe ; mais il fallait toute la force de tête de M. Mayor
pour y voir et en tirer tant de conséquences. Nous re-
connaissons à cette nouvelle œuvre les caractères de
toutes les conceptions du génie. C'est simple et grand.

On voit que, fidèle à son principe de contradiction,
le système *balnéaire* de M. Mayor tend à différer autant que possible du système connu. Le triomphe de
la simplification, et en même temps de l'opposition,
aurait été de supprimer entièrement l'eau et la baignoire. M. Mayor n'a pas osé pousser la logique jusque-là ; et, sous ce rapport, le titre de son mémoire
est équivoque ou promet trop. En effet, il se sert
aussi, lui, d'une sorte de baignoire, car son hydrophore et son hydrofuge ne sont pas autre chose en
essence ; seulement il faut lui rendre cette justice que,
ne pouvant éliminer entièrement cette analogie géné-

rale, il a rétabli dans le détail la plus complète opposition. C'est vraiment pitié de voir avec quel acharnement il poursuit cette pauvre baignoire vulgaire ! de quels sarcasmes il l'accable jusque dans ses plus innocentes prétentions ! avec quel orgueil il lui oppose les propriétés et vertus de sa rivale, qui toutes sont précisément l'antipode des siennes ! L'ancienne baignoire est en métal : elle est lourde, résistante, embarrassante. La nouvelle est en tissus ou substances végétales : elle est légère, souple, commode. L'ancienne portait le baigneur, c'est le baigneur qui porte la nouvelle; l'ancienne était fixe, la nouvelle est mobile, etc. Mais qui pourrait énumérer toutes les particularités du contraste ?

Le principal avantage du bain Mayor, local ou général, c'est de pouvoir être pris indifféremment, sans dérangement aucun, dans le lit, dans la chambre, dans la rue, à table, à la promenade, à cheval. Le baigneur portant la baignoire avec lui peut tranquillement vaquer à ses affaires au dedans et au dehors de sa maison, sans cesser d'être dans le bain. On peut ainsi rester, si l'on veut, toute la journée dans l'eau, tout en se promenant, ce qui est extrêmement agréable.

Une question qui pourrait inquiéter est celle du chauffage du bain. M. Mayor y a pourvu. La quantité d'eau employée étant extrêmement minime, puisque avec deux ou trois litres d'eau on peut prendre un bain général, et avec un verre un bain de pieds, il suffira, pour le chauffer, d'une lampe à esprit-de-vin.

La température du cataplasme hydrophorique s'équi-
librera ensuite avec celle du corps, et se maintiendra
au même degré, grâce à l'imperméable. Il n'y a dans
tout cela aucune difficulté. M. Mayor a poussé la prévoyance jusqu'à indiquer la manière de se procurer
immédiatement un bain chaud dans le cas extrême où
on n'aurait ni eau ni feu. Cela paraît un peu difficile.
Pas le moins du monde. Chacun sait que le corps de
l'homme contient des liquides chauds qu'il peut ex-
créter à volonté... Vous comprenez. Aurait-on deviné
celui-là ?

Il faut mettre un terme à notre admiration. Il nous
en coûte de réduire à ces mesquines proportions, à
cette sèche et maigre analyse, l'œuvre monumentale
qui est devant nous. Que de détails ingénieux, subtils,
agréables, profonds, nous sommes obligés de supprimer ! Combien nous sommes coupables envers M. Mayor
d'interpréter si faiblement sa pensée ! Mais nous sa-
vons qu'il est plein d'indulgence et qu'il pardonnera à
notre insuffisance en faveur de notre intention. Nous
sommes même persuadé que si nous allions un jour
le voir à Lausanne, dans sa maison de *Beauséjour*, il-
lustrée une première fois par le séjour de Napoléon, il
nous mettrait cordialement en mesure de juger du talent de cette cuisinière qu'il dépeint de façon à faire
venir l'eau à la bouche (p. 60), et voudrait bien, en
même temps; nous dispenser d'user de ses bains lo-
caux ou généraux, et singulièrement de ceux qui se
préparent sans eau et sans feu.

§ X.

VUES DE COSMÉTIQUE TRANSCENDANTE.

La santé est le premier des biens; elle est le bien en soi et la condition de tous les autres. Les anciens y joignaient immédiatement la force et la beauté; puis venaient la richesse, les honneurs, etc. C'est dans cet ordre que les vieux poëtes théologiens, Callimaque, Pindare, Linus, Orphée, adressaient leurs invocations aux dieux. C'est encore à peu près ainsi que se classent les objets des désirs et des vœux terrestres des humains; j'entends de la portion masculine de l'espèce, car pour l'autre moitié la classification est un peu différente; la santé ne vient qu'au second rang, peut-être au troisième; c'est la beauté qui prime tout le reste. Parmi les dons de la nature ou de la fortune, il n'en est aucun qui puisse balancer un instant dans le cœur de la femme celui de la beauté. Ce sentiment est fondé chez elle sur les lois primordiales de l'instinct; il est le signe essentiel et caractéristique du sexe; il pourrait, au besoin, bien mieux que les indications souvent équivoques de l'inspection anatomique, trancher la question médico-légale dans un cas d'hermaphrodisme. Là où se montrera le besoin de plaire, trahi par les mille petites manœuvres involontaires de ce qu'on appelle la coquetterie, là sera la femme. La beauté étant pour la femme la chose la plus désirable, la conscience de sa possession est inhérente à la nature intime de son être; permanente et indéfectible, elle remplit son cœur tout entier. Cette persuasion est pour elle la condition *sine qua non* du bonheur. Si *les hommes ont la permission d'être laids* — et beaucoup en abusent, comme le pauvre Pélisson à l'occasion duquel madame de Sévigné fit le mot — les femmes ne l'ont pas. Aussi n'en est-il aucune qui consente à l'être, aucune qui ne parlemente avec son miroir, aucune qui ne lutte et ne proteste jusqu'à la fin contre l'*outrage* des ans. Le désir de plaire est chez elles l'*ultimum moriens*.

Si donc la beauté joue un rôle si important dans la vie humaine ; si, pour une moitié de l'espèce au moins, l'idée de sa possession est un bien comparable à nul autre, celle de son altération un souci perpétuel, celle de sa privation ou de sa perte un tourment insupportable, le soin de sa conservation ou de son rétablissement est un intérêt social du premier ordre. Cependant la science ne s'en est occupée jusqu'ici qu'avec une impardonnable négligence, et la Cosmétique, qui devrait avoir le rang honorable d'une doctrine et d'un art constitués, n'est encore qu'une annexe de la barberie et de la parfumerie. Le charlatanisme, qui a toujours le flair fin et le mérite négatif de signaler les *desiderata* de la science, s'en est emparé et l'exploite, tandis que la médecine, qui seule a le droit de statuer sur les choses du corps humain, semble décliner sa compétence, et en ceci, comme en trop d'occasions, laisse faire sa besogne par des usurpateurs. Sans doute, comme gardienne et institutrice de la santé, elle sauvegarde aussi la beauté, dont la santé est la condition première ; mais cette action détournée est peu efficace. Ce n'est pas que la médecine n'ait, dans quelques cas, des moyens plus directs, et il y aurait de l'injustice à ne pas lui en tenir compte. Si par carie, nécrose ou autrement, une ou plusieurs dents s'avisent de quitter leurs alvéoles, ce qui produit sur la portion de joue correspondante le plus disgracieux renfoncement et change le sourire en une affreuse grimace, une intelligente prothèse comble le vide et rétablit la symétrie physionomique.

Si la bouche rosée d'une jeune fille est déshonorée par un affreux bec de lièvre, le chirurgien coud assez proprement quelquefois les deux bords de la fissure, et donne à la lèvre une forme plus acceptable.

Un œil noir ou bleu, auquel le porteur tient naturellement beaucoup, est-il chassé de son orbite par une balle, par une fonte purulente, par une opération chirurgicale, l'art y en loge un autre d'une ressemblance parfaite avec le voisin, dont malheureusement il ne peut pas suivre bien exactement les évolutions, et souvent regarde à droite, lorsque le compagnon regarde à gauche. Mais c'est toujours quelque chose de n'être que louche après avoir été borgne.

Un boulet ou un couteau à amputation vous enlève-t-il une jambe, une cuisse ? on vous en procurera une de rechange en bois, parfaitement articulée, et qui, passée dans une longue botte, simulera à ravir la bonne, surtout quand vous serez assis.

Si votre nez — le cas est grave — est détruit par un

carcinome ou amputé par une main ennemie avec un rasoir, la rhinoplastie, renouvelée de Tagliacozzi, va vous en refaire un autre avec un lambeau de peau de votre front, adroitement taillé et soudé. Ce nez greffé pourra bien prendre la forme capricieuse de quelque variété de figue ou de pomme de terre, et s'orner à la longue de quelques poils plus ou moins indiscrets ; mais vous avez toujours la satisfaction d'avoir un nez, et un nez vivant, avantage que n'avaient pas les nez de carton peint autrefois en usage. Un procédé analogue d'autoplastie vous restituera, au besoin, une joue ou un menton perdus.

Une colonne vertébrale tend-elle à prendre une direction inconvenante, à faire paraître une épaule *fuor d'architettura*, comme disent les Italiens, l'orthopédie redressera cette courbe malencontreuse, et le sujet deviendra droit comme un jonc ; et si un pied humain se met à revêtir la forme équine ou toute autre variété également anti-artistique du pied-bot, une section sous-cutanée de quelques fléchisseurs ou extenseurs obstinés, aidée d'un appareil de contention approprié, fait disparaître cette configuration baroque dont était affligé le pied gauche de lord Byron, et qui fut une des causes secrètes de la misanthropique humeur du grand poëte.

Ce sont là sans doute des moyens précieux ; mais ils ont pour objet l'utilité plutôt que la beauté. Ils ne s'appliquent à la restauration des formes qu'en vue du rétablissement des fonctions, et non point pour elles-mêmes, au point de vue esthétique. Ce sont des répa-

rations d'urgence et non des travaux d'embellissement.
Or c'est la beauté qui est le but de la Cosmétique, et
la médecine, répétons-le avec douleur, n'a apporté
qu'un bien faible contingent de vues à cette noble
science , dans laquelle elle devrait avoir la haute
main.

En dehors de la médecine il s'est fait de plus grandes choses et d'une appropriation plus directe à la
grande fin de la Cosmétique, qui est le maintien et la
restauration de la beauté ou de ce qui en tient lieu, la
jeunesse. L'esprit d'invention industrielle s'est élancé
ici à toute volée et s'est signalé par des découvertes
dont il a ravi la gloire à la médecine. Une tête dont
l'ornement chevelu, blond ou brun, faisait l'orgueil,
se dépouille de cet insigne de la force et de la jeunesse.
Elle devient rase comme la main. Que fait la médecine
ici ? Rien. Elle donne un nom grec ou latin à la chose ;
elle l'appelle l'*alopécie* ou la *calvitie*, et se retire. Tout
au plus conseille-t-elle à ce sinciput dénudé de se
coiffer d'un bonnet de soie ou de coton pour éviter
les rhumes de cerveau. Quelle pitié! L'artiste capil-
laire ne montre-t-il pas une véritable supériorité sur
ce pauvre savant, en substituant au bonnet une perruque ou un toupet? Mais celui-ci même n'est encore
qu'un apprenti à côté de l'adepte qui s'avance et dit :
« Sur ce crâne pelé, je vais faire pousser une forêt de
poils avec ma pommade de chameau, ma pommade
de lion, mon eau de Lob, et je donne 20, 30, 100,000 fr.
à qui prouvera l'inefficacité de ma drogue. » C'est
celui-là qui résout véritablement le problème. De

même pour cette autre mésaventure crânienne, la décoloration des cheveux, qu'une vaine science, qui ne sait trouver que des mots, appelle *canitie*. Combien de têtes grisonnantes ont passé rapidement du blanc au noir à l'aide de l'eau de Perse ! Et qui pourrait énumérer les spécifiques, eaux, vinaigres, essences, pommades, crêmes, pâtes, huiles, poudres destinés à rafraîchir le teint, à assouplir et unir la peau, à raffermir les chairs ? Il y a des ressources pour tous les accidents. L'obésité est ennemie de la grâce et ne va pas avec la jeunesse, qui est toujours présumée. On vous fera donc maigrir juste au degré voulu. Il suffit d'un cèrtain liquide qui dissout la graisse et respecte scrupuleusement tous les autres tissus. Rien de plus sûr, de plus innocent et de moins coûteux. La maigreur n'est pas moins fâcheuse. Il serait très-avantageux de pouvoir renforcer et arrondir certaines régions, adoucir des aspérités, combler des vallées. Il n'y a pas encore de liquide pour cela, que nous sachions; mais on y supplée par la crinoline, le caoutchouc, etc.... Nous recommandons cette lacune à l'étude des spécialistes en ce genre. Un de nos confrères nous a dit être sur la voie d'un moyen de garnir méthodiquement de tissu adipeux les parties qui en manquent. Il se flatte de pouvoir ainsi un jour modeler des Vénus callipyges et autres, et même, si on le désirait, des Vénus hottentotes. Quel grand artiste nous aurions là ! Mais il travaille sur des données purement scientifiques et expérimentales fournies par l'observation des résultats obtenus en Angleterre sur diverses espèces d'animaux domestiques et aussi sur l'homme. Il procède par la science. Il est donc à peu près certain qu'il n'aboutira à rien et que quelque Lob lui coupera l'herbe sous le pied.

L'art industriel a donc fait jusqu'ici plus et mieux que l'art scientifique et médical. Cependant les découvertes et applications dont on vient de parler sont, en somme, d'un ordre assez inférieur (sauf pourtant la revivification des poils). Elles se réduisent, comme la plupart des procédés chirurgicaux indiqués précédemment, à des prothèses, à des déguisements, à des simulations, à des postiches. Ce n'est que fort imparfaitement et dans un petit nombre de cas que cet art remédie aux défauts de la forme par une modification vitale et organique des parties, ce qui est le point essentiel à atteindre. Le plus souvent il ne s'en tire que par des subterfuges tels que la perruque ou l'œil de verre, et n'arrive ainsi qu'à produire un peu d'illusion, promptement dissipée.

La science et l'art cosmétiques doivent viser plus haut. Il s'agit de restaurer directement les formes altérées par l'âge ou la maladie, d'améliorer celles qui sont vicieuses, de maintenir la pureté et la correction de celles que la nature a dessinées dans un de ses bons moments. Et les formes ne sont pas tout. Il faut encore savoir entretenir, vivifier, colorer cette enveloppe cutanée dont tant d'accidents peuvent gâter les teintes délicates et harmonieuses. Il faut faire exécuter au travail vital lui-même la peinture qu'un art mensonger imite grossièrement par les poudres, les fards et

les pommades du parfumeur. Tel est l'idéal de la haute
COSMÉTIQUE.

Un homme s'est rencontré qui a réalisé cet idéal, au
moins dans un grand nombre d'applications de la plus
haute importance ; et, comme dans toutes les productions du génie, la simplicité des moyens employés par
lui n'est pas moins étonnante que la variété des résultats obtenus. Aussi intitule-t-il justement sa doctrine : SCIENCE NOUVELLE (1). C'est le titre du fameux
livre de Vico : SCIENZA NUOVA. L'auteur entre sans
préambule, comme les grands maîtres, *in medias res.*
Il débute par cette observation que l'altération de la
beauté dépend principalement, ainsi que celle de la
santé, de la violence des impressions morales. De là le
précepte général, pour quiconque veut conserver à sa
figure tout son mérite, de neutraliser le fâcheux effet
des sensations brusques et vives qui en dérangent si
promptement la symétrie. Mais comment faire? Le
moyen est simple ; il consiste à opposer à chaque impression fâcheuse et à l'instant même une *contre-im-
pression* ou *contre-choc.* Après une chute, une frayeur,
par exemple, on prend par routine un verre d'eau
fraîche, ce qui remet, comme on dit, les sens. On
fait fort bien, car c'est un contre-choc. Mais il y a
un *contre-choc* plus prompt, plus facile, applicable
partout et en toute circonstance ; c'est l'*aspiration.*
Une longue et forte aspiration d'air contre-balance à
l'instant le choc causé par une émotion fâcheuse. Ce

<hr>

(1) *Science nouvelle pour entretenir la beauté,* etc., chez tous
les libraires. 1853. In-12 de 2 feuilles 1 2, plus une planche.

n'est donc pas sans raison qu'on dit en plaisantant que *le chagrin engraisse les femmes*. Rien de plus aisé à comprendre. La femme qui pleure et sanglote fait à chaque instant de grandes aspirations qui compensent et au delà l'influence émaciatrice du chagrin. A l'acte de l'aspiration on peut ajouter un exercice respiratoire plus puissant encore pour déterminer le contre-choc : c'est ce qu'on appelle la *nasale*. On inspire modérément, puis on chasse brusquement l'air par le nez, mais en ayant soin, dès que l'air va sortir, de porter les doigts à l'ouverture des narines, comme le fait le priseur quand il aspire sa prise de tabac par petits coups saccadés. On concevra toute la puissance de la *nasale* pour arrêter la déformation des traits (car c'est là le but de ce contre-choc) si l'on considère que ce même exercice peut amortir instantanément le rire, l'éternument, le bâillement et les suffocations qui ont lieu *lorsqu'on avale de travers*.

L'exercice fréquent de la *nasale* est déjà un moyen général de neutraliser l'influence des impressions désagréables sur la beauté, et une sorte de régime hygiénique très-bon à suivre. Pour comprendre l'importance qu'attache l'inventeur à ce procédé, il faut savoir que, dans un livre antérieur, tout médical, Sur LES DIVERSES MANIÈRES DE RESPIRER POUR ENTRETENIR LA SANTÉ, il a décrit *vingt-six* de ces manières et expliqué leurs propriétés hygiéniques et curatives. Il a fait la même analyse de la marche, et on est étonné d'apprendre qu'il y ait tant de façons de respirer et de cheminer, et qu'on ait été assez ignorant jusqu'ici pour n'en employer qu'une, et la moins bonne.

Quoi qu'il en soit, en ce qui touche le soin de la beauté, c'est la respiration *nasale, naso-buccale,* etc., qui pare presque à tout. C'est par cette dernière notamment qu'on entretient la perpétuelle fraîcheur des lèvres. Pour arrondir les joues et les maintenir fermes et rebondies, il faut un exercice particulier d'inspiration et d'expiration imitant la toux, ce qui s'appelle dans la doctrine un *rhume factice.* Par ce moyen on peut à volonté rétrécir les grandes bouches et amplifier les petites, redresser celles qui sont de travers et obtenir une foule d'autres modifications également agréables. Dans les cas difficiles de l'effacement des rides, il faut à la gymnastique respiratoire joindre la *frétillette,* qui consiste en une sorte de passe magnétique exercée avec la main sur la partie du visage qu'on veut améliorer. La *nasale,* le *rhume factice* et la *frétillette* suffiront à toutes les indications.

L'auteur a par devers lui, non pas de simples vues spéculatives, mais de nombreuses expériences, et notamment la sienne. De son aveu, il ne passait pas précisément pour beau dans sa jeunesse. A ce propos il relève justement, quoique avec une certaine acrimonie, M. Alphonse Karr, pour avoir dit dans le journal Paris qu'il avait le nez long. Il ne faut pas, en effet, parler légèrement du nez des gens. Malgré sa position éminente au milieu du visage, qui le met toujours le premier en scène, le nez est d'une extrême susceptibilité. M. Karr a donc eu tort de se permettre des observations sur le nez en question. Du reste, le porteur du dit nez, qui s'est déjà sensiblement rajeuni par l'usage de la *naso-buccale* et de la *frétillette*, se fait fort de prouver à ce critique qu'il possède aussi l'art de raccourcir cet appendice. Seulement il demande du temps, ce qui est de droit pour une œuvre de cette importance. Il y faudra bien quelques années. Mais à quoi pourrait les mieux employer l'auteur qu'à mettre son nez à l'abri des impertinentes allusions de M. Alphonse Karr?

L'analyse complète de ce livre d'or nous conduirait plus loin que nous ne pouvons aller. Ces indications sommaires suffiront pour donner une idée de l'importance des découvertes qui y sont consignées.

Ce petit volume qui crée une *science nouvelle*, la *Cosmétique*, nous suggère une remarque : c'est que nous sommes infiniment plus riches en science que nous n'affectons souvent de le dire. Chaque jour en voit éclore quelqu'une. Combien de fois n'avons-nous pas entendu proclamer l'avénement de la *vraie médecine ?* Elle a été découverte dans ces derniers trente ans au moins quatre ou cinq fois. Dans un ordre plus relevé encore, les tables parlantes nous révèlent les secrets du monde des esprits. Nous n'en continuons pas moins à répéter que nous ne savons rien ! Ingrats ! Leibnitz avait bien raison de dire : « Les hommes souvent cherchent ce qu'ils savent et ne savent pas ce qu'ils cherchent. »

§ XI

INFLUENCE DU THÉATRE SUR LA SANTÉ PUBLIQUE.

Voilà, j'espère, un riche sujet de méditations ! Je ne m'étonne pas qu'on ait dernièrement présenté et soutenu à la Faculté de médecine de Paris une thèse de trente et une pages in-4° sous ce titre. L'auteur ne pouvait choisir un thème plus favorable au déploiement de l'imagination. C'est une vraie bénédiction qu'un pareil sujet pour ces esprits inventifs qui aiment à s'écarter des voies battues et prendre la science par son côté original. Le premier venu peut, au moyen des cinq ou six encyclopédies médicales que nous possédons, compiler en trois jours une dissertation en forme sur la question la plus ardue ou la plus à la mode, comme l'origine des tubercules, la phlébite, les résorptions purulentes, la torsion des artères, la percussion médiate ou immédiate, etc., etc. Vous trouverez tout cela, et bien d'autres choses encore, dans les livres des doctes, très-soigneusement étiqueté dans l'ordre alphabétique, de manière qu'il n'y a qu'à se baisser pour en prendre. Dans ces immenses arsenaux, il y a des faits pour votre système, des systèmes pour vos faits ; vous n'avez qu'à allonger la main vers la case A ou la case B, et vous voilà armé de pied en cap pour l'attaque comme pour la défense. Faits et raisonnements, observations et théories, calculs statistiques, doctrines, chiffres, tableaux synoptiques, rien n'y manque. Aussi la science est-elle devenue un véritable pont-aux-ânes. Mais connaissez-vous aujourd'hui beaucoup de gens capables d'y rencontrer une idée ou quelque chose qui y ressemble? Sans doute, vous allez me citer M. Frigerio et ses pois chiches, M. Broc et sa double pompe figurative du système circulatoire. Vous y ajouterez les inventeurs des journaux au rabais et la médecine pittoresque, etc. Soit. Je ne veux pas contester le mérite de ces découvertes; mais ces découvertes, sans doute fort ingénieuses, ne nous conduisent pas bien loin ; elles ne sortent pas de la sphère de l'utile ; elles méritent l'estime des hommes, mais ne commandent pas leur admiration ; les hangars de l'exposition de l'industrie sont remplis d'inventions pareilles. Ce que je demande, ce que vous demandez tous, c'est une de ces idées qui, au mérite de la nouveauté, joignent celui de la profondeur, de l'étendue, de la justesse ; qui, simples au premier coup d'œil, sont grosses de tout un monde de conséquences, et une fois jetées dans la science en éclairent tout l'horizon. Or ce sont là les caractères distinctifs de la thèse en question : *De l'influence du théâtre sur la santé publique* (1).

Trouver et montrer entre les choses des rapports inaperçus, telle est la tâche du génie scientifique. Des milliers d'anatomistes avaient étudié le corps humain sans y voir des rapports qui crèvent les yeux. Ils n'avaient pas remarqué, par exemple, que le crâne n'est qu'une vertèbre, que la bouche et le nez ne sont autre

(1) De M. Bonnaire (de Saint-Mihiel, département de la Meuse).

chose que des vagins et des pénis placés au rebours, que l'œil et l'oreille sont des poils, que la femme elle-même n'est qu'un homme manqué ou ébauché, un véritable monstre par arrêt de développement. Ce sont pourtant là des idées extrêmement simples, comme nous l'ont si bien prouvé les Allemands. C'est ainsi que les moralistes anciens et modernes ont beaucoup parlé du théâtre, mais en aveugles. Tout ce qu'ils ont pu en dire se réduit à cette maxime inscrite sur la toile dans quelques salles de province : *Castigat ridendo mores.* Les médecins se sont évertués à calculer la quantité d'air respirable contenu dans une salle de dimension donnée, avec un nombre donné de spectateurs, et à déterminer si l'asphyxie était plus à craindre au paradis qu'au parterre. Les professeurs d'hygiène ont fait gravement observer que le brusque changement de température étant la cause la plus fréquente des péripneumonies, pleurésies, bronchites, il fallait, en sortant du théâtre l'hiver, s'envelopper de son manteau si on n'a pas de voiture, et faire quelques tours dans les couloirs pour prendre ce qu'ils appellent *l'air moyen.* Ni les uns ni les autres n'ont entrevu la portée de leur sujet.

L'auteur de la thèse a vu de plus haut les choses ; il ne se traîne pas dans ces misérables détails d'hygiène vulgaire. Son coup d'œil philosophique, embrassant toute la chaîne des causes et des effets et tous les rapports, fait de cette question du théâtre une question medico-philosophico-politique de premier ordre.

Dans un chapitre préliminaire, il esquisse à grands

traits l'histoire morale du théâtre chez les anciens et chez les modernes : « Aux temps anciens, dit-il, le théâtre était une école publique de morale et de vertu. » Ceci serait un point à contester si on voulait contester. Je n'ignore pas que les littérateurs et les savants en *us* de toutes les époques ont dit des merveilles du théâtre antique, par quoi il faut entendre le théâtre grec, car chez les Romains il n'y eut guère d'autre scène nationale que les jeux et les boucheries de l'amphithéâtre ; mais je me défie quelque peu de ces *anas* de collége; et les hautes vertus du théâtre ancien me paraissent aussi douteuses que les miracles de la lyre d'Amphion. Ce qu'il y a de certain, c'est qu'on y dansait la cordace en même temps qu'on y déclamait *Œdipe à Colonne*. Or la cordace était la *chahut* du temps. Les femmes qui exécutaient cette pantomime, fort dégénérée de son ancienne splendeur, portaient dans leurs mains d'énormes phallus en cuir. Les savants trouvent là-dedans des mythes et des symboles admirables ; mais les jeunes gens et les jeunes filles d'Athènes devaient prendre les choses à la lettre. Eschyle et Sophocle y déroulaient de très-beaux tableaux de l'histoire héroïque ; Euripide y mettait en vers les sentences des philosophes; mais Aristophane y traînait dans la boue les généraux, les magistrats de la république et ses principaux citoyens; il y insultait Socrate, le peuple battait des mains, et quelques années après le philosophe buvait le poison. Mais tout cela ne fait rien à l'affaire. Il est convenu que le théâtre antique était une institution sublime, et puisque **M**. Bonnaire est aussi de cet avis, il serait ridicule à nous de faire les entendus, et d'opposer nos petites raisons à la voix des siècles. Convenons encore, puisque **M**. Bonnaire nous l'enseigne, que ce fut la dégénération du théâtre qui amena l'asservissement de la liberté romaine. Gémissons enfin avec lui sur l'état actuel de la scène, qui n'est plus, hélas ! une école de vertu et de morale, mais un foyer de plaisir et d'enivrement, où « une harmonie bruyante et audacieuse « agite les nerfs, où la terreur avec ses frissons glace « les sens, tord le cœur, étouffe presque la vie, où on « pleure de rage, de bonheur et de joie », et passons à ses trois grandes divisions du théâtre en trois genres : 1º le lyrique, 2º le comique, 3º le tragique. Cette classification sent un peu son classique, mais elle en vaut bien d'autres.

Jamais l'opéra n'a été défini en termes plus magnifiques et plus pompeux ; car cette belle dissertation n'est pas moins remarquable par la richesse du style que par la profondeur des vues : « C'est un palais de « fée où l'œil est frappé par l'éclat brillant d'un océan « de lumière qui se précipite de tous côtés en gerbes « de feu ; dans lequel un seul coup de baguette ras- « semble en un instant toutes les beautés et toutes les « richesses du monde entier, et réalise à volonté les « rêves d'une imagination riante et mobile. Ajoutez à « cela l'effet de la représentation, le costume des ac- « teurs et les danses légères des *sylphides* ou des *fol-* « *lets, hommes et femmes aériens* , dont la grâce et les « mouvements harmonieux nous charment tellement

« qu'on les croirait produits par de simples formes de
« corps dépouillées de toute substance matérielle et
« saisissables seulement par la vision. » Je vous .prie
de remarquer que c'est à MM. les professeurs de l'é-
cole de médecine que l'auteur adresse cette poésie. Ils
ont dû être fort embarrassés pour trouver matière à
argumenter, et sauf MM. Richerand et Alibert, qui savent apprécier le mérite d'une période et d'une métaphore, il est à craindre que tous les autres n'y aient
été complétement insensibles ; les barbares !

Puis viennent des réflexions non moins lumineuses,
et non moins bien exprimées, sur la musique et sur
ses effets : « Une symphonie charmante flatte-t-elle
« notre oreille, un frémissement général nous saisit et
« bientôt une inexprimable volupté s'empare de nos
« sens. On dirait qu'un fluide impondérable circule
« dans nos vaisseaux, que nous sommes dégagés de
« notre enveloppe matérielle et métamorphosés en
« êtres aériens tout de sentiment. Des sons lents se
« font-ils entendre, la face se décompose et pâlit, le
« regard devient triste et langoureux, la respira-
« tion entrecoupée et suspirieuse ; le pouls se ralen-
« tit, se concentre, et la peau se refroidit en un ins-
« tant. »

Je dois être bien mal partagé sous le rapport du
sens musical, car je n'ai jamais éprouvé de quelque
orchestre que ce soit de si formidables impressions.
Mais la sensibilité de ce jeune confrère est si exquise
qu'il doit les avoir ressenties. Aussi, je n'hésiterais
pas, si j'étais son médecin, à lui interdire l'opéra, dont

il ne paraît pouvoir jouir qu'au prix de deux à trois syncopes par soirée.

Voici maintenant le genre comique, autrefois si amusant, si instructif et si moral, devenu aujourd'hui une école de licence. Aussi que de maux répandus sur l'espèce par cette cause maudite ! La coupe fatale qu'Homère place aux pieds de Jupiter, renversée tout entière sur la terre, n'aurait pas produit plus de désastres moraux et physiques que la comédie moderne. Qui nous envoie ces jeunes gens amaigris, minés par la fièvre, le visage décoloré et flétri, et presque *tombés dans un néant d'existence?* c'est le Vaudeville, c'est le théâtre des Variétés. D'où nous viennent ces filles chlorotiques, ces malheureuses « qui de même qu'une « fleur délicate se fane et meurt étouffée sous les feux « d'un soleil ardent, languissent et se dessèchent sous « le vent incendiaire qui souffle sur leur cœur? » du Gymnase ou des Funambules. Ce pauvre moribond, qui l'a conduit à la tombe ? un regard de madame Volnys ou de madame Allan. Quel démon a semé la discorde dans ce paisible ménage bourgeois, et mis au régime lacté ces deux tendres époux de la rue Saint-Denis ? c'est un jeu de physionomie de madame Allan dans une situation tendre, c'est le geste énergique de madame Dorval dans une scène scabreuse. Le théâtre est le réservoir infect où s'élaborent les principes immédiats de la mélancolie, de l'hypocondrie, de la chlorose, de la nymphomanie, du spleen, de la phthisie et de la folie. Il est le pourvoyeur le plus actif des hôpitaux. Je calcule, en raisonnant sur les données de

M. Bonnaire, que si on supprimait le théâtre, trois médecins sur quatre pourraient plier bagage. La nosographie ne serait plus qu'un cadre vide. En effet, malgré qu'il préconise quelques pièces telles que *Bonardin dans la lune*, comme propres à faciliter la digestion, à accélérer l'absorption ; bien qu'il nous dise dans cette allocution charmante de la page 16 : « Allez « rire, maris infortunés, femmes délaissées, vierges « simples et enjouées et jeunes gens joyeux ! Et vous « aussi, philosophes moroses, savants profonds, poëtes « nuageux, politiques soucieux, allez rire, le rire est « si bon !!! c'est une douce rosée sur l'herbe des « champs, etc.; » bien qu'il cite le fait remarquable d'un jeune homme qui, arrivé au dernier degré de marasme, fut sauvé par le *Voyage à Dieppe*, il est facile de voir que ses craintes sont plus fortes que ses espérances, et que la comédie est pour lui comme un de ces poisons actifs que la médecine ne doit employer que fort rarement et à scrupules.

Mais ce tableau, tout terrible qu'il est, n'approche pas de celui que lui inspire le *genre tragique*, genre qui comprend sans doute le mélodrame. La peste, la guerre et la famine, les sept plaies d'Égypte, seraient moins redoutables pour l'humanité que la scène tragique moderne. La mort et le crime planent sur nos théâtres pour y attendre leurs victimes. Celui qui en sort sain et sauf peut se regarder comme un objet privilégié de la protection des dieux amis.

L'auteur, posant en principe que l'*émotion* est le but du poëte tragique, croit devoir, en bon logi-

cien, débuter par définir l'émotion. « L'émotion
est un état particulier de l'âme, résultant d'une exci-
tation dans les facultés de sentir. » « Cette définition, ajoute-t-il, n'est pas peut-être d'une exactitude irréprochable. » Nous pouvons le rassurer
complétement là-dessus. Sa définition est inattaqua-
ble ; l'ergoteur le plus subtil n'y trouvera rien à reprendre. Après la définition, la division. L'émotion est
agréable ou désagréable, et, suivant ce double caractère, ses effets sont différents. Salutaire dans un cas,
elle est pernicieuse dans l'autre. Mais ici, comme pour
la comédie, il penche vers le côté pessimiste, et c'est
avec les couleurs du Styx qu'il décrit les effets du
drame moderne : « Et que veut d'ailleurs ce drame,
« s'écrie-t-il, sinon le supplice des sens et de l'intelli-
« gence, au milieu des atrocités du crime? S'il nous
« fait goûter par hasard de douces et suaves émotions,
« c'est pour nous livrer tout palpitants de plaisir à la
« douleur, à l'effroi, au dégoût. Comme une jeune
« fille, doucement endormie avec des pensées d'amour,
« qu'une main cruelle enlèverait effrayée de sa couche
« virginale, et plongerait dans un bain de glace ; chan-
« gement funeste de température, que toutes les mi-
« sères du corps humain peuvent reconnaître pour
« cause !! »

Convenez qu'il n'y a pas beaucoup de thèses écrites
de ce style.

Parmi les principaux chefs d'accusation qu'il dirige
contre les dramaturges, il signale surtout le *coup de
théâtre,* c'est-à-dire ces péripéties imprévues qui font

l'effet du bain de glace au sortir du lit. Suivant notre auteur, le coup de théâtre est l'instrument à émotion le plus dangereux ; il le qualifie même de meurtrier, et les poëtes qui en usent sont pour lui des assassins. Il admet les coups de théâtre gradués habilement, de manière à préparer l'organisme au dernier choc par des secousses moins fortes, etc. Celui-ci, en effet, se présente en face et vient attaquer de front, « tandis « que l'autre s'embusque en quelque sorte, surprend « à l'improviste et frappe à coups précipités. Victime « du guet-à-pens, le spectateur devient la proie du « supplice. » Aussi, il n'est pas rare de voir l'homme renversé raide mort sur la place. Ceux qui ne sont pas tués sont toujours plus ou moins grièvement blessés. Ils rapportent chez eux des palpitations, des anévrismes, des spasmes, l'anorexie, la gastralgie, l'hypochondrie, la mélancolie, le penchant au suicide, la fièvre cérébrale, des hémoptysies, l'aménorrhée, l'hystérie. Les femmes avortent, les hommes se brûlent la cervelle; les couturières s'asphyxient avec du charbon. Le frère de M. B..., de constitution athlétique, âgé de 21 ans, gagna au dernier acte de *Périnet Leclerc* un accès de fièvre très-violent. Tels sont les effets inévitables du drame *horripilant* sur le corps. Les effets sur l'âme sont bien plus terribles encore ; mais restant dans le cadre de son sujet, qu'il a Dieu merci fait assez large, M. B. se contente de les indiquer d'une manière générale.

Quant à l'insalubrité des salles de spectacle, M. Bonnaire croit inutile d'en parler. Il regarde d'ailleurs comme démontré que leur atmosphère est plus délétère que celle d'un laboratoire d'anatomie.

Que faut-il conclure de cet éloquent plaidoyer contre les spectacles, auprès duquel celui de Rousseau, non moins éloquent, est presque une apologie ? L'auteur ne le dit point; il pose les principes et laisse aux hommes intelligents le soin de tirer les conséquences. Toutefois, je pense qu'il aurait dû joindre à sa philippique une requête au préfet de police pour qu'il eût à faire fermer dans les vingt-quatre heures tous les spectacles de Paris, sauf l'Opéra-Comique et le théâtre de Séraphin, pour motif de salubrité publique, ou un mémoire à l'Académie de médecine pour l'engager à rédiger une instruction populaire analogue à celle qu'elle fit pour le choléra-morbus. Au lieu de cela, il nous abandonne pieds et poings liés à la peste, sans nous indiquer même le plus petit préservatif. Quant à moi, je suis si épouvanté que je viens de renvoyer un billet qu'on avait eu l'obligeance de m'envoyer pour *Salvoysi*. J'aime pourtant beaucoup le Gymnase ; mais la santé avant tout.

§ XII.

INFLUENCE DU TABAC SUR L'HOMME (1).

> Quoi qu'en dise Aristote et sa docte cabale,
> Le tabac est divin ; il n'est rien qui l'égale.

Lorsque, dans son FESTIN DE PIERRE, Thomas Cor-

---

(1) C'est le titre d'une brochure de 282 pages, par M. le docteur A. Grenet.

neille, traduisant en assez bons vers la prose bien meilleure de Molière, mit dans la bouche de Sganarelle ce fameux distique, il écrivait la légitime épigraphe du livre que nous annonçons. Ce livre est, en effet, la plus belle apologie qui ait jamais été faite de cette herbe, la plus illustre des infundibuliformes, la plus intéressante des solanées, la plus glorieuse de la pentandrie monogyne, dont la providence a semé partout les innombrables espèces pour le service des nez. L'épigraphe que l'auteur a choisie, quoique digne du sujet (1), ne vaut pas celle de Sganarelle.

Cette nouvelle *tabacologie* offre des méditations si transcendantes et une telle originalité de pensée et de forme qu'il serait téméraire d'en essayer une analyse. Aussi aurons-nous recours le plus souvent aux citations.

L'ouvrage s'ouvre par une courte préface, où l'auteur expose le point de vue général qui a présidé à la conception de son livre et à la distribution de ses différentes parties. Il croit aussi devoir initier ses lecteurs à certaines qualités de son caractère, de son tempérament et de son esprit, pour justifier ce qu'il pourrait y avoir d'insolite dans les allures de son style et de ses idées: « Ce dont il faut que je vous prévienne, « dit-il, c'est que sous un langage parfois virulent pour « un commerçant, acerbe pour un historien, mignard « pour un médecin, vous trouverez une indépendance

(1) « Le tabac est de toutes les plantes modifiant par leur emploi usuel les fonctions de l'économie, celle qui a le plus d'action sur les facultés du *cœur* et de l'*esprit*. »

« d'idées qui pourra vous choquer. » On conçoit que l'emploi d'un langage *acerbe, virulent* et *mignard* à propos du tabac en poudre, en feuilles ou en cordes, ait besoin de quelque justification. Quant à l'indépendance des idées, elle est la pierre de touche de tout vrai penseur, de toute âme libre ; loin de choquer en quoi que ce soit, elle ne peut qu'honorer un tabacologiste. « Du reste, ajoute-t-il, si avec les véritables dif-
« ficultés à habiller une si grande diversité de maté-
« riaux dans des habits cousus avec de la science et du
« roman, et qui participent des couleurs de l'un et de
« l'autre, avec l'embarras grotesque de vouloir plaire
« entre une balance de débitant, un pilon de pharma-
« cien et une pipe culottée de plébéien, l'allure de
« mon style se ressent de l'étroitesse et de l'aridité des
« routes, semble prendre un caractère de mauvais
« goût, enfin ne vous plaît pas, c'est la faute de mon
« esprit plutôt que de ma bonne volonté, soit dit fran-
« chement et sans réserve diplomatique. »

Après un pareil aveu de l'écrivain, personne n'aura l'impertinence de le prendre au mot lorsqu'il nous invite, à défaut d'un meilleur emploi, à allumer notre pipe avec les feuillets de son livre.

Le chapitre premier nous déroule l'*histoire* du tabac. La première ligne est un mot profond : « Il n'y a rien à inventer dans une histoire. » En conséquence, l'auteur se bornera à raconter les faits avec l'intégrité de l'historien. Il ne croit pas que le tabac soit une plante absolument étrangère à l'Europe ; elle y a été seulement inconnue. Il se livre à ce sujet à une suite de méditations abstruses dont il développe la trame dans une période digne, par sa longueur, de figurer avec celles du P. Maimbourg, dans la fameuse recette contre l'asthme composée par Montesquieu. « Certes, « mais l'Europe a aussi *sa propriété fécondative*, puis- « qu'il y vient du tabac ensemencé, et c'est une ques- « tion insoluble de chimie transcendante, d'ontologie « végétale (si Messieurs de l'Académie de médecine « nous permettent l'emploi de ce terme dont ils ne « peuvent expliquer le sens), insaisissable comme une « fumée, que cette distinction entre la vertu de pro- « duction et la vertu de fécondation, double condi- « tion essentielle mais inappréciable, vraie mais obs- « cure, parce que la vie végétale, comme la vie ani- « male, cache les secrets de son principe sous un « voile qui n'est même pas diaphane à l'imagination « des savants, double propriété enfouie dans les mys- « tères de la matière terrestre, et qui semble diviser « ses éléments avec les lieux, mais les combine avec « l'art de l'homme, l'art qu'enfante le besoin ; comme « si l'instinct, cette puissance spirituelle de l'anima- « lité, cette puissance machinale de l'être sentant et « pensant, conduisait *invitamen* l'homme à rassem- « bler les anneaux dont se composent les lois de la « nature, et à rétablir, sinon à opérer lui-même, un « concours nécessaire au perfectionnement des facul- « tés physiques. » La longueur de cette période n'est pas son seul mérite ; on a pu admirer la savante intri- cation des phrases incidentes, l'ingénieux accouple- ment des mots, dont plusieurs même sont tout à fait nouveaux. Si Messieurs de l'Académie de médecine avaient l'impudence, comme le craint l'auteur, de s'ériger ici en Aristarques, nous l'engageons à décliner leur compétence, et en appeler à l'Académie française, qui saura lui rendre justice.

Poursuivons.

Quoique l'origine américaine du tabac soit, à la rigueur, contestable, laissons à l'Amérique cet honneur, dont elle est si fière. Qu'elle n'oublie pas cependant que, si elle nous a donné le tabac, elle a reçu de nous les amandiers, les pêchers, les abricotiers, surtout la vigne et les épinards, et qu'ainsi nous sommes quittes. Mais, en lui faisant cette concession, il doit être bien entendu « qu'en cas de passe-droit la honte en retom-
« bera sur nos médecins, qui n'ont pu distinguer les
« plantes employées ou à employer dans leurs mysté-
« rieuses officines; sur la médecine, qui n'a pu profi-
« ter des propriétés d'une plante si active, une méde-
« cine toute syncrétique ou spagirique, une médecine
« monstrueuse par la multiplicité de ses drogues ;
« chaos informe où venaient se confondre feuilles, pou-
« dres, extraits, sucs, mucilages, teintures, sans distinc-
« tion dès actions spéciales. »

C'est aussi par une insolence patriotique tout à fait digne de la perfide Albion, que les Anglais se sont vantés d'avoir les premiers, connu et cultivé chez eux le tabac, se fondant sur ce fait qu'au seizième siècle Tabago, où on le fait naître primitivement par une autre erreur, faisait partie des possessions anglaises.

« Les Anglais ont fait un anachronisme, poussés par

« une prévention, comme si l'honneur national devait
« entrer en ligne, à la faveur d'un nom donné plus
« tard à une plante, nom qui, rappelant ainsi une faute
« chronologique, ne peut justifier l'usurpation d'une
« gloire de transplantation ! »

Notre savant auteur énumère longuement et discute
toutes les opinions émises par une foule d'écrivains
sur la patrie originaire du tabac, sur la date de son
importation en Europe, sur le lieu où il a d'abord été
cultivé, sur les hommes qui ont eu la gloire de coopé-
rer à cette transplantation ; il agite, avec une érudition
non moins profonde, la question si controversée, et,
par malheur, non encore résolue, si c'est le pays qui a
donné son nom à la plante, ou la plante donné le nom
au pays, ou si ce nom n'est pas plutôt celui des instruments à l'aide desquels les Indiens en aspiraient la
fumée. Il énumère toutes les variations de sa synonymie : *petun, pyciell,* dans les langues sauvages ; *nico-
tiane* et *herbe à l'ambassadeur,* du nom de Jean Nicot,
qui l'avait apportée du Portugal où il était ambassadeur en 1559 ; *herbe à la reine,* parce que Nicot en
avait d'abord fait présent à Catherine de Médicis, qui
la baptisa elle-même *herbe Médicée* ; *herbe du grand
prieur,* parce que le grand prieur de France, de la
maison de Lorraine, était un priseur déterminé ; *herbe
de Sainte-Croix, herbe de Tournabon,* parce que deux
cardinaux de ce nom la cultivaient avec passion et en
usaient de même ; *herbe à tous maux, panacée antarctique,* dans le langage des empiriques et charlatans du
temps ; *buglosse antarctique, jusquiame du Pérou, con-*

soude indienne, etc., inventés par quelques amateurs en botanique.

L'usage médical du tabac se répandit avec une rapidité incroyable. Substance nouvelle, active et stupéfiante, il dut prendre place parmi les arcanes : « le « tabac a goûté ces honneurs. » Quant à son emploi physiologique par la bouche et par le nez, il est plus difficile à expliquer; mais M. G. prétend que tout ce qu'on a dit là-dessus est pitoyable. « Il est encore, « dit-il, des exécuteurs des hautes-œuvres philosophi- « ques, qui prétendent que la vogue du tabac en Eu- « rope est le résultat d'un sentiment de curiosité qui « s'attache naturellement à tout ce qui vient de « loin. » Des raisonnements de cette force ne sauraient, comme on le pense bien, satisfaire notre tabacologiste. Il tire, lui, cette explication de la considération des besoins les plus généraux de la nature humaine, qui cherche à étendre en tout sens son activité; « car l'heure de la vie de l'homme ne se mesure « jamais au temps continuellement égal que met la « grande aiguille à faire le tour d'un cadran d'horloge. »

Nous sommes tout à fait de son avis.

Cette victoire du tabac a exercé, comme on sait, la loquacité des oisifs. On l'a attaqué et défendu avec fureur; « de là une guerre à mort, une guerre qui a « épuisé la logique des rhéteurs, la philosophie des « observateurs, les dogmes soi-disant irrécusables des « savants, et a rabaissé très-souvent les paradoxes des « uns et des autres à une joûte de bretteurs. » « Mais, « ajoute notre habile critique, il faudrait bien du

« temps... pour passer en revue toutes les savantes et
« risibles propositions, et se livrer, sans espoir, à des
« méditations *écrasantes*, au souvenir d'arrêts irréfra-
« gables d'exclusion, au souvenir des luttes de l'école,
« au souvenir de l'hypocrisie et des *déprédations su-*
« *breptices* du pouvoir, et..., etc. » On conçoit qu'en
présence de ces difficultés écrasantes et subreptices,
un historien donne sa démission et renvoie les curieux
aux sources. Nous l'approuvons donc encore ici pleinement.

Ici se place une anecdote tabacologique dont Fagon,
le médecin de Louis XIV, passe pour le héros, mais
dont il est juste de laver sa mémoire. Voici le fait rec-
tifié par notre historien. Fagon devait présider une
thèse de Claude Berger, intitulée : AN EX TABACI USU
FREQUENTI VITÆ SUMMA BREVIOR? Mais, ne pouvant assister à l'acte, il se fit remplacer par un autre médecin.
La conclusion de la thèse était affirmative, et le ba-
chelier s'escrima de son mieux pour démontrer que
tout priseur avait peu de temps à vivre. Il soutint son
dire avec la plus grande vigueur. Le président, fougueux adversaire du tabac, ainsi que Fagon, approu-
vait chaque argument, et encourageait le répondant de
la voix, mais non du geste, car, pendant toute la séance,
son nez ne fut pas d'accord avec sa langue ; il ne cessa
de priser.

Le tabac a résisté aux proscriptions des empereurs
russes, des empereurs turcs, des rois d'Angleterre, et
même aux foudres du Vatican. Il a triomphé, parce
qu'il avait une sorte de mission providentielle et hu-

manitaire. En racontant et constatant ce triomphe définitif, M. G. s'exalte jusqu'à l'enthousiasme, et il épanche le trop plein de son inspiration dans une période non moins remarquable par la dimension et le contexte que celle précédemment citée. On nous saura gré de la reproduire ici ; seulement il faut prendre haleine avant de commencer. « L'introduction chez « nous du café, du thé, de l'opium, substances bien « utiles pourtant, n'est pas un événement si remarqua- « ble que l'introduction du tabac, par cela seul que le « café, le thé, l'opium y sont entrés de plain-pied, sans « conteste, au milieu des ballots de nos denrées, sans « qu'une seule voix se soit élevée pour les en chasser, « et que le tabac, lui, percé de mille traits de haine et « de dégoût, mais insinuant et subtil comme sa fumée, « fort de son mérite et de ses vertus, tantôt choyé, « tantôt honni, est entré au milieu des verdicts d'in- « terdiction et des exécutions de ses partisans ; histoire « qui rappelle aussi bien une martyrologie religieuse « que les disputes de Vadius et de Trissotin ; événe- « ment triste et gai, capricieux dans ses détails, capri- « cieux comme une lutte corps à corps, où le Destin « joue un rôle de transfiguration et d'alternative ; évé- « nement tantôt grave comme un démêlé d'intérêts de « province, tantôt jovial et badin comme les discus- « sions de nos anciens docteurs, tantôt Shakespeare, « tantôt Bobèche ; péripétie d'un combat de sophistes « et de bourreaux, armés des armes d'une fanatique « inquisition ou des armes du ridicule, armes aussi « terribles les unes que les autres, mais qui se sont

« brisées dans les mains d'une volonté générale, en
« attendant que les armes des rois, jaloux des jouis-
« sances du peuple et qui mesurent leur cupidité fis-
« cale au besoin de tous, se brisent dans les mêmes
« mains. »

Nous sommes forcé de sauter par dessus le chapitre II qui traite des questions relatives au commerce,
à la culture, à la fabrication, et à l'histoire commer-
ciale du tabac. On n'y trouve pas d'aussi belles phrases
que dans le précédent, mais des considérations et des
renseignements très-intéressants et très-curieux. Ce
n'est que dans le chapitre III, consacré aux *influences*
morales et physiques du tabac, que l'auteur reprend
son vol dans les hautes régions du style et de la pensée. C'est là, pour nous borner à quelques citations
isolées, qu'il nous dira que chez les Méridionaux le
besoin du tabac est moins vif que chez les Septentrio-
naux, parce que dans le Midi *ses bienfaits sont com-
passés sur les capacités des surcharges de l'atmosphère.*
Il observera plus loin que la *puissance du tabac se grade
à l'exaltation de l'esprit ;* car l'excès de plaisir fait
souffrir comme l'excès de peine ; c'est la sensation
poussée à un degré insupportable ; c'est *le détraque-
ment des barrières qui limitent l'espace de la tranquil-
lité du cœur.* Le tabac peut seul pallier, sinon guérir,
cette maladie de joie. Plus loin encore, analysant avec
une sagacité étonnante les effets physiologiques de
l'usage du tabac sur le poëte, l'artiste, le peintre, il
termine ce magique tableau par ces derniers traits :
« Dans cette continuelle *laboration* du cerveau, dans

« cette réaction intéressante des impressions extérieu-
« res vers *le centre des facultés,* dans cette expression
« continue qui doit faire jaillir la création ou *les rayons*
« *de bonne vue comme l'eau jaillit d'une éponge,* dans
« cette concentration et cet épanouissement de l'intel-
« ligence, disons que, pour beaucoup, la pipe si sou-
« vent reprise, si souvent abandonnée, la prise qui
« succède souvent à la prise, sont des armes puissantes
« de cette concentration et de cet épanouissement, de
« cette action *incidente* et *anacamptique* de l'esprit. »

Qu'il nous en coûte, chers lecteurs, de vous priver
du *poétisme* de l'action ; « des têtes de vieillards qui
grimacent le désespoir; de ces figures de fumeurs
flamands *statuées d'une expression morne et pourtant
passionnée,* et du *stoïsme* de quelques autres. Vous
vous passerez plus facilement du spectacle de ces fumeurs de bas étage, de ces hommes *brutes* et *dégoûtés,*
de ces femmes *belles de figure, mais laides de gaîté,*
assoupies par *un* atmosphère de volupté et les crises
hideuses de leurs convulsions. » Vous ne voudriez pas
non plus vous laisser conduire par l'auteur dans ces lieux
où « le tabac *se fait ordure après s'être fait encens,* là où
puant il se mêle si *dégoûtamment* à l'haleine liquoreuse
et infecte pour se faire, à juste titre, fouler aux pieds
et jeter dans l'égoût, lui qui s'est fait une renommée
immense de gloire et de poésie. » Mais nos regrets nous
reprennent en nous voyant forcé de vous priver de ces
vieilles murailles de chair faites de jeunes et vieux
soldats avides de triomphes et *imbus de principes hu-
manitaires...* et dont les émotions se mesuraient à la

grandeur péripétique des circonstances. » Etc., etc.

Nous ne pouvons cependant pas nous empêcher de mentionner le chapitre IV, où sont décrites les principales manières de faire usage du tabac, comme un des plus agréables de ce très-agréable ouvrage. L'auteur se pose cette question : Est-ce le tabac qui fume l'individu, ou l'individu qui fume le tabac? Sa réponse est que c'est le tabac qui fume l'individu, et cela par la même raison linguistique, dit-il, que le laurier et le genièvre fument le jambon. C'est conclure *in forma.* On apprendra avec plaisir, sans doute, ce joli mot inventé par l'auteur pour exprimer l'action de fumer, FUMENBUCATION (fumer *in bucca*). L'inventeur a quelque crainte sur le sort de son mot, à cause de son euphonie un peu ingrate ; mais nous pensons, comme lui, que ce défaut ne tient qu'à son *inusitation.* A la fumenbucation nous pouvons joindre l'*herrhination,* qui signifie l'action de priser, et la *machication* celle de chiquer. Aucun de ces mots ne se trouve probablement dans le DICTIONNAIRE DE L'ACADÉMIE.

La partie directement médicale et physiologique de ce livre est relativement courte et ne contient rien de bien neuf. Nous avons dû en conséquence nous borner à signaler le côté saillant de cette production originale. Comme quelques personnes pourraient, d'après les citations, se croire dispensées de lire l'ouvrage, nous les prévenons, très-sérieusement, qu'elles trouveraient difficilement ailleurs une histoire aussi complète et aussi exacte du tabac.

§ XIII.

UNE QUERELLE D'ALLEMAND.

Turpe est doctori, cum culpa redarguit ipsum.

Ce n'est pas sans raison que je mets cette citation savante en tête de l'élucubration qui va suivre. Mon seul regret est de n'avoir pas trouvé l'équivalent de cette épigraphe en grec ; elle aurait eu l'avantage d'être moins intelligible, et plus convenable, par conséquent, dans une querelle d'Allemand comme celle dont je vais parler. Il s'agit de la discussion littéraire établie en ce moment entre M. Dézeiméris et M. Lisfranc (1).

(1) En 1834, Lisfranc, dans une thèse de concours (pour la chaire de clinique externe à la faculté de médecine) sur la question du *traitement des anévrismes*, avait, dans la revue historique des opinions des auteurs sur ce sujet, émis quelques assertions qui furent relevées par Dézeiméris. Dézeiméris était, comme on sait, très-chatouilleux en matière d'érudition médicale. Il s'en serait volontiers attribué le monopole. Son intervention dans cette circonstance ne parut pas cependant motivée par des considérations purement littéraires ; on pensa que son attaque, publiée et distribuée dans l'enceinte de l'école le jour même de l'argumentation sur les thèses, était destinée à fournir des armes à ses compétiteurs, qui eurent, du reste, la loyauté de refuser ce secours, et déclarèrent renoncer à argumenter sur les points discutés par Dézeiméris. Ces concurrents étaient Blandin, L. J. Sanson, Aug. Bérard, Guerbois, M. Lepelletier et M. Velpeau. C'est ce dernier qui fut élu professeur.

Lisfranc, on peut bien le dire aujourd'hui, n'était guère en état de lutter avec Dézeiméris sur des textes grecs ou latins. Aussi avait-il eu la précaution de s'adjoindre pour ses recherches et pour sa défense un collaborateur qui prit la plume

Cette discussion, à peine à son début, a produit une si volumineuse collection de notes, d'observations, de réponses, de répliques, de contre-répliques, qu'il est déjà extrêmement difficile de s'y orienter. Pour peu que les éclaircissements et explications réciproques continuent, les ténèbres de ce procès seront si profondes que les plus habiles interprètes renonceront à s'en mêler. Il est, en effet, démontré par expérience qu'en toute matière autre que les mathématiques, les doutes et les incertitudes croissent en raison directe de la durée de la dispute. Trois lignes de la thèse de M. Lisfranc ont provoqué dix pages de M. Dézeiméris, lesquelles en ont amené cinquante de son adversaire, lesquelles ont été suivies de je ne sais combien d'autres, qui, à leur tour, en ont engendré encore une demi-douzaine. Le débat, d'abord établi sur deux ou trois faits, s'est gonflé successivement de questions incidentes, toutes grosses elles-mêmes de nouvelles questions, sans qu'on puisse prévoir où s'arrêtera cette multiplication. L'intervention d'une troisième voix dans la querelle ne peut, je le sais, qu'ajouter à la confusion ; mais dans l'intérêt des parties et des lecteurs, c'est là, je crois, ce qui peut arriver de plus heureux. La clarté douteuse à la faveur de laquelle ces deux redoutables champions se portent encore quelques coups mal assurés étant tout à fait éteinte par mes explications, le combat sera terminé.

pour lui dans cette polémique, et qui la tint avec autant de verve et d'esprit que de pertinence. Cette bonne plume était celle de M. Malgaigne.

Je commence par déclarer, moi public, que je suis décidé à soutenir M. Lisfranc contre M. Dézeiméris, non point parce qu'il a raison sur le fond des choses, ce que j'ignore profondément, mais parce que je suis plus content de sa manière de disserter, de disputer, de pousser les arguments, d'aiguiser les syllogismes. Sa polémique m'égaie, tandis que celle de son adversaire m'attriste. M. Dézeiméris prend trop la chose au sérieux ; il ne veut pas admettre la plaisanterie, alors même qu'elle est bonne, et, sous prétexte d'établir l'égalité des armes, il interdit à son adversaire de se défendre avec esprit ; parce qu'il se fâche, il ne veut pas qu'on rie. Je ne saurais, pour mon compte, sympathiser avec une humeur de ce genre.

Dans un débat dont la solution est parfaitement indifférente au public, si tant est même qu'il y ait lieu à une solution, on ne peut pas prendre parti pour les choses, mais simplement pour les personnes, et, dans ce cas, le plaideur qui sait le mieux attacher son auditoire doit être préféré. Tel est mon avis, du moins. Je ne prétends point dire que M. Dézeiméris ait tort, car je n'en sais rien ; je dis seulement que M. Lisfranc dispute d'une manière plus agréable et plus récréative. Tel est le seul et unique motif de ma partialité, et je le maintiens parfaitement fondé et légitime. Si quelqu'un veut engager une discussion là-dessus, je suis prêt à la soutenir *unguibus et rostro*.

Mon exorde terminé, je viens aux faits de la cause.

M. Lisfranc a dit dans sa thèse : 1º que Rufus, médecin grec, mort il y a quelque dix-sept cents ans, est le premier auteur d'une méthode pour le traitement de l'anévrisme; 2º que Galien avait emprunté à ce médecin sa doctrine sur le même point de pratique; 3ª que la méthode dont Anel est regardé comme le premier inventeur, se trouve indiquée antérieurement par Guillemeau et même par Ambroise Paré; 4º que la méthode de Guillemeau n'était pas celle d'Aétius, mais bien celle d'Anel.

En réduisant à ces quatre points le sujet de la discussion, je me mets déjà sur les bras une assez rude besogne. Mais on voudra bien se souvenir que je ne me suis pas engagé à dire tout, ni à être clair. *Qui potest capere capiat.*

M. Dézeiméris soutient précisément le contraire de ces quatre propositions.

Des deux côtés on s'oppose des textes, et qui pis est les mêmes textes. D'abord quant à Rufus, il est convenu de part et d'autre qu'il ne reste aucun ouvrage bien authentique de ce médecin. On ne connaît ses opinions que par des fragments conservés par des compilateurs. Il faut donc s'en rapporter aux compilateurs. Parmi ces compilateurs se trouve Aétius; et c'est sur deux ou trois phrases d'un certain chapitre de cet auteur, que nos deux adversaires établissent ces deux opinions diamétralement opposées.

Première question. — Dans quel chapitre d'Aétius se trouvent ces phrases? Dans le 52ª du 14ª livre, dit M. Lisfranc; dans le 51ª, dit M. Dézeiméris; et ils ont tous deux raison et tous deux tort, car l'ordre des chapitres n'est pas le même dans les diverses traductions, et c'est sur les traductions qu'ils raisonnent. L'un a pris Montanus et l'autre Cornarius. Il n'a pas moins fallu de quarante pages d'arguments pour débrouiller ce quiproquo.

Deuxième question. — Que disent les deux passages ? D'après l'avis commun des parties, il est question, dans le premier, au commencement du chapitre, d'une certaine définition de l'anévrisme. Mais ils l'entendent un peu différemment, suivant l'édition où ils le lisent. Selon Montanus et M. Lisfranc, il porte : *Sed et aliquando obducta in sectionis loco cicatrice, sanguis sub cute excolatur, efficiturque morbus quem aneurisma appellant. Ab arteriâ igitur vel ab venu emanat sanguis,* etc. D'après M. Dézeiméris et Cornarius, il signifierait, en français : « Quelquefois la plaie de la peau s'étant réu-
« nie, celle de l'artère restant béante, le sang s'échappe
« sous la peau et forme une tumeur que les Grecs ap-
« pellent Anévrisme, c'est-à-dire dilatation de l'ar-
« tère. »

Ces deux propositions, quoique traduites du même texte, sont loin de présenter la même idée. D'après la première, l'anévrisme consiste en toute tumeur sanguine, produite par la lésion soit d'un vaisseau artériel soit d'une veine ; d'après la deuxième, il ne consisterait que dans les tumeurs formées par le sang artériel. M. Lisfranc maintient le premier sens, sur ce que toute l'antiquité grecque, et même des écrivains postérieurs à Rufus, ont appliqué le mot d'anévrisme au trombus. Il trouve, en outre, fort extraordinaire que Rufus, parlant en grec à des Grecs, eût écrit ce

membre de phrase : *Quem Græci aneurisma appellant.*
Je crois, comme lui, que c'est là une glose de Cornarius, et je dis de même de ces mots : *Hoc est arteriæ
dilatationem,* par lesquels ledit Cornarius a voulu faire
montre de sa science étymologique. M. Dézeiméris
soutient la seconde version par la seule raison qu'elle
est donnée par sa traduction. Il me semble qu'il eût
été beaucoup plus simple de recourir aux sources
mêmes, à l'original grec, qui eût mis d'accord Montanus et Cornarius. M. Dézeiméris est d'autant plus
impardonnable de n'avoir pas adopté ce moyen expé-
ditif de trancher la difficulté, qu'il est, dit-il, posses-
seur d'un superbe manuscrit grec d'Aétius. Que veut-
il donc en faire, s'il ne s'en sert pas en une si belle
occasion ?

Quant à l'auteur de ce passage, tous deux conviennent qu'il appartient à Rufus, d'après le témoignage
d'Aétius. Ils ne diffèrent que sur l'interprétation de la
définition de l'anévrisme qu'il contient. On va voir
que cette différence d'interprétation de ce premier
passage amène une interprétation différente du second,
que voici tel que l'a cité M. Lisfranc dans sa thèse.
Il se trouve dans le même chapitre que le précédent :

« *Si vas unde manat sanguis profundum fuerit.....*
« *ubi situm ejus et magnitudinem diligenter perspexeris,*
« *noverisque numquid vena sit an arteria, vas immissâ*
« *volsella extendemus et moderate circumflectemus*
« *nonnumquam et post vinculi nexum oblique vas inci-*
« *dere cogimur.* »

Sur ce passage s'élèvent deux questions : 1° de quoi y est-il question? 2° qui en est l'auteur?

M. Lisfranc prétend qu'il s'agit ici d'une méthode de traitement de l'anévrisme par la torsion. M. Dézeiméris croit, au contraire, qu'il ne s'agit pas du tout d'un cas d'anévrisme, mais simplement des plaies avec perte de sang. Le conseil que donne le médecin de s'assurer si le sang provient d'une veine ou d'une artère, serait une preuve qu'il n'est pas question d'anévrisme, puisque le mot d'anévrisme ne désigne, selon lui, que les épanchements artériels, et voilà pourquoi il tient tant à la définition de l'anévrisme du premier passage, telle que la donne la version de Cornarius. M. Lisfranc, partant de la définition de Montanus, qui donne indistinctement le nom d'anévrisme aux tumeurs veineuses et artérielles, et de l'opinion connue de l'antiquité conforme à cette définition, et, remarquant en outre que la description de ce procédé opératoire vient peu après le premier passage sur la formation des anévrismes traumatiques, voit dans celui-ci l'indication d'une méthode de traitement de ces lésions telles que les entendaient les anciens.

Ce point me paraît singulièrement embarrassant, et je doute même qu'on parvienne jamais à le décider d'une manière complète. Je soupçonne cependant que la lecture des douze ou quinze manuscrits d'Aétius existants pourrait apporter quelque lumière ; s'ils n'apportaient pas la lumière, ils nous donneraient au moins quelques nouvelles variantes non moins ardues que celles des commentateurs et des traducteurs, ce qui ne pourrait que tourner au profit de la dispute et des disputeurs. Quant à moi, dans le doute, je donne à tout hasard raison à M. Lisfranc, par cela seul que son argumentation sur ce point, comme sur la plupart des autres, m'a paru touchée avec une grâce et une ingéniosité parfaites. C'est le moins que je puisse faire pour le plaisir qu'il m'a donné.

L'autre question, savoir quel est l'auteur de ce terrible passage, n'a pas été controversée avec moins de vigueur et de tenacité. C'est même sur celle-ci que porte tout le fort du combat.

D'après M. Lisfranc, il est de Rufus ; d'après M. Dézeiméris, il est de Galien.

Voici les raisons de M. Lisfranc : 1° Le chapitre où se trouve ce passage est intitulé : *De eruptione sanguinis EX RUFO et de crustam inducentibus* (édit. Montanus), ou bien : *De eruptione sanguinis et quæ crustam inurant, RUFI* (Cornarius) ; ce qui prouve d'abord que Rufus est pour quelque chose dans ce chapitre ; 2° le passage relatif à la torsion des vaisseaux est placé à peu de distance de la définition de l'anévrisme, et tout le discours compris entre ces deux passages inclusivement est entièrement relatif au même sujet, les hémorrhagies et les moyens hémostatiques. Or, le passage de la définition étant par tous les critiques, et par M. Dézeiméris lui-même, attribué à Rufus, on ne voit pas pourquoi le second, qui n'en est que la suite et le complément, ne lui appartiendrait pas. On ne voit pas pourquoi le témoignage d'Aétius, qui les cite tous deux, serait reconnu valide dans un cas et non

valide dans l'autre; 3° Aétius étant un compilateur a
réuni dans ce chapitre 51 ou 52 un assez grand nombre de préceptes et de recettes, tirés des ouvrages des
anciens médecins, dont il cite le plus souvent les noms
en tête de chaque formule, comme : *aridum Philagrii,
aliud Oribasei, aliud ex Galeno.* Il a fait de même
pour le long extrait relatif à l'écoulement du sang; il
a dit : *De eruptione sanguinis ex Rufo.* Si l'on conteste
à Rufus la propriété de cet extrait et de la doctrine qui
y est exposée, on peut contester par la même raison
à Philagrius, à Oribase, à Galien, la propriété des recettes et formules mises sous leur nom; il faut contester tout ce chapitre d'Aétius, et même tout son livre,
qui est presque entièrement écrit dans ce goût ; 4° si
ce passage est de Rufus, ainsi que la définition de l'a-
névrisme, les passages analogues qui se trouvent dans
Galien ont été empruntés par lui à Rufus, qui conserve
ainsi tous les honneurs de la priorité dans la connaissance de l'anévrisme et de son traitement, ainsi que
l'ont cru une foule de savants hommes, et entre autres M. Dézeiméris. (Brochure, p. 5 et *alibi. — Dictionnaire de médecine,* art. *Anévrisme* et *Chirurgie.*)

M. Dézeiméris, de son côté, prétend : 1° que l'autorité d'Aétius ne prouve rien parce que c'est un compilateur souvent infidèle. (Il faudrait prouver d'abord
cette infidélité en général et en particulier sur le point
en question.) 2° Que la plupart des écrivains postérieurs, en reproduisant les idées principales et même
les détails de ce chapitre, l'attribuent à Galien. (Cela
prouve seulement qu'ils ne connaissaient pas ce pas-

sage de Rufus cité par Aétius.) 3° Que la définition en tête du chapitre se trouvant près du nom de **Rufus**, qui fait partie du titre, doit lui être attribuée ; mais que l'autre passage, qui est placé plus loin, ne saurait, par la même raison, lui appartenir. (Il suivrait de là qu'en faisant une citation, tout écrivain serait tenu de répéter le nom de son auteur à chaque phrase ; il ne lui suffirait pas de dire : Ce qui suit est à Paul ; il faudrait qu'il signât du nom de Paul toutes les phrases citées.) 4° Que Galien n'est point un plagiaire, et que, loin d'avoir copié Rufus, Aétius lui-même a copié dans Galien toute la substance du chapitre en question. (Le contraire est prouvé par les remarques précédentes. Il convient d'observer en outre qu'on trouve aussi dans Galien la définition que M. Dézeiméris lui-même laisse à Rufus, et que ce n'est que par un procédé de critique des plus arbitraires qu'il peut ainsi diviser un tout indivisible et faire dans ces passages le triage qui lui convient.) 5° Que ce passage n'est point de Rufus par *mille raisons* qu'il serait superflu de déduire. *Archives,* p. 484. (Moi je n'en demanderais *qu'une,* pourvu qu'elle fût bonne.)

Après avoir examiné, compulsé et médité avec toute l'attention dont je suis capable les pièces de cet inextricable procès, je déclare adhérer entièrement aux raisonnements de M. Lisfranc sur cette dernière question ; mais il est très-possible que je n'aie pas compris un mot de toute l'affaire ; et si **M.** Dézeiméris ou tout autre me fait cette objection, je suis prêt à avouer ma profonde ignorance.

Il s'agirait maintenant d'élucider les deux dernières questions dont j'ai parlé en commençant touchant la méthode d'Anel, que M. Lisfranc retrouve dans Guillemeau et même dans Ambroise Paré, tandis que M. Dézeiméris nie qu'elle soit dans aucun des deux. Mais je ne m'en sens ni le courage ni la force. Ce diable de Rufus d'Éphèse m'a donné tant de mal que je renonce à pousser plus avant des investigations si ardues. Et que serait-ce encore si j'étais entré dans Philagrius, dans Antyllus, dans Paul d'Égine, dans Rhazès et Avicenne, dans Guy de Chauliac et Tagault, sans compter Lanfranc, Peyrilhe, Sprengel père et fils, et le bon abbé Bourdelot, et cette nuée de docteurs latins, grecs, chrétiens, arabistes dont regorge la polémique de ces messieurs? Hélas! j'ai à peine effleuré ce vaste sujet composé de mille sujets. On me pardonnera, j'espère, mon insuffisance.

Il reste à expliquer le sens de l'épigraphe mise en tête de cette disquisition :

Turpe est doctori cum culpa redarguit ipsum.

J'en fais de mon chef l'application à celui des deux adversaires qui, trop confiant dans sa renommée de savant et d'érudit, a eu le malheur de se laisser battre dans une lutte d'érudition, de textes, de grec et de latin par un novice en ce genre d'escrime. En faisant cette application j'admets, à la vérité, qu'il y a eu quelqu'un de battu, ce qui pourra paraître fort contestable à d'autres. Il est libre à chacun de tirer de la discussion une conclusion contraire. Quant à moi, je maintiens et maintiendrai la mienne, et je serai jusqu'à la mort pour Rufus contre Galien, pour Guillemeau et A. Paré contre Aétius; pour l'érudition, le bon sens et l'esprit contre l'érudition toute seule.

Je finis en exprimant le désir que cette discussion tombe au plus tôt entre les mains des Allemands, à qui elle appartient de droit. Je ne connais pas de moyen plus efficace pour la rendre complétement inintelligible, ce à quoi je n'ai peut-être pas suffisamment réussi.

§ XIV.

LITTÉRATURE MAGNÉTIQUE. — MM. GAUTHIER ET RICARD (1).

Il paraît y avoir en ce moment une recrudescence de magnétisme animal. Malgré ses nombreuses déconfitures académiques, dont MM. Dubois (d'Amiens) et Burdin jeune viennent de nous tracer le tableau en un volumineux in-8° de 700 pages compactes (2), le système ne se tient pas pour battu et ne semble même que s'en mieux porter. L'énorme *factum* de ces deux honorables confrères est, à tout prendre, une excellente aubaine pour le magnétisme animal; car que peut souhaiter de mieux une doctrine que de faire parler d'elle? Les critiques, les réfutations sont, en définitive, des discussions; or, tant qu'une idée est

(1) Mai 1841.

(2) *Histoire académique du magnétisme animal*, accompagnée de notes critiques sur toutes les observations et expériences faites jusqu'à ce jour. Paris, 1841, 1 vol. in-8.

discutée, elle n'est pas morte ; sa vitalité peut même être mesurée sur le nombre et la force des attaques dont elle est l'objet. Les magnétiseurs ont donc grand tort de crier à la persécution. En ce monde, n'est pas persécuté qui veut. Ils ne manqueront pas, les ingrats, de jeter les hauts cris contre le livre et contre ses auteurs, tandis qu'ils devraient aller en corps remercier ces messieurs de la peine qu'ils se donnent à leur intention. N'est-ce pas, en effet, une bonne fortune inouïe qu'il se rencontre deux académiciens si zélés à leur endroit? L'un a mis à leur discrétion sa bourse ; il leur a offert des billets de mille francs, ne leur demandant en retour que des choses très-faciles, comme, par exemple, de venir lire devant lui les yeux fermés, ou bien, les yeux ouverts, au fond d'une tabatière, opérations qui ne sont qu'un jeu pour eux depuis quelque temps. A la vérité ils ont refusé ces offres qui leur ont semblé suspectes. L'argent, sans doute, n'était pas de refus, mais, venant d'un ennemi, ils ont eu peur de quelque trahison, et ont dit comme Laocoon :

Quidquid id est, timeo Danaos et dona ferentes.

Mais M. Burdin jeune était incapable de leur faire du tort ; c'est un très-galant homme qui n'y entendait pas malice, et qui voulait seulement se donner, pour son argent, un divertissement innocent. Des occasions comme celles-là sont rares, et les magnétiseurs chercheront longtemps avant de rencontrer une si belle âme.

Quant à l'autre académicien, il ne leur a pas proposé

de l'argent, et nous ne présumons même pas que cela lui arrive jamais, mais il leur donne, avec une libéralité sans exemple, son temps, ses veilles et son plus beau style. Il étudie leurs livres, il les commente, il les explique, et ils ne prononcent pas un mot qu'il ne soit là pour le recueillir et le mettre en lumière. Ils se plaignent qu'il se moque d'eux à tout propos, qu'il ne prend pas les choses au sérieux, qu'il ne voit dans leur fait que le côté ridicule ; soit. Mais, de bonne foi, peuvent-ils exiger qu'un homme d'esprit parle d'eux un peu longtemps sans rire ? Le magnétisme ne va pas sans les magnétiseurs, et en supposant que la chose soit sérieuse, les hommes, certes, ne le sont pas. En dernier résultat tout cela profite à la cause, et le magnétisme a, sous ce rapport, plus à se louer de ses ennemis que de ses amis.

Les magnétiseurs, de leur côté, ne sont pas oisifs. Jamais ils n'ont déployé tant d'activité. Les journaux, les cours, les livres pleuvent de tous côtés. Nos bureaux sont encombrés depuis quelque temps des productions de la littérature magnétique. Nous avons remarqué aussi que la plupart de ces publications sortent des presses d'éditeurs qui ont en général la main sûre et qui savent très-bien d'où vient le vent. C'est là pour nous le thermomètre infaillible de l'opinion régnante ; et sur cette seule indication, nous sommes autorisés à affirmer que le magnétisme est en ce moment ce qu'il y a de plus à la mode. Il est donc de très-bon goût de s'en occuper.

Parmi les productions les plus récentes qui nous

tombent sous la main, l'*Introduction au magnétisme*, de M. Gauthier, est la plus grave, et s'il est permis de se servir de l'expression, la plus scientifique. L'auteur n'est pas entièrement exempt de la mysticité enthousiaste des adeptes, mais il en use très-sobrement, et il est assez souvent aussi raisonnable que le sujet le comporte. Dans ses recherches sur les origines historiques du magnétisme animal, il n'a pas beaucoup ajouté à ce qu'avaient dit Thouret, Deleuze, Virey, Abrial et autres. Il paraît très-convaincu que le magnétisme a été pratiqué dans un but médical ou religieux chez tous anciens peuples. Il en suit les traces chez les Égyptiens, les Juifs, les Perses, les Grecs, les Gaulois et les Romains. Pour lui, comme pour tous les magnétistes, les prêtres médecins de l'Égypte et de la Grèce primitive, les thaumaturges de tous les temps, les Apôtres et Jésus lui-même n'étaient que des magnétiseurs. Les prophètes, les sybilles, la pythie étaient des somnambules. On ne peut admettre ce mode d'interprétation exclusive, qui, vu en gros, n'est pas moins arbitraire et improbable que le système prétendu rationnel de M. Dubois et autres, qui ne voient en tout cela que fourberies, fraudes, mensonges, charlatanisme, bref, une comédie perpétuelle entre dupes et fripons. La véritable clé du surnaturalisme historique est encore à trouver; mais, à coup sûr, ce n'est pas dans le magnétisme seul qu'il faut la chercher. Il n'y paraît guère pouvoir entrer que comme un élément secondaire et fortuit.

En théorie, M. Gauthier admet l'existence d'un

agent ou fluide magnétique, physiquement distinct des autres impondérables, la chaleur, l'électricité, la lumière. Le fluide dit *nerveux* ne serait, selon lui, que le fluide magnétique universel, modifié par les conditions spéciales de l'organisation animale. Ce fluide circule dans les nerfs, s'épanche même hors du corps et est susceptible d'être dirigé par la volonté. Considéré en lui-même, dans son essence, cet agent n'est autre chose que le Mouvement. Le mouvement en soi n'est ni une matière, ni un état de la matière ; il est le principe essentiel de toutes les actions matérielles et en particulier de la vie. Il est dans le corps sans être corporel, mais il ne s'y manifeste pourtant que sous une détermination matérielle ou physique. Conçu abstraitement, comme principe d'action, il est immatériel, mais il n'entre dans la sphère du réel qu'en se matérialisant et en passant à l'état de fluide. C'est dans cet état qu'il se communique, entre dans les corps et en sort sous forme d'émanation.

Nous ne nous chargeons pas de développer plus longuement, ni de faire parfaitement saisir le point de vue particulier où veut se placer l'auteur ; mais nous devons avouer qu'il expose sa théorie avec beaucoup de soin, d'ordre et de rigueur logique, et que s'il ne parvient peut-être pas à la faire comprendre au lecteur, il paraît la comprendre lui-même.

Quant à la pratique, nous n'avons que des éloges à donner à ce magnétiseur. Ennemi de tout charlatanisme, il réprouve les moyens dont plusieurs de ses confrères se servent pour accréditer la doctrine. Il se prononce vigoureusement contre ces prétendues expériences publiques, qui ne sont que des spectacles de tréteaux. Il veut que le magnétisme ne soit employé que comme auxiliaire de la médecine, et toujours et uniquement dans un but curatif.

Ce livre, du reste, ne contient rien de bien nouveau en magnétisme, si ce n'est toutefois la modération, la sagesse et la modestie de l'auteur. C'est pour ces qualités assez rares dans la secte qu'il se recommande à ceux qui, n'ayant pas de parti pris sur la question, sont disposés à permettre qu'on leur en parle amicalement et sans se fâcher.

Nous allons maintenant avoir affaire à un homme d'un autre ordre, 'M. J.-J. A. Ricard, professeur public de magnétisme, directeur du JOURNAL DU MAGNÉTISME et auteur du TRAITÉ THÉORIQUE ET PRATIQUE DU MAGNÉTISME ANIMAL. Ceci est un magnétiseur *pur sang* dont il ne faut attendre aucun quartier. Voué corps et âme à la propagation de la « sublime science dont il est l'apôtre (p. 6), » il croit tous les moyens bons quand il s'agit de défendre la vérité. Sûr qu'il est de son fait, il écrase du plus souverain mépris les opposants quels qu'ils soient. Il les traite tous de haut en bas comme autant de vrais ânes; ou s'il leur accorde quelque intelligence, c'est à la condition d'en faire des scélérats endurcis dans le mal, des ennemis déclarés du bien public. Il en veut surtout aux académies, qu'il déclare coupables des plus *superstitieuses erreurs, d'absurdités monstrueuses, de jugements iniques, de fanatiques persécutions* (p. 8); *l'orgueil et l'i-*

gnorance sont leurs moindres défauts. Il paraît même croire que les Sociétés savantes n'ont été instituées que pour arrêter le cours de la raison humaine, pour être les fléaux de l'humanité. Quant aux académiciens mêmes, aux *parcheminés* (p. 10), il trouve que la plupart seraient de très-*dignes pensionnaires de Charenton* (p. 8). Il est prêt à parier que M. Dubois (d'Amiens) « préférerait voir au chevet de son lit le choléra-morbus incarné, que convenir qu'il fait jour en plein midi, lorsqu'il lui prend fantaisie de fermer les yeux. » C'est là un très-joli pari pour les amateurs.

Cet auteur s'élève quelquefois au sublime de l'éloquence. « Il est vrai, s'écrie-t-il, que pour arriver aux couches précieuses de la *mine magnétique*, il faut préalablement perforer avec peine le sol granitique superposé ; et, dans ce travail difficile, plus d'un outil s'ébrèche et plus d'une fois le front dégoutte de sueur. C'est en mangeant le pain amer de la misère et des larmes qu'il faut briser le roc impitoyable qui sert de manteau au trésor, cent fois plus strictement gardé que ne l'était en Colchide la fameuse toison conquise par les Argonautes, etc. (p. 11). »

Ce qui précède est à peu près le résumé de la Préface.

La suite du livre ne dément pas le début. M. Ricard est un magnétiseur modèle. La nature l'a tellement favorisé de ses dons magnétiques que rien ne résiste à sa volonté. Semblable à un dieu, comme dit Homère, il tient dans ses mains le cœur des faibles mortels. Il distribue à son gré la santé, la maladie, le sommeil ; il commande en souverain aux corps et aux âmes; son pouvoir s'étend sur les trois règnes de la nature. Voulez-vous avoir quelques échantillons de son savoir faire? En voici :

D'abord (et en ceci il est infaillible), il dispose comme il lui plait des mouvements du cœur ; il accélère, ralentit, ou même interrompt *ad libitum* le pouls des malades (p. 216), ce qui est extrèmement commode et utile dans une foule de cas. Il frappe à son gré de paralysie ou de catalepsie tout ou partie du système musculaire. Il a fait parfois un terrible usage de ce pouvoir surnaturel. Un soir, par exemple, à Angoulême, un certain incrédule qu'il ne nomme point, s'étant permis de le traiter de charlatan, il lança aussitôt sur lui son *regard de marbre* (p. 204), et à l'instant ce malheureux fut saisi d'un spasme général épileptiforme, comme si le malin esprit en personne était entré dans son corps. Une autre fois, à Angoulême encore, un jeune somnambule ayant essayé de résister aux ordres qu'il lui donnait mentalement, M. Ricard prit spontanément une volonté si impérieuse (p. 259) que le rebelle fut frappé de *tétanos*. Son corps fit le cerceau en arrière, un horrible craquement de toutes les articulations se fit entendre, et il tomba sans mouvement. Un médecin qui était présent constata qu'il n'y avait ni pouls, ni respiration, et on conclut qu'il était mort. M. Ricard ne s'alarma pas pour si peu ; il se mit aussitôt à l'œuvre ; ses premiers soins (p. 260) furent de rétablir la respiration et la circulation. C'était en effet assez essentiel. Puis il rétablit la vie cérébrale, puis le mouvement des membres; bref, il le ressuscita. Alors on s'aperçut d'un nouveau malheur; le pauvre diable se mit à divaguer; il était en *démence*. Mais M. Ricard, que rien n'embarrasse, lui rendit immédiatement la raison comme il lui avait rendu toutes les autres facultés.

Mais ce ne sont là que des jeux d'enfants dont tous les magnétiseurs sont capables. M. Ricard en sait bien d'autres. Sur les traces de Mesmer, il aimante des barreaux de fer sur l'épigastre des somnambules (p. 328), expérience que très-peu d'adeptes ont pu faire. Il somnambulise les gens à toute distance, même à plusieurs lieues (p. 328), et il lui est arrivé une fois de guérir une fièvre à dix lieues de distance. Son pouvoir médical se joue du temps comme de l'espace. Il guérit un paralytique en une demi-heure (p. 297), et un autre hémiplégique en une heure et demie (p. 400). A propos de cette dernière guérison, il dit : « Je n'ai jamais guéri de paralysie aussi promptement que celle-là. » Il oublie celle de la page 297. Ceci n'est pas une contradiction ; il n'est pas étonnant que, dans cette multitude de guérisons, l'auteur s'embrouille un peu dans ses comptes.

Notre magnétiseur n'est pas toujours d'humeur de guérir, et, suivant les cas, il inflige des douleurs et des maladies, car il a aussi le pouvoir, comme les anciens sorciers, de *jeter un sort* sur les gens qui lui déplaisent. Mais il n'use de ce terrible moyen que dans de rares occasions, et seulement comme punition, à l'égard de certains somnambules *méchants* qui cherchent à nuire aux malades et même à leur magnétiseur. Dans ces cas, heureusement peu fréquents, M. Ricard est sans pitié; il *foudroie* ces pervers et leur fait endurer les souffrances qu'ils destinaient à autrui (p. 329). On ne peut assez admirer la noblesse et la haute moralité de ce procédé.

Nous ne sommes certes pas au bout, et ce qui nous reste à dire dépasse toute prévision. La puissance de M. Ricard ne s'exerce pas exclusivement, comme celle des magnétiseurs vulgaires, sur l'homme : elle s'étend à toute la nature animée et inanimée. Ainsi, il somnambulise les animaux et même les végétaux (p. 334). Un arbuste chétif, languissant, étiolé, reverdit en très-peu de temps sous ses passes et pousse de tous côtés des tiges vigoureuses et luxuriantes ; et réciproquement le plus bel arbre, magnétisé par une volonté opposée, se rabougrit, perd ses feuilles et ne tarde pas à périr (*ibid.*). Ceci est bien; mais voici qui est mieux encore. M. Ricard, en se livrant à de *hautes expériences*, s'est convaincu que sa volonté peut influer sur l'atmosphère et commander aux météores (p. 335 et suiv.). Il lui est arrivé plusieurs fois, à Montpellier et à Toulouse, de s'amuser à dissiper les nuages et à faire cesser la pluie. On ne peut imaginer un plus agréable passe-temps.

Jusqu'ici nous avons vu ce que cet homme extraordinaire est capable de faire sur les autres et sur la nature en général; mais il a aussi sur lui-même un empire non moins remarquable. D'abord, il est somnambule à l'occasion, et, dans cet état, il fait des vers. Une fois, étant à Bordeaux, il a composé en dormant une pièce de quatre vingts vers tous rimant en *ique*, ce qui est prodigieux (p. 228) ! Le fait est certain, car il les cite tout au long. Nous transcrirons les quatre derniers seulement :

Je pourrais bien encore ajouter plus d'un *ique*,
Mais j'en ai dit assez pour un moment comique ;
Je craindrais à la fin de devenir caustique
Ique, ique, ique, ique, ique, oh ! ique, ique, ique, ique, ique !!!

Après avoir cité cet étonnant spécimen poétique, M. Ricard ajoute cette réflexion dont la profondeur nous a frappé : « On le voit, dit-il, la nature produit « d'elle-même des choses dont notre faible raison ne « peut connaître le principe d'une manière positive, « et tout ce que l'on peut dire à cet égard ne repose « que sur des hypothèses (pag. 231). »

M. Ricard, disons-nous, a personnellement des propriétés magnétiques très-curieuses, outre son somnambulisme. Ainsi il prend, garde ou quitte à la minute les douleurs et maladies d'une autre personne. Voyageant une fois en Belgique avec un confrère en magnétisme affligé en ce moment d'une gastrite qu'il avait reçue d'une dame guérie par lui, M. Ricard, pour faire une *haute expérience*, l'en débarrassa et la prit à son compte ; mais, peu jaloux de garder chez lui ce nouvel hôte, il la fit repasser de nouveau dans l'estomac de son compagnon ; puis, après avoir échangé ainsi à plusieurs reprises *dame gastrite*, ils

finirent d'un commun accord par lui donner son congé
définitif (p. 416).

Nous ne citerons plus qu'une dernière faculté de
M. Ricard : il a le talent précieux de se faire suer à
volonté, soit tout le corps, soit telle partie déterminée,
un pied, une main, le cou, la tête, la poitrine, etc.
C'est ce dont il a rendu témoins bien souvent ses
amis intimes (p. 418-420). Il s'est guéri par ce moyen
d'une bonne pleurésie qu'il avait gagnée en magnéti-
sant.

Malgré de si remarquables talents, M. Ricard est
très-modeste. Il avoue qu'il y a des hommes bien plus
richement doués que lui. Il n'a pas dédaigné de recevoir les leçons de plusieurs paysans guérisseurs qui
pratiquent la médecine d'attouchement dans les campagnes avec une infaillibilité dont le magnétisme ordinaire n'approche pas. En magnétisme même il reconnaît des supérieurs. Il cite à ce sujet, « comme le plus
fort des magnétiseurs connus » (p. 427), M. Lafforgue,
chef de bataillon retraité à Pau, qui, malgré son âge
avancé, fait annuellement dans cette ville *deux à trois
mille* guérisons. Et, ce qu'il y a de plus fort, c'est que
M. Lafforgue n'a pas même besoin de voir les gens.
« Dès qu'un malade met le pied sur le seuil de sa
porte, » M. Lafforgue, assis dans sa chambre, connaît
à l'instant son mal, le diagnostique, et pronostique la
guérison, *si elle est possible* (bien entendu). Ce guérisseur doit faire une bien redoutable concurrence à
nos pauvres confrères de Pau ; mais comment quali-
fier l'ingratitude du siècle qui laisse un pareil homme

dans l'oubli? Il devrait être logé aux Tuileries et nourri aux frais de l'État.

Il ne faudrait pas croire, en lisant ces merveilles, que M. Ricard est un esprit crédule. Il a soin de nous avertir qu'il est d'une défiance extrême et presque sceptique, car il ne pense pas qu'on puisse marcher sur les eaux et ressusciter les morts (p. 331). D'ailleurs sa manière d'expérimenter est très-sévère, très-minutieuse, très-vigilante, et ce n'est pas à un homme comme lui qu'on pourrait en faire accroire (p. 270). Au surplus, sachons que s'il en dit beaucoup, il en sait encore davantage. Il a vu des choses bien plus extraordinaires que tout ce qu'il raconte, mais il pense que le temps n'est pas venu encore de les dévoiler (p. 313), la génération actuelle n'étant pas encore assez mûre apparemment pour les supporter. D'ailleurs s'il disait tout ce qu'il sait, on pourrait le taxer de *visionnaire* (p. 6), ce qui lui ferait une peine extrême.

Nous ne sommes pas assez compétent en magnétisme animal pour juger au fond la valeur de ce livre; mais nous pouvons assurer qu'il n'en a jamais été écrit de plus divertissant. Nous le recommandons comme une lecture des plus agréables.

§ XV.

UN POÉME MÉDICAL (1).

C'est avec une indicible satisfaction que nous an-

____

(1) CODE MORAL DU MÉDECIN ; poëme en six chants ; par M. Andrevetan, docteur médecin (1842).

nonçons au public médical l'ouvrage dont vient de nous gratifier un confrère, qui peut se dire enfant d'Apollon à double titre, s'il est vrai, comme on n'en peut douter, que le dieu des arts se soit aussi mêlé de médecine. Le titre seul était déjà bien propre à éveiller notre curiosité et notre sympathie. Jamais nous n'avions eu autant besoin d'un CODE MORAL. Voilà bientôt dix ans que tous les casuistes de la profession sont en travail pour en rédiger un, et l'Académie de médecine s'occupe encore en ce moment, dit-on, de cette rude besogne. Si ces graves législateurs avaient eu connaissance des solitaires méditations de cette nouvelle muse, ils se seraient épargné une fatigue inutile ; ils n'auraient pas vainement sué à nous donner en prose de procureur ce que notre confrère nous donne en langue des dieux. Mais, si le choix du sujet mérite notre reconnaissance, la forme réclame toute notre admiration. Qu'on ne nous parle plus de cette pléiade de rimeurs, dont Th. Bartholin (1) et son continuateur Sainte-Marie (2) ont inscrit les noms au temple de mémoire. Tous ces héros du parnasse médical doivent baisser pavillon devant l'astre nouveau qui s'élève sur notre horizon littéraire, et leur éclat va disparaître devant le sien comme les faibles lueurs d'une chandelle devant la lumière resplendissante d'un bec de gaz.

C'est sous l'impression du plus vif enthousiasme que nous écrivons ces lignes. Nos lecteurs s'en aperce-

(1) *De medicis poetis*, DISSERTATIO. Hafniæ, 1669.
(2) *Dissertation sur les médecins poètes*, par Étienne Sainte-Marie, D. M. M., in-8°, 1825.

vront de reste à cette accumulation de métaphores, si étrangères à notre style habituel. Il n'est pas surprenant que, plongé comme nous le sommes dans cette atmosphère poétique, nous nous en soyons imprégné à notre insu, et que nous poétisions involontairement.

Le principal mérite du présent poëme, c'est d'être exécuté d'après les plus sévères règles des législateurs du goût. Aristote, Horace, Scaliger, Castelvetro et Boileau n'y trouveraient pas grand'chose à mordre. Il ouvrirait immédiatement les portes de l'Académie à son auteur, si cette compagnie n'avait pas, dans ces derniers temps, abjuré ses croyances orthodoxes, en laissant pénétrer dans son sein l'hérésie dans la personne de quelques novateurs, tels que les Hugo, les Lamartine, etc... ; mais, s'il s'y présente, il aura immanquablement le suffrage de ces bons et excellents classiques de vieille roche, les Campenon, les Jouy, les Baour, les Brifaut, les Dupaty, etc., qui maintiennent encore les bons principes. On ne trouvera pas, dans toute son œuvre, un vers qui ne soit frappé au coin du goût le plus pur, et rigoureusement moulé dans la forme consacrée par la saine tradition. Depuis feu Esménard, le chantre de la *Navigation*, qui avait, dans une époque déjà en décadence, essayé de restaurer le matériel mythologique de la langue poétique, aucun poëte n'avait, à notre connaissance, aussi largement fait usage du *Gradus ad Parnassum*. Nul n'a mieux su, pas même l'abbé Delille, relever les moindres détails par la dignité de la métaphore, ni si artistement

placer l'épithète. Ce n'est certes pas à lui que Boileau
aurait pu faire le reproche :

> De n'oser de la fable employer la figure,
> D'ôter à Pan sa flûte, aux parques leurs ciseaux,
> Et chasser les Tritons de l'empire des eaux.

Il connaît à fond toutes les recettes de la plus fine
fleur de style poétique. Tout s'anime entre ses mains :

> Tout prend un corps, une âme, un esprit, un visage,
> Chaque vertu devient une divinité.
> Minerve est la prudence et Vénus la beauté.

Pour donner immédiatement au lecteur une idée de
la richesse de son vocabulaire poétique, il suffira de dire
qu'il a trouvé plus de cinquante métaphores, toutes plus
nobles les unes que les autres, et du plus beau type
classique, pour éviter la répétition monotone du mot
médecin, que son sujet amenait si souvent. C'est dix
fois plus que n'en fournit le volumineux *Specimen Epi-
thetorum* de Ravisius. Ainsi, nous sommes, suivant les
cas, des *ministres de santé*, des *interprètes des lois de
l'organisme humain*, des *enfants de Chiron*, des *disciples du centaure*, des *enfants de Lucine*, des *prêtres de
santé*, des *néophytes du dieu de Cos*, des *prêtres de
Thaut*, des *ministres d'Hygie*, des *fils d'Héraclide*,
des *prêtres d'Isis*, des *prêtres d'Esculape*, des *pontifes
d'Apis*, des *ministres de Sérapis*, des *oracles de Cos*,
des *nouveaux Osiris*, des *fils d'Orus*, des *favoris de Télesphore*, des *enfants d'Apollon*, des *athlètes de vie*, des
successeurs d'Atothis, des *enfants du dieu de Cyllène*, etc.

Indépendamment de la fertilité philologique révélée par cette nomenclature, on aura remarqué l'érudition de la plupart de ces épithètes, et plus d'un de nous sera charmé d'apprendre qu'il a quelque parenté scientifique avec le célèbre Taaut, l'illustre Télesphore et le grand Atothis. Comme érudition, il y a à chaque vers des exemples terrassants. S'il s'agit de parler d'Orphée, il est rare qu'on ne dise pas tout simplement Orphée; mais M. Andrevetan, qui a horreur de la vulgarité, écrit *Rhodopeïus*, attendu qu'Orphée était né sur le mont Rhodope, en Thrace. Pour nommer un centaure, il se sert de l'élégant équivalent de *jumart*, par la raison que le jumart, en langue hippiatrique, est un animal engendré d'un taureau et d'une ânesse, ou d'un taureau et d'une jument, ou d'un cheval et d'une vache, ce qui est extrêmement ingénieux. S'il est question des plaisirs de l'amour, il parle du sein de *Volupie*, divinité qui n'est connue que des mythologues les plus raffinés. Ailleurs il désigne Diane par le titre de *sœur d'Ismenus*, épithète d'autant plus maligne que, pour la comprendre, il faut savoir qu'Apollon était surnommé Ismenus à cause du fleuve de ce nom qui coule en Béotie, où on rendait un culte particulier à ce dieu. Dans un passage où il invite le médecin à purger son malade, il l'apostrophe par le surnom non moins imprévu d'*apôtre de Mélampe,* parce que ledit Mélampe est le véritable inventeur de la médication purgative.

Vous avez admiré la synonymie du Médecin, celle de la Médecine n'est pas moins remarquable. C'est

tantôt l'*autel du dieu d'Épidaure*, tantôt le *sanctuaire
d'Apollon*, tantôt la *déesse Panacée*, etc.

Cette science ne faiblit pas un moment dans le cours
de cette œuvre insigne. Fidèle au grand précepte qui
exclut de la langue des Muses toutes les expressions
vulgarisées par leur emploi dans le discours ordinaire,
et qui ordonne de substituer à ces termes trop bas une
élégante métaphore, — précepte que ce bon Delille ap-
pliqua avec un succès qui n'a pas été surpassé, lorsqu'obligé, en traduisant les GÉORGIQUES, de parler du
cochon, il écrivit : *l'animal qui se nourrit de glands,* —
notre poëte excelle dans la périphrase. Il n'emploie
que les plus authentiques ; et s'il s'en permet quelques-
unes de son cru, elles portent la marque de la pénétration de son esprit et de sa forte érudition. Pour lui,
par exemple, la chimie, c'est l'*art d'Hermès* ; l'homme,
le *roi des animaux* ou le *fils de Japet*. S'il veut désigner
la mort, il dira alternativement la *nuit éternelle*, la
parque inhumaine, la *fille de la nuit, Atropos, Libitine*.
Le feu est le *don de Vulcain*. Après avoir si bien caractérisé le feu, on ne sera pas surpris de la manière
dont il parle de l'eau qui est l'*élément dont le cygne
s'arrose*. Le vin n'a pas de moins beaux titres ; il est à
volonté la *liqueur de la treille* ou le *nectar de Bacchus*.
Les savants en général sont les *favoris de la docte Mi-
nerve*, les militaires des *nourrissons de Mars*. Il n'est
pas besoin de dire que la justice s'appelle invariablement *Thémis*, le mariage l'*Hymen*, le sommeil *Mor-
phée*, les rivières des *nymphes*, le soleil *Phœbus*, la
lune *Diane*, la mer *Amphitrite*, la guerre *Bellone* ;

le matin les *doigts de l'Aurore*, le vent *Eurus* et *Borée*. Il pousse même l'art jusqu'au scrupule sous ce rapport. En dépit de Boileau qui avait dit : *J'appelle un chat un chat*, notre poëte ne veut pas qu'on appelle coq un coq ; un coq, selon lui, n'est autre chose que *l'oiseau de l'étendard gaulois*. Il étend même son attention jusqu'aux poules qui deviennent de *grasses nymphes* de basse-cour. Il n'a pas davantage admis les pigeons dans son vocabulaire ; il les transforme en *coursiers de Cypris*. L'*espérance* est un mot assez noble dans le style soutenu ; eh bien ! M. Andrevetan, par excès de prudence et pour n'avoir rien à se reprocher, préfère dire le *legs de Pandore*. Par une raison analogue le théâtre des Variétés s'appelle le *temple de Thalie*, la colonne Vendôme un *fût guerrier*, un jardin le *parterre de Flore*. Les Allemands sont partout des *Germains*, les Français des *Gaulois* ; l'Angleterre, comme de juste, est toujours la perfide *Albion*, l'Espagne l'*Ibérie* ; les Siciliens se changent en *Sicules* et la Sicile en *Trinacrie*.

S'il n'y a pas une extrême nouveauté dans ces substitutions poétiques, on ne peut s'empêcher de reconnaître la pureté de leur origine classique et leur rigoureuse conformité aux règles, éloges qu'on n'a plus malheureusement l'occasion de faire aux poésies du jour.

Mais c'est surtout dans les choses médicales, dont le dictionnaire poétique n'a pas encore été élaboré par les maîtres de l'art, que notre auteur déploie toutes les ressources de son esprit inventif. Un autre aurait probablement échoué à désigner noblement le besoin instant de la défécation; il s'est tiré à merveille de ce mauvais pas, à l'aide d'un petit dieu romain fait exprès pour la circonstance, le *pressant Sterculus*. Pour la peste il y avait des précédents; on a su de tout temps en poésie que la peste est une *hydre*; mais on ne savait pas aussi bien qu'elle est un *enfant de Méphytis*, un *morbide vautour*, un *fléau pestilent*, et enfin un *Typhon anthropophage*. On ne sera pas moins charmé de savoir comment on peut nommer poétiquement l'organe de la vision appelé vulgairement l'œil; c'est :

> Le globe qui transmet la lumière au cerveau.

Il est particulièrement triomphant lorsqu'il a à traiter un de ces sujets scabreux dont la seule idée alarme la pudeur, comme, par exemple, l'affection vénérienne. Il en a désigné quelques formes avec une rare délicatesse. Il transforme les altérations syphilitiques en bourgeons, en fleurs, en fruits et en rameaux, et dans un cas bien caractérisé chez une femme,

> Contemplant de son sein les abords et l'entrée,
> Il voit en espalier l'arbre de Cythérée.

La blennorrhagie a aussi un fort joli nom, le *flux de Cypris*. A ce flux-là on ne peut comparer, comme grâce et comme goût, que le *flux sudoreux* de la variole.

La muse de notre digne confrère n'est jamais en défaut; rencontre-t-elle en chemin un hospice d'aliénés, elle y voit un *édifice de Momus*. Pour elle un accouchement est toujours un *travail de Lucine*. Si elle parle d'elle-même, comme il arrive si souvent aux muses, elle se félicite du bon état de ses *nerfs phonateurs* et de la puissance de ses *cordes vocales*. Dans une occasion où elle est saisie à l'improviste par l'inspiration, on l'entend s'écrier :

> Quelle ardeur me parcourt l'enveloppe du corps !

Cette *enveloppe du corps* substituée à la peau est un trait exquis, auquel on ne pourrait guère préférer que la *surpeau* pour désigner l'épiderme.

Mais son plus beau coup en ce genre est, sans comparaison, la définition qu'il donne d'une paire de gants. Le cas était grave, comme on voit ; mais il ne perd pas courage, et le malencontreux gant, transformé par la puissance de son imagination, devient la *dépouille de l'agneau !*

On aura remarqué, parmi ces citations, quelques expressions hardies et inusitées, comme le flux *sudoreux*, le fléau *pestilent*, la *surpeau*. C'est le propre du génie de créer des mots. Le présent poëme est riche sous ce rapport. Les infatigables rédacteurs du DICTIONNAIRE DE L'ACADÉMIE y trouveront des matériaux qu'ils chercheraient vainement dans les auteurs du grand siècle, et même de tous les siècles. Nous leur recommandons expressément les fièvres *infectieuses*, l'*aphrodisiasme*, les exploits *hilariants*, la femme *fornicatrice*, le menton *glabre* de l'adolescent, la gravité douce et *exorable* de Jupiter, les abominables *fœticides* qui tuent l'enfant dans le sein de sa mère, et les odeurs *anguicides* qui donnent la mort aux serpents. Ils ne seront pas moins satisfaits d'apprendre qu'ils peuvent appeler la maladie en général, et en particulier la peste, un ennemi *morbeux*, une contestation un *conteste*, et une défense d'éléphant une *arme ossue*; que les orties ont des dards *grièches*, et que sous l'impression du froid le corps se *hérissonne*. Les poëtes, qui sont toujours en guerre avec les difficultés de la mesure, et qui trouvent souvent les mots trop longs ou trop courts pour entrer dans le vers, ce qui les gêne considérablement, profiteront certainement de la recette que notre barde médical a employée dans les vers suivants :

> Chez l'Esculape atteint de ces illusions
> *Accoursserait* lui faire un ami charitable,
> (Pour l'attirer dehors) ce récit lamentable : et....

Accourrait n'avait que trois syllabes ; il en fallait quatre pour composer les douze pieds légaux du vers ; en mettant *accourrerait*, la difficulté disparaît. Ce moyen commode a d'ailleurs des autorités, témoin la *mairie*, que le peuple, *cui jus et norma loquendi*, prononce et écrit journellement *mairrerie*.

Nous nous sommes si démesurément étendu sur les détails de style qu'il nous reste à peine l'espace nécessaire pour dire quelque chose de la composition de cet étonnant poëme. Une analyse nous conduirait trop loin, et d'ailleurs comment analyser une telle poésie sans la détruire ? Bornons-nous donc à dire que le titre de l'ouvrage est dignement rempli. Chaque page respire la plus pure morale. Les devoirs du médecin, dans toutes les circonstances plus ou moins délicates où il peut se trouver, son tracés d'une plume sévère et inflexible. L'envie ou l'ignorance pourront bien contester la valeur littéraire de l'œuvre, mais leurs coups ne sauraient atteindre le caractère de l'auteur. Il suffit de lire vingt de ses vers pris au hasard, pour reconnaître la naïveté de son âme, la candeur de ses sentiments, la droiture de ses intentions. Son vers est essentiellement probe et honnête comme celui de Gilbert; et nous le croyons tout à fait digne d'obtenir pour prix de ses labeurs l'estime et la cordiale sympathie de ses confrères, seule récompense à laquelle il paraît borner ses modestes vœux, dans ces vers touchants, les derniers du poëme :

> — Pourrais-je, humble poëte,
> Avec le nénuphar qui blanchit sur ma tête (1),
> Tresser, non le laurier, car au sacré vallon
> Autant vaudrait me dire accueilli d'Apollon ,
> Mais la sauge, d'estime arbrisseau symbolique,
> Le lierre amical, l'olivier pacifique ?

Nous manquerions à notre devoir de critique si nous ne justifiions notre sincère admiration par quelques citations de ce beau poëme. On pourrait nous soupçonner de partialité ou de manque de goût, et nous avons à cœur de nous soustraire à ce double reproche. Tout notre regret est de n'avoir pas plus d'espace à notre disposition. Voici pour premier spécimen, la description d'un accouchement laborieux (1er chant, p. 9).

(1) « Les prêtres d'Osiris officiaient la tête ceinte d'une couronne de nénuphar. »   (Note de l'auteur.)

Nous nous sommes permis de souligner les plus beaux traits.

> *Agnès* en longs efforts épuise son courage
> Et ne voit point encor de terme à *cet ouvrage.*
> La force l'abandonne, elle doit expirer
> Si l'art des accoucheurs ne vient la délivrer.
> Mais, dans son triste sort, de cette délivrance
> *Un enfant de Lucine* apporte l'espérance.
> *Il la voit*, l'interroge et *jusque dans son sein*
> *Avec douceur* il glisse, il introduit la main.
> Comment, par les efforts de la seule nature,
> L'enfant eût-il franchi *son étroite ceinture !*
> A gauche sont les pieds, la tête au côté droit,
> La poitrine en travers se présente au détroit ;
> La main saisit le tronc, le refoule en arrière,
> Prend les pieds, les dirige *auprès de la filière,*
> *Les entraîne au dedans et les tire dehors,*
> *De la même façon vient le reste du corps.*
> Il respire et ses cris *proclament* sa naissance.
> A *ses accents*, la mère, oubliant sa souffrance,
> *Se jette à son séant,* et demande *en ses bras*
> Son enfant, que l'on vient d'arracher au trépas.

MÉTAMORPHOSE D'UNE FEMME EN CANNE A SUCRE ; ALLÉGORIE DU DIABÈTE.

(Chant 1er, p. 18.)

> — Malgré quatre repas
> Regorgeant de boissons et *des mets les plus gras,*
> *Ne dépérit pas moins* une de vos malades ;
> *Par dix litres des pleurs que versent les hyades* (1)
> A peine de sa soif les feux sont amortis.
> La malheureuse, hélas ! touche au destin d'Atys (2) ;
> Vous verrez dans la terre, en deux racines vertes,

(1) *Id est* Dix litres d'eau.

(2) Atys, jeune Phrygien, métamorphosé par Cybèle en *arbre de pin.*   (Note érudite de l'auteur.)

Ses jambes s'enfoncer, *de chevelu couvertes*
En un chaume luisant, et de dix pieds de long,
S'amincir de son corps et s'élever le tronc,
Son cou devenir souple et *grêle pédoncule ;*
Sa tête, transformée en *fécond panicule*,
De fleurs d'un blanc de lis remplacer ses cheveux,
Et le miel circuler dans ses *canaux séveux*.
Si de votre raison l'austérité s'oppose
A croire, *sur ma crainte*, à la métamorphose,
Eh bien ! dans cette humeur, qui, *de son double rein*,
A jets intermittents, coule *en cristal citrin*,
Qu'un de vos doigts se plonge, et votre bouche goûte
La faible quantité qui *du bout en dégoutte*,
Au lieu *d'y rencontrer* l'amertume du sel,
Ce sera la douceur du plus fade hydromel ;
Vous ne douterez plus, au goût de suc de canne,
Qu'elle ne soit bientôt ce *chaume de Guiane*.

PRÉCEPTES DE PUDEUR MÉDICALE (chant IV).

Prescrire la pudeur, ce n'est sans doute pas
Proscrire l'examen des *plus secrets appas*
Souffrants ou soupçonnés de quelque maladie ;
Qu'en vous cette vertu, *loin de là*, soit hardie.
Entreprenante, adroite, et sache avec bonheur
Triompher en autrui d'une sotte pudeur.
Que dans votre demeure une femme survienne,
Par exemple, ou vous fasse appeler dans la sienne,
Et qu'après en avoir (de la femme), d'un esprit attentif,
Recueilli sur ses maux *le commémoratif*,
Vous présumiez qu'*avant l'emploi de vos arcanes*,
Vous devez *de vos sens* explorer les organes
De qui le nom, pour elle *indiscret à citer*,
N'a pas jusqu'en sa bouche osé se présenter ;
Gardez-vous, neufs en l'art de vous soumettre une âme,
Et, fadement polis, de lui dire : « Madame,
« Il importe de voir *l'endroit* où vous souffrez ;
» Je vais *m'en assurer* si vous le désirez. »

Outre que de parler une formule telle
Semblerait d'un docteur qui *se règle par elle* (par la femme !

Et donne le soupçon que de se faire voir
D'autres assez souvent ont *le mauvais vouloir ;*
Sa pudeur n'en est pas si vivement troublée
Qu'elle en perde équilibre et tombe dévoilée.
Mais prenant un ton bref et l'air de gravité
D'artistes aguerris à voir la nudité :
« Il faut, lui direz-vous, Madame, que je voie
» L'état *de la partie* à la douleur en proie. »
Et ces mots achevés, la prenant par la main,
Marchez incontinent au meuble d'examen.

On ne se lasserait pas de citer ; mais il faut que tout ait une fin :

Claudite jam rivos, pueri, sat prata biberunt.

§ XVI.

ENCORE UN MÉDECIN POÈTE (1) !

Un médecin poète ! pourquoi non ?

Chacun à ce metier
Peut perdre impunément de l'encre et du papier.

Les vers sont, comme la prose, de droit commun. Le fait, d'ailleurs, n'est pas nouveau. La médecine a dès longtemps fait ses preuves en poésie. La fable et l'histoire sont pleines de témoignages de ses accointances avec les muses. Il est d'abord notoire qu'Esculape était fils d'Apollon. Cette filiation constate la parenté de la poésie et de l'art salutaire. La médecine parla, dans l'origine, en vers, comme la philosophie. Les plus anciens chantres grecs, Orphée, Musée, Épicharme, étaient médecins. Mais sans parler des temps mythiques, combien de noms illustres sont inscrits authentiquement sur les tablettes du Parnasse médical !

(1) *Dieu, l'âme, la nature,* poëme et fragments poétiques, par P.-A. Piorry ; gr. in-8o, 1851.

Si notre savant confrère, M. Renauldin, a pu compter jusqu'à soixante-huit médecins numismates (1), à quel chiffre n'arriverait-on pas pour les médecins poëtes (2)? L'auteur du présent poëme ne se doute peut-être pas qu'il ait eu dans la carrière tant et de si glorieux prédécesseurs. Si quelque Zoïle s'avisait de contester sa compétence en matière de vers, il pourrait l'accabler sous une avalanche d'autorités.

La première et la plus ancienne qui nous vient en mémoire est celle de ce Nicander, qui, quelque cent ans avant l'ère moderne, dissertait en vers grecs sur les *theriaca* et les *alexipharmaca*, vers qu'on doit tenir pour bons sur l'autorité de Cicéron, qui faisait grand cas du style nicandrien, et en dépit de Haller qui les traite d'indignes rhapsodies. Nous trouverions ensuite : un Emilius Macer, qui a mis en hexamètres latins un traité sur les *antidotes;* puis le médecin de Néron, Andromaque, auteur d'une recette en vers élégiaques de la *thériaque*, contenant la description poétique des soixante substances qui entraient dans la composition de ce chef-d'œuvre de la pharmacopée ; Rufus, d'Éphèse, qui, au dire de Galien, hexamétrisa aussi sur la Matière Médicale ; un Sérénus Sammonicus, un Marcellus, dit l'empirique, qui, le premier sous Sévère, le second sous Théodose, ont chanté les médicaments, etc., etc., etc.

(1) *Études historiques et critiques sur les médecins numismates;* in-8º, 1851.

(2) Sainte-Marie (*dissert. sur les méd. poëtes*) n'en cite guère qu'une centaine. Ce nombre pourrait être aisément doublé.

Mais laissant là les Grecs et les Romains, n'est-ce
pas en vers que furent formulés au douzième siècle,
par Jean de Milan, les oracles de la fameuse École de
Salerne (1)? n'est-ce pas en vers que Nostradamus,
médecin, et de plus prophète, écrivait ses *Centuries*,
si souvent réimprimées et qu'on réimprimera encore ?
Le dictateur des lettres au seizième siècle, J. C. Scaliger, n'était-il pas médecin à Agen, et ses poésies
latines n'ont-elles pas fait, comme ses travaux phi-
lologiques et critiques, les délices de son siècle? Il
faut savoir encore que Silvius ou Jacques Dubois (qui
était aussi d'Amiens), le fougueux adversaire de Vésale,
a rempli un grand in-4 de vers latins aussi bons
pour le moins que sa prose. Meibomius, si renommé
par ses glandes, ne fît peut-être pas de vers, mais il
est certain qu'il professait en même temps la poésie
et la médecine à Helmstadt ; il devait donc s'y entendre. Mais la gloire de ces versificateurs et de mille
autres de même force s'éclipse devant la resplendissante auréole de Jérôme Fracastor, de tous les poëtes
latiniseurs modernes *facilè princeps*. Ainsi l'ont décidé
les connaisseurs, et nommément Scaliger qui, transporté
d'enthousiasme à la lecture de *Syphilis*, composa en
son honneur un poëme intitulé *Aræ fracastoreæ*. Quelques critiques lui ont opposé Sannazar, d'autres Vida.
Nous devons, nous médecins, tenir *mordicus* pour Fracastor, d'autant que nous pouvons aujourd'hui le lire

(1) **Voyez Nouvelle édition** avec la traduction en vers français, par **Ch. Meaux Saint-Marc** et de nouveaux Commentaires
par le docteur Amedée Latour. Paris, 1857. In-12.

couramment, traduit en beaux alexandrins français par Barthélemy. De fins connaisseurs recommandent encore parmi les meilleurs produits de la muse médicale latine la *Callipædia* (ou *l'Art de procréer de beaux enfants*), de Claude Quillet, *latiné* CALVIDIUS LÆTUS, natif de Chinon, en Touraine, comme Rabelais, et qui, comme lui, ne mâchait par les gros mots. Un siècle plus tard un médecin et naturaliste, Étienne-Louis Geoffroy, s'illustrait en même temps par ses travaux sur les coquilles et les insectes, et par son *Hygieine, seu ars sanitatem conservandi*. J'ajouterai enfin, de mon chef, à ces autorités, le nom d'un chirurgien-poëte qui florissait au commencement de ce siècle, et qu'on peut appeler le dernier des Romains, le docte Philippe Petit-Radel, dont le poëme de AMORIBUS PANCHARITIS ET ZOROÆ, *poema erotico-didacticon, seu umbratica lucubratio de cultu Veneris Mileto olim peracto, ut Amathunto sacello mysta subduxit et variis de generatione cum vegetatium tum animantium exemplis auctum* (1), mérite, par la longueur seule de son titre, d'aller à la dernière postérité.

Quand les langues nationales modernes se dénouèrent, ce fut d'abord pour la poésie. Ainsi firent, en général, sauf quelques exceptions, les médecins qui éprouvaient le besoin de rimer. Ici se présente en première ligne le grand Haller qui, avant de prendre le rang du plus éminent physiologiste moderne, s'était posé par ses vers et, en particulier, par sa fameuse

____

(1) Paris, 1798, in-8°; 2ᵉ édit., Paris, 1801. Philippe Petit-Radel, ancien chirurgien aide-major des invalides, professeur de chirurgie à l'École de médecine de Paris, est mort en 1815.

pièce des *Alpes*, comme le coryphée des poètes germaniques. Il partage avec Klopstock, qu'il précéda de vingt ans, la gloire d'avoir créé la langue et la littérature allemandes. Notons, en passant, que ce furent ses vers et non ses travaux scientifiques qui lui firent décerner par l'enthousiaste Allemagne ce surnom de Grand qu'il a gardé. Pour la masse du public d'outre-Rhin, Haller n'est toujours qu'un poète. A sa suite une foule de médecins allemands se lancèrent, *non passibus æquis*, dans la carrière poétique. Il suffit de citer, entre cent autres, Werlhof, dont les poésies eurent l'honneur insigne d'être éditées par Haller lui-même; Zimmermann, l'auteur de la *Solitude*, qui mit en vers, en même temps que Voltaire, le tremblement de terre de Lisbonne, et enfin le roi de la scène tragique allemande, le chirurgien-major militaire, J. Fréd. Christophe Schiller.

Mais c'est de l'autre côté de la Manche, plus encore que de l'autre côté du Rhin, qu'on trouve les plus brillantes renommées médico-poétiques :—Blackmore, médecin de la reine Anne, avec son poëme de la *Création*, honoré des suffrages de l'hypercritique Johnson; — Marc Akenside, dont le poëme didactico-descriptif, les *Plaisirs de l'imagination*, est un des morceaux classiques de la littérature anglaise; — John Armstromg, avec son *Art de conserver la santé*, et surtout son *Économie de l'Amour*, sujet badin, traité d'une manière passablement décolletée; — Samuel Garth, dont le poëme héroï-comique le *Dispensaire* ou la *Guerre des médecins et des apothicaires*, eut un tel succès que

Voltaire ne dédaigna pas d'en traduire l'exorde pour l'agrément des lecteurs français (1) ; — Olivier Goldsmith, l'auteur de ce charmant roman le *Vicaire de Wakefield*, dans lequel nous apprenons notre anglais, en France, mais non moins estimé pour ses pièces de vers du *Village abandonné* et du *voyageur* : — Érasme Darwin, *poëte anglais*, disent les biographies, qui ne citent que pour mémoire sa qualité de médecin et ses ouvrages scientifiques ; son *Jardin botanique* et ses *Amours des plantes*, lui ont fait plus d'honneur que sa *Zoonomie*, qui est pourtant un livre capital ; — enfin Thomas Brown, professeur de philosophie à l'Université d'Edimbourg, mort en 1820, était médecin. Ses Observations sur la Zoonomie de Darwin, lui firent une réputation dans le monde médical ; mais il s'en fit une bien plus étendue par ses poésies, parmi lesquelles on cite particulièrement une pièce du goût le plus galant, le *Paradis des coquettes.*

Les médecins italiens ne se sont pas moins distingués en ce genre. Dans ce pays les vers ne coûtent guère plus de travail que la prose, et il n'y a pas un homme sachant lire et écrire qui n'ait fait au moins un sonnet en sa vie. La gloire poétique de l'Italie mé-

____

(1) Muse, raconte-moi les débats salutaires
Des médecins de Londre et des apothicaires,
Contre le genre humain si longtemps réunis.
Quel Dieu, pour nous sauver, les rendit ennemis ?
Comment laissèrent-ils respirer leurs malades
Pour frapper à grands coups sur leurs chers camarades ?
Comment changèrent-ils leur coiffure en armet,
La seringue en canon, la pilule en boulet ?
Ils connurent la gloire ; acharnés l'un sur l'autre,
Ils prodiguaient leur vie et nous laissaient la nôtre, etc., etc.

dicale serait même sans rivale, s'il était vrai que le
Dante eût été, comme on l'a dit, quelque peu médecin.
Il n'y a d'avéré qu'une chose, c'est qu'il était immatri-
culé dans l'Art Majeur des médecins et apothicaires,
qui était un des arts et métiers dont il fallait, dans la
république florentine, faire partie pour jouir de tous
les droits de citoyen. A défaut de ce nom grand entre tous, la médecine italienne poétisante peut citer
avec orgueil ceux de François Redi, de Bellini, de
Melli, de Rasori. Redi, que nous ne connaissons que
par ses belles recherches sur les entozoaires, sur la
génération des insectes, est pour les Italiens un *teste
di lingua ;* ses vers sont réputés classiques, et son BAC-
CHUS EN TOSCANE (*bacco in Toscana*), est un des plus
brillants morceaux de poésie dithyrambique qu'on
puisse lire dans aucune langue. Bellini était disciple de Redi en poésie et en médecine ; sa *Bucchereïde*
est quelquefois citée. Melli rimait, au commencement de ce siècle, en dialecte Sicilien, des Bucoliques
et des Odes que les amateurs de Palerme trouvaient
admirables. Quant à Rasori, le fougueux inventeur du
Contro-Stimulisme, il a écrit peut-être autant de vers
que n'importe quel poète de profession ; il brillait sur
le Parnasse en même temps qu'il réformait la médecine, avantage que n'ont pas eu les deux autres très-
prosaïques réformateurs médicaux du siècle, Brown et
Broussais.

Les médecins français ne font pas, il faut l'avouer,
si belle figure dans la littérature poétique. Nous n'a-
vons, sauf erreur. — je veux dire, nous n'avions jusqu'ici

—ni un Haller, ni un Darwin, ni un Redi; mais nous ne sommes pas pour cela tout à fait au dépourvu. A partir d'Eustache Morel, dit Deschamps, qui florissait vers le commencement du quinzième siècle, joyeux inventeur de la chanson à boire et auteur, entre autres œuvres poétiques, d'une ballade contre les truffes (1) ; depuis Symphorien Champier, dit *Campégius*, médecin de Louis XI, fameux en son temps par sa *Nef des dames ;* depuis Rabelais qui poétisait aussi à l'occasion, jusqu'au chantre *de Dieu, l'Ame et la Nature,* dont nous saluons la venue, la poésie médicale française n'a pas chômé un instant. Sans remonter plus haut que le siècle, combien de noms de médecins poëtes français mériteraient d'être rappelés! Marc-Antoine Petit concourait en 1802 pour le prix de poésie de l'Institut, et obtenait une mention honorable pour une des épîtres de sa *Médecine du cœur ;* quelques années plus tard il mettait le sceau à sa renommée littéraire par son poëme d'*Onan* ou le *Tombeau du Mont-Cintre.* Cabanis, ce grave philosophe, était grand amateur de vers; il se crut quelque temps appelé à partager les lauriers poétiques de son ami Roucher. Il paraphrasait en vers le *Serment du médecin* d'Hippocrate. Il traduisait en vers *l'Iliade,* et en lisait quelques fragments à Voltaire, qui lui en faisait des compliments. Deux chants ont été publiés dans ses OEuvres complètes. Vers le même temps Sacombe, dans sa *Luciniade,* agitait le fouet de la satire médicale avec autant d'impudence au moins

_____

(1) Art. *Truffes, Dictionnaire des Sciences médicales.*

que de talent. Plus près de nous, Antoine Miquel, dont
la mémoire nous est chère à tant de titres, publiait en
deux ans (1819-1820) deux éditions des quatre chants
de sa *Médecine vengée*. Postérieurement enfin, un
fils d'Apollon, dont je suis fier d'avoir le premier
senti et signalé au monde le mérite, le docteur Andrevetan imprimait son magnifique poëme, le *Code moral
du médecin* ; tandis que, sous l'inspiration d'une autre
muse, la terrible *Némésis* phocéenne (1) agitait sa
torche et faisait trembler jusqu'à la moelle des os les
plus hauts et puissants seigneurs de notre ordre.

On voit que les précédents ne nous manquent pas
en poésie, et que l'avénement d'un nouveau médecin-
poëte n'a rien d'anormal. Ce n'est qu'un fleuron de
plus à la couronne poétique médicale.

Le feuilleton de la *Gazette* n'est pas très-fort en
vers. Il n'aura donc pas l'impertinence de trancher
de l'aristarque, et de faire l'entendu à propos de rimes
et d'hémistiches. Il ne veut prendre d'autre responsabilité que celle de l'admiration.

Et quel critique ne serait, d'ailleurs, désarmé par ce
préambule où l'auteur parle de son œuvre avec une
modestie qui ne fait pas moins d'honneur à son goût
qu'à son caractère? Il vous le dit lui-même, dès les premiers mots, ces vers n'étaient pas destinés à la publicité. C'est moins une œuvre d'art qu'il a voulu faire
qu'une manifestation des sentiments élevés et religieux
dont le spectacle des merveilles de la nature et de l'in-

(1) Ant. François-Hippolyte Fabre, né à Marseille en 1797,
mort à Paris en décembre 1853.

telligence humaine a rempli son cœur. Il n'affiche, même indirectement, aucune prétention littéraire ; il ne parle que de ses bonnes intentions, desquelles un illustre prélat a, dit-il, rendu témoignage. Son unique souci est de se prémunir contre les fausses interprétations qu'on pourrait faire de quelques-unes de ses propositions philosophiques, notamment à l'occasion de l'espèce de demi-âme qu'il accorde aux bêtes. Quant à ses vers, il en fait aisément bon marché. S'il a quelques titres à l'estime de ses contemporains, c'est par les travaux sérieux de médecine pratique auxquels il a consacré sa vie. Ailleurs il nous avoue, avec le laisser-aller le plus aimable, qu'à dix-huit ans, carabin imberbe, à Barcelone, il faisait des vers détestables, et il en donne quelques spécimens qui, en effet, justifient pleinement ce diagnostic. On ne peut s'exécuter soi-même avec meilleure grâce. Dans un autre endroit, il fait un *meâ culpâ* non moins méritoire à propos d'une pièce de vers qu'il composa en réponse à un *factum* satirique de Barthélemy contre les médecins. Avec une gaieté charmante, il remarque que c'était une imprudence qu'avant le champagne il n'eût pas sans doute commise. Il faut savoir que c'est au dessert d'un joyeux diner que Barthélemy s'était avisé de lire à sa barbe (c'était vers 1831) son méchant libelle contre nous. Plus loin, il s'accuse encore, avec non moins d'à-propos, d'avoir récidivé en 1835, et il exhibe, en témoignage, d'assez longs fragments d'un poëme sur la Révolution française, dont il jugea prudent de ne faire qu'un chant, convaincu, par sa propre expérience, qu'on ne serait pas tenté de lire le second après avoir essayé du premier. En toute occasion, enfin, il devance, avec la plus louable résignation, l'arrêt de la critique.

Mais alors pourquoi publier des vers sur lesquels l'auteur lui-même a prononcé la sentence d'Alceste contre le sonnet d'Oronte? Uniquement pour fournir des termes de comparaison qui marquent les phases successives, et, pour ainsi dire, les étapes parcourues par son talent poétique. Il veut qu'on constate sur pièces probantes le progrès qu'il a fait de 1814 à 1831, puis de 1831 à 1835, puis de 1835 à 1853, c'est-à-dire, depuis ses débuts jusqu'au poëme sur DIEU, L'AME ET LA NATURE. On reconnaît ici la sévère méthode d'investigation scientifique de ce maître. Cette exposition analytique de son développement intellectuel est instituée avec la rigueur d'observation qu'il apporte au diagnostic médical. C'est, selon lui, une erreur de croire, avec le vulgaire, que l'imagination et les facultés poétiques et artistiques sont principalement dévolues à l'adolescence et à la jeunesse. Le talent d'une cantatrice gagne encore après trente ans. Peu de poëtes ont réussi dans leur premier âge. Fontenelle était vieux quand il fit ses premiers bons vers. Or l'auteur a reconnu sur lui-même la vérité de cette loi d'évolution psychologique, et il la démontre, comme c'est son habitude en toutes choses, par les faits.

Si donc l'auteur soumet au public les élucubrations poétiques de son adolescence et de sa jeunesse, en même temps que celles de son âge mûr, c'est pour faire voir combien « l'étude, les lectures des bons auteurs, l'expérience des hommes et des choses étendent avec l'âge la sphère des idées et épurent ie goût (page 199)! » Et observons, toujours avec l'auteur, qui ne laisse jamais échapper l'occasion d'une remarque instructive, que ces progrès, et surtout le dernier, de 1835 (date des MÉDECINS DU JOUR) à 1853 (date du poëme sur DIEU, L'AME ET LA NATURE), se sont accomplis malgré les circonstances les plus défavorables, « alors que des études scientifiques et sévères n'ont pas permis, dans l'intervalle, à l'auteur de se livrer à son goût pour la littérature et pour la poésie. » On peut par là juger de ce qu'il aurait pu faire en poésie s'il n'avait pas été exposé à ces influences perturbatrices, et de ce qu'il pourra faire encore si la prolongation de sa vie — que nous lui souhaitons aussi riche de jours que celle de Fontenelle et d'Homère — permet à la loi de progression de développer toutes ses conséquences.

Nous avouons que ces études psychologiques, ces observations d'autobiographie intime, nous attachent singulièrement par leur finesse et surtout par leur naïve franchise. L'auteur se montre à nu partout. Il n'a ni réticences, ni subterfuges d'aucune sorte. Il ne dissimule pas ses revers. Il nous initie dans les moindres détails de sa vie intellectuelle, de ses travaux littéraires ou scientifiques. C'est ainsi que nous apprenons pour la première fois la manière dont lui fut révélée la grande découverte de la *plessimétrie*. Enthousiasmé de *l'auscultation médiate* de Laënnec dont il avait suivi la pratique et médité l'immortel ouvrage, il se sentit saisi de la généreuse ambition de marcher sur ses traces. Il demandait chaque jour à Dieu de lui envoyer quelque inspiration analogue. Son vœu fut exaucé. Une nuit, pendant un demi-sommeil, une légère démangeaison à la poitrine l'invite à se gratter ; le frottement de son doigt contre le linge qui recouvrait la peau produit un son particulier dont il est frappé ; le même grattement exécuté sur le ventre, puis sur la cuisse, donne des bruits différents. Ce fut là le trait de lumière. Il sauta de son lit en criant, comme Archimède, *eureka*. La tension cérébrale produite par cet événement fut si forte qu'il en résulta une fièvre grave accompagnée d'un délire furieux (p. 258, 259). Il faut convenir qu'il y avait de quoi.

Et voyez à quoi tiennent parfois les créations les plus sublimes de l'intelligence humaine ! La théorie de la gravitation universelle est née, dit-on, de la chute d'une pomme. C'est peut-être à la morsure d'un méprisable petit insecte qu'on doit la plessimétrie !

Au point de vue littéraire, l'auteur n'est pas moins scrupuleux et précis. Il n'écrivit rien à la légère et peut rendre raison de tout. S'il craint qu'une expression, une rime, un tour, paraissent choquants, il les justifie en *note* et montre que les rectifications auraient des inconvénients graves. Il propose lui-même, au besoin, des variantes.

Les quatre premiers vers du poëme, après l'Invocation, par exemple, ont subi plusieurs refontes. L'auteur avait d'abord écrit :

> Un rayonnement de lumière,
> Instantané comme l'éclair,
> Animant la nature entière,
> Plane sur l'espace et l'éther.

C'était assez bien, ce semble, comme cela ; un rayonnement de lumière qui plane et qui plane sur l'espace et même sur l'éther ! Ce n'étaient, certes, pas là des images ordinaires ; mais craignant que l'idée de lumière ne fût bien pâle à côté de celle de Dieu, il changea ce quatrain comme il suit :

> Un pur rayonnement de force et de pensée,
>   Plus instantané que l'éclair,
>   Par sa puissance harmonisée,
> Anime la nature et règne sur l'éther.

Cette rédaction lui paraissant encore imparfaite, quoique bien améliorée, il la remit une troisième et dernière fois sur le métier, et elle en sortit dans l'état que voici :

> Un pur rayonnement de force et de pensée,
>   Plus instantané que l'éclair,
>   Dans la matière harmonisée,
> Inscrit les lois du monde et plane sur l'éther.

Voilà ce qui s'appelle travailler en conscience ! et combien il est à regretter que les grands écrivains de notre langue aient négligé de nous initier ainsi à l'élaboration de leurs pensées et aux secrets de la composition !

Ailleurs, ayant fait rimer en un endroit *trace* et *espace*, en un autre *glace* et *espace*, il nous avertit qu'il n'ignore pas, comme on pourrait le supposer, que ces rimes ne sont pas parfaitement régulières, mais qu'il a préféré ne pas corriger ces fautes plutôt que de sacrifier à la rime des pensées qu'il n'aurait pu rendre autrement. L'auteur pousse évidemment ici le scrupule

trop loin. Ces rimes sont fort bonnes, et nous l'engageons à en faire usage à l'avenir, sans aucune espèce de
crainte. Ne fait-il pas rimer lui-même un peu plus loin
libellules et *mandibules*? A propos de ces *mandibules*,
il se demande (note 30) si ce mot scientifique est ad-
missible dans un poëme. Il répond par l'affirmative :
« Pour éviter les termes de science, dit-il, il aurait
« donc fallu sacrifier l'idée au défaut d'usage poétique
« d'un mot ; or, l'auteur a cru devoir conserver cette
« idée et ne s'est pas conformé à l'usage. » Ceci est
péremptoire ; il n'y a pas à répliquer.

Une des plus remarquables applications de cet esprit
d'indépendance terminologique se trouve dans ces
vers du premier chant :

> Le diamant gazeux et le pur oxygène,
> Se mariant à l'hydrogène,
> Se groupèrent en végétaux ;
>
> L'azote, élastique fluide,
> Se métamorphosant en matière solide,
> S'y joignit pour former le corps des animaux.

Nous avons à peine effleuré la riche matière qu'offre
à l'admiration la lecture de cet étonnant poëme. A défaut des observations littéraires de détail dont notre in-
compétence nous fait une loi de nous abstenir, nous
aurions voulu du moins donner une idée du plan et de
la composition, et signaler les passages qui nous ont
le plus frappé. Mais le plan, s'il est vrai que l'auteur
s'en soit tracé un, nous échappe complétement. Les
idées et les matières les plus disparates s'y sui-

vent sans lien, sans transition appréciables. C'est comme une encyclopédie dont on aurait bouleversé l'ordre alphabétique. Il n'y aurait aucun inconvénient à le lire au rebours, en commençant par la fin. Ceci n'est point une censure. Nous n'ignorons pas que dans une effusion lyrique comme celle-ci,

> Souvent un beau désordre est un effet de l'art.

Quant aux beaux endroits, le choix serait pour nous impossible. Ces deux mille vers nous semblent tous frappés au même coin, et pour notre goût, — assez peu subtil à la vérité, — ceux de la page B sont aussi bons que ceux de la page A. C'est donc plutôt à cause de la spécialité des sujets qu'en vue du style et de la forme que nous en citerons ici quelques-uns. Ils donnent d'ailleurs une idée suffisante de la manière de l'auteur.

LA MÉDECINE.

> Des arts, de la science, invoquant le secours,
> Ils les font converger vers des centres d'amour
> Dont les rayonnements portés sur la souffrance,
> En calmant la douleur raniment l'existence.

L'ANATOMIE.

> Par un zèle pieux, dans les restes des corps,
> Ils ont interrogé les organes des morts ;
> Des venins empestés dont suintent les tombes
> Ils ont bravé l'horreur..... et dans les catacombes
> Leurs mains osent toucher la poussière des os,
> Pour que l'anatomie, éclairant un chaos,
> Dévoile de nos maux les causes ténébreuses.

LE PLESSIMÉTRISME, L'ORGANOGRAPHISME.

> Percutant l'estomac aux parois caverneuses,

Faisant vibrer l'ivoire ou résonner l'argent
Par des chocs que gradue un doigt intelligent,
Ils rendent de nos corps l'écorce diaphane :
Dans le miroir des sons ils peignent les organes.

Le poëme se termine par une espèce d'hymne, dans lequel l'auteur exhale sa reconnaissance envers le Tout-Puissant qui lui a fait la grâce d'inventer la plessimétrie, l'organographie, et de composer des vers comme ceux qu'on vient de lire. Ainsi fit Pythagore après avoir trouvé la démonstration du carré de l'hypoténuse ; ainsi Képler après avoir découvert les lois des mouvements des planètes !

§ XVI.

L'ÉLOQUENCE MÉDICALE OFFICIELLE A L'ACADÉMIE ET A LA FACULTÉ.

L'ÉLOGE académique est notoirement une des plus lourdes pièces de la littérature classique ; il a dû figurer en tête des chefs d'accusation allégués par le goût moderne contre le goût ancien. Les plus zélés partisans des vieilles pratiques littéraires, ceux mêmes qui luttent encore pour la Tragédie en cinq actes, en vers alexandrins, pour l'Épitre, pour l'Ode pindarique et pour l'Apologue, reculent devant la responsabilité de l'Éloge. Ce genre, tout décrié qu'il est, n'est pourtant pas mort ; car les Genres sont très-vivaces, et les réformateurs ont cru un peu trop légèrement pouvoir les effacer du nouveau code littéraire. On ne raye pas ainsi d'un trait de plume des lois consacrées par des siècles de pratique. Les Genres sont indestructibles. Lamartine a fait des Épitres, Victor

Hugo des Odes, Alfred de Musset des Contes, Sainte-Beuve des Sonnets, et l'Éloge continue de répandre périodiquement ses pavots dans l'enceinte de toutes les académies, et, singulièrement, de l'Académie royale, nationale et impériale de médecine. Il fait, à lui seul, à peu près tous les frais de l'éloquence médicale officielle.

Notre académie s'est conformée en ceci aux *us* des anciennes académies, ses aînées, réunies dans le moderne Institut. Cet usage est essentiellement et presque exclusivement français. Les corps scientifiques et littéraires des autres pays ne l'ont pas adopté. Chez nous, il est non-seulement une coutume, mais encore une sorte d'obligation. L'Éloge n'est plus facultatif; il est inscrit en première ligne dans le cahier des charges des fonctions académiques du secrétaire perpétuel. A l'Académie française, qui est l'académie modèle et par son antiquité et par sa noble oisiveté, on loue même les vivants. A chaque nouvelle réception le récipiendaire, après qu'il a loué son prédécesseur est loué lui-même par un de ses collègues auquel il renvoie l'éloge. Cet encensement réciproque occupe ordinairement toute une séance ; le public rit, c'est son droit ; mais l'académie rit à son tour du public qui n'est pas le personnage le moins plaisant de la cérémonie. Du reste, l'existence des académies, comme corps, dépend peut-être, plus qu'on ne l'imagine, de ces représentations. Qui voudrait être académicien, s'il ne se procurait par là un moyen infaillible d'acquérir une gloire authentique constatée par procès-verbal ?

Le fonctionnaire auquel est exclusivement dévolu le

rôle de panégyriste est lui-même, il faut bien le dire, intéressé au maintien de cette formalité. Il trouve dans l'Éloge un cadre et un thème de discours tout préparés et commodes. Ce serait peut-être trop exiger du talent et des ressources d'esprit d'un seul homme que de lui imposer l'obligation d'inventer chaque année le fond et la forme d'un discours. L'éloge vient à son aide. La mort, pourvoyeuse infatigable, ne le laisse jamais manquer de matière. Le talent, d'ailleurs, peut toujours utiliser ce moule, quelque usé et fatigué qu'il soit, et on est disposé à absoudre le genre lorsqu'il est mis en œuvre par Fontenelle, d'Alembert, Cuvier, Vicq-d'Azyr, Pariset, Arago, pour ne parler que des morts. Il est cependant présumable que ces éminents esprits, ces beaux talents n'ont pas pu, sous cette forme étroite et conventionnelle, déployer leur pensée sur les grandes questions, objets de leurs études, dans toute son ampleur. Si plusieurs s'y sont acquis une réputation d'écrivains, cela prouve seulement qu'on peut avec de l'esprit tirer parti de tout. Qui sait pourtant ce qu'on eût pensé de ces hommes pendant leur vie; qui sait si l'on eût tant parlé d'eux après leur mort, s'ils n'avaient eu d'autres titres que ces morceaux de littérature académique ? Que seraient Fontenelle, d'Alembert, Cuvier, réduits à ce bagage ? et que serait ce bagage même, si sa valeur n'était pas garantie par la valeur supérieure d'œuvres et de travaux dont il n'est que l'appoint ?

On allègue en faveur de l'éloge académique une circonstance atténuante : son utilité historique. Les faiseurs d'éloges, dit-on, sont comme les gazetiers de l'histoire littéraire et scientifique, dont les écrivains et les savants sont les acteurs, les livres et les découvertes les événements. Ils en ramassent les éléments grain à grain, comme la fourmi, tenus qu'ils sont par état d'en rechercher les particularités les plus minutieuses, les traits les plus fugitifs. Sous le fatras déclamatoire, il y a des faits; les phrases passent, après avoir produit leur effet de sonorité; les faits restent.

Il y a bien quelque vérité dans cette apologie; mais il en faut beaucoup rabattre. Il n'y a d'historique dans l'Éloge que la forme extérieure. L'esprit du genre est essentiellement anti-historique. Hors les dates, les noms, et les circonstances matérielles des faits de notoriété publique, tout le reste n'est guère qu'un appareil décoratif sans réalité. Il s'en faut donc beaucoup que les éloges officiels des académiciens puissent tenir lieu de l'histoire d'une académie. Il ne faut pas davantage y chercher, ce qu'on est pourtant tenté de faire sur l'étiquette, des portraits individuels quelque peu ressemblants. Ce ne sont généralement que des croquis de fantaisie, dans lesquels le peintre cherche plus à faire valoir sa touche et le brillant de sa couleur, qu'à étudier et reproduire sincèrement les traits du modèle. Il est tenu, d'ailleurs, de le peindre en beau, et seulement en buste, dans le style des épitaphes tumulaires. Il n'y a de sûreté pour le portrait que dans la photographie; mais pour décalquer les esprits on n'a pas encore de bons objectifs, et en possédât-on, qui oserait exhiber en public une de ces impitoyables épreuves daguerriennes?

Que de beaux sujets de disquisition, pourtant, s'offriraient à nos orateurs académiques! Pourquoi, par exemple, ce secrétaire perpétuel, qui est comme l'administrateur scientifique et littéraire de la société, son chargé d'affaires vis-à-vis du public, de l'État, de la profession, ne viendrait-il pas, dans les séances de fin d'année, régler les comptes et dresser le bilan des travaux de l'Académie pendant l'année écoulée? Tracer d'une main ferme l'histoire des discussions, en fixer le sens et en déterminer la portée pour la solution des questions de doctrine et de pratique, signaler, caractériser et apprécier les actes, les décisions, les mesures, dans l'ordre scientifique, administratif ou professionnel, émanés de la compagnie, délibérant et agissant comme autorité constituée, ne serait-ce pas là un grand et riche texte de discours (1)? et plût à Dieu que tel ou tel secrétaire d'académie, Cuvier, si vous voulez. Arago, Pariset, eût adopté cette méthode! que de beaux morceaux d'exposition historique et de critique nous aurions! et combien ces *comptes-rendus*, rédigés par des hommes compétents, bien renseignés, pleins de lumières, de discernement et d'autorité, seraient plus instructifs, plus utiles au progrès de la science. plus dignes d'occuper et d'inté-

(1) L'art. 13 du règlement de l'Académie de médecine prescrit, entre autres obligations, au secrétaire perpétuel « *de faire tous les ans, conjointement avec le secrétaire annuel,* L'ANALYSE DE L'ENSEMBLE DES TRAVAUX DE L'ACADÉMIE, l'*éloge* de ses membres décédés, et de présenter une ESQUISSE DES PROGRÈS DE L'ART DE GUÉRIR DANS TOUTES SES BRANCHES. » Parmi ces clauses, celle de l'Éloge est la seule, que nous sachions, qui soit exécutée.

resser des esprits sérieux et les membres d'un corps
savant, que ces lieux communs d'éloquence par lesquels on essaye, *invitâ Minervâ*, d'élever à force d'en-
gins une statue colossale à une personnalité souvent
assez mince ! Car enfin les grands hommes sont rares,
dans les Académies comme ailleurs, et il ne suffit pas,
que nous sachions, d'être mort pour passer à l'état
de dieu, comme les empereurs romains. Ce serait là
vraiment l'*histoire* de l'Académie, dont les *éloges* ne
donnent que des lambeaux infidèles et sans suite. Ce
serait également celle des académiciens ; car, vivants
ou morts, ils se présenteraient inévitablement à l'historien, non point sans doute dans leur existence privée et dans les détails, le plus souvent puérils, de leur
biographie, mais dans leur vie intellectuelle, scientifique et académique. Ce serait enfin louer l'Académie,
non par ricochet dans la personne de tel ou tel de ses
membres, mais directement et de la meilleure manière, par le récit de ses actes. Le foyer lumineux serait par là déplacé. L'illustration viendrait du corps
aux membres, et non plus des membres au corps. Ce
travail, ou autre analogue, exigerait sans doute du
secrétaire perpétuel une grande variété de connaissances, une intelligence flexible et étendue, un jugement solide, beaucoup de tact et d'indépendance, une
juste dose de ce qu'on appelle l'esprit de corps, le zèle
de la science, l'amour de la vérité, et, ce qui est de
rigueur en toute œuvre d'art et de plume, le talent.
Ces qualités sont peut-être difficiles à réunir ; cependant plus d'un secrétaire académique, parmi les morts

et les vivants, en a offert l'exemple, et il faut, dans
tous les cas, par convenance, les supposer dans tous.

Mais tout ceci n'est que pure utopie. La réalisation
de cette réforme dans les usages académiques changerait complétement le caractère des séances annuelles,
en en déplaçant le but. Dans ces jours de représentation, l'Académie n'est plus, à proprement parler,
maîtresse chez elle ; elle reçoit, et se doit toute à ses
hôtes. Son public habituel, exclusivement scientifique, est remplacé par un public fort mélangé, qu'il
faut traiter selon son goût, ses habitudes. La civilité
l'exige. Quel secrétaire aurait le front et l'inhumanité
de développer une thèse de pathologie ou d'anatomie,
d'agiter le problème du perchlorure de fer, du chlo-
roforme, ou d'entrer dans les détails techniques de la
question proposée par le digne marquis d'Argenteuil,
en face d'un triple rang de chapeaux féminins? La
science et le technique endormiraient ou mettraient
en fuite l'auditoire. L'*éloge* n'a pas ces inconvénients.
Il peut ennuyer assurément — c'est l'effet, hélas ! de
toute lecture un peu longue — mais du moins il se
laisse écouter et en grande partie comprendre. C'est
un canevas sur lequel l'orateur peut, s'il est disert,
coudre quelques fleurs artificielles qui brillent un moment à l'œil. Il peut faire jaillir de temps en temps
du fond sourd et monotone du discours, une note aiguë qui réveille en sursaut les esprits, comme ferait
une prise de tabac. Pariset excellait dans l'art de placer ces touches scintillantes que les peintres appellent
des Réveillons. Il y ajoutait, comme adjuvant, l'accent

et la mimique, et manquait rarement son effet. Ceci est l'affaire du talent, et *non omnia possumus omnes.* L'éloge a, en outre, un élément particulier d'intérêt dans sa partie biographique. La vie d'un homme, quelque unie qu'on la suppose, présente toujours quelques incidents attachants ou piquants, dont se contente aisément la sensibilité ou la curiosité superficielles d'un auditoire. De là la tendance des panégyristes à recueillir les anecdotes, à citer les traits de caractère ou d'esprit, à raconter tout ce qui a un air d'aventure. Arago faisait grand usage de ces moyens détournés ; il s'en aidait pour faire passer plus aisément les appréciations scientifiques. Il avait d'ailleurs le goût anecdotier. Il était excusable ; c'est une des nécessités du genre, une des conditions du succès. Or quel est l'écrivain si guindé dans sa dignité qui ne la sacrifie au premier des besoins, celui de se faire lire ? et quel est l'orateur si solennel qui consentirait à élaguer de son discours ce qu'il sait, par expérience, devoir le faire écouter et applaudir ?

L'éloge académique est donc tout ce qu'il doit et peut être dans les conditions et dans le milieu où il se produit. Il faudrait, pour transformer ce genre et lui donner une valeur sérieuse et scientifique, changer d'abord ce milieu et ces conditions ; mais dans ce cas il vaudrait mieux le supprimer tout à fait. Or c'est là une révolution qu'il ne nous sera pas donné de voir, ni non plus à nos fils et à nos petits-fils. Les trônes, les gouvernements, les empires auront changé dix fois de face avant que l'Éloge disparaisse du programme académique. Il durera soigneusement empaqueté, comme une momie égyptienne, sous les bandelettes sacrées de la routine, autant que les académies mêmes; et le dernier Éloge sera prononcé par le dernier secré-- taire perpétuel de la dernière académie.

Quoi qu'il en soit de la convenance et de l'utilité de ce genre d'éloquence à l'Académie de médecine, il n'est pas souhaitable que l'usage s'en établisse, comme il tend à le faire, dans la Faculté. La Faculté n'est pas une académie ; c'est une institution d'enseignement, une école. C'est au but supérieur de sa fonction, comme corps enseignant, que doivent se rapporter tous ses actes publics. L'esprit général de l'institution doit se refléter dans toutes ses démarches, et dominer les considérations particulières d'ambition, de gloire, d'intérêt de ses membres. Elle n'a pas, comme les académies, à représenter et à briller devant la foule. Uniquement soucieuse de son service, de ses grands devoirs, de sa haute responsabilité envers l'État, les familles, la société, elle ne doit songer qu'à fonder, à maintenir son autorité. Il faut que les élèves, qui sont le vrai public des assemblées solennelles, amenés en présence de leurs maîtres, rapportent de cette première rencontre une impression d'autorité et d'ascendant ; il faut que les maîtres, en ouvrant de leurs mains les portes du sanctuaire aux disciples, leur fassent sentir qu'ils ont besoin de guides et que ces guides sont devant eux. L'appareil et la pompe dont on entoure cette espèce de présentation ré- ciproque ne serait qu'une assez pauvre et ridicule parade, si on n'ajoutait à ce cérémonial ce qui seul lui donne un sens sérieux, c'est-à-dire les idées et les sentiments qu'il accompagne, mais qu'il ne remplace pas.

Voilà pourquoi, dans ces séances de rentrée où la Faculté parle et agit en corps, elle pourrait, ce semble, et devrait, pour faire acte de présence, de vie et d'action, trouver quelque chose de mieux que la lecture d'un Éloge. Qui ne préférerait, dans ces occasions, entendre l'école parler d'elle-même et des grands objets de son institution, aborder de hautes questions de science, de méthode, en un mot la voir inaugurer l'enseignement qu'elle va dispenser à la jeunesse par une première leçon générale qui en déterminerait l'esprit, le caractère, le but. L'école ferait ainsi acte de maîtrise, et consacrerait son droit d'enseignement, en montrant qu'elle a pour cela l'autorité en même temps que la mission.

Ce seraient là de vrais discours d'*ouverture*. Les textes ne manqueraient pas. La science, la profession, l'enseignement ouvrent au talent les perspectives les plus variées, les plus riches, les plus vastes : les devoirs des élèves et ceux des maîtres, les grandeurs de la pratique de l'art, la mission sociale du médecin, le rôle unique et exceptionnel qu'il remplit parmi les hommes, l'influence civilisatrice qui lui est spécialement dévolue et qui n'a pu lui être disputée, suivant les lieux et les temps, que par le sacerdoce! le haut rang que tient la médecine entre toutes les connaissances humaines par la généralité des études qu'elle suppose, par la dignité de son objet, qui est l'homme même, par la multitude de ses applications qui embrassent la vie individuelle et la vie sociale, et comment, à tous ces titres, le médecin, digne de ce nom, est un des types les plus élevés de culture intellectuelle et morale que la condition humaine comporte! Ces vues, et autres analogues, développées avec conviction et talent, seraient de bonnes semences déposées dans les âmes de cette naissante génération, qui ne demande qu'à marcher pour une bonne fin dans une noble voie. La plupart d'entre ces jeunes esprits, libres encore des liens matériels qui plus tard embarrasseront leurs pas, étrangers aux calculs et aux misères de l'exercice de l'art, seraient d'autant plus désireux de s'élancer dans une carrière dont on leur montrerait la dignité et l'éclat, et y apporteraient par cela même les dispositions les plus propres à leur faire surmonter les dégoûts et les désappointements qui les attendent.

La science ne serait pas moins féconde que la profession, et l'enseignement que la science. L'exposition de l'état des connaissances sur des points de doctrine ou de pratique choisis avec discernement et traités avec une suffisante généralité; des considérations sur les tendances de l'esprit scientifique en général, et sur la marche de la médecine en particulier ; des recherches critiques sur les méthodes d'enseignement et de démonstration en usage, sur leur valeur, leur portée et leur signification ; des indications développées des lacunes les plus marquantes existant dans la science médicale et des moyens de les remplir : tels seraient les nombreux et inépuisables matériaux qui s'offriraient chaque année et dont chaque année mettrait en œuvre quelque fragment. Les faits scientifiques contemporains pourraient fournir les thèmes les plus heureux et les plus intéressants. Qui empêcherait la faculté de donner, par l'organe de l'un de ses membres, son avis sur ces systèmes et ces méthodes thérapeutiques qui s'imposent de temps en temps à la foule, et y sévissent comme des épidémies, par exemple, l'homéopathie, l'hydrothérapie, le magnétisme animal, etc... d'examiner les fondements scientifiques de ces théories et de ces pratiques, où tout n'est pas absurde sans doute, et de faire voir dans toutes ces choses où finissent l'observation, l'expérience, la science, et où commencent l'hypothèse, l'erreur et le charlatanisme ? Les exemples et même ses propres précédents ne manqueraient pas à la faculté, à défaut de raisons, pour l'adoption d'un programme oratoire moins banal que celui qu'elle emprunte maladroitement à l'académie, dont elle n'est-guère en ceci que la doublure. Elle a plus d'une fois, par l'organe de son représentant et chef naturel, son doyen, ou de quelqu'un de ses membres les plus autorisés, inauguré heureusement la reprise de ses travaux à peu près dans la forme que nous aimerions voir passer en règle. Elle a aussi l'exemple de ce qui se fait dans les cours et tribunaux, où, selon un antique et excellent usage, les chefs de la magistrature ou les officiers du ministère public viennent, aux séances solennelles de rentrée, prononcer des discours dans lesquels les principes les plus élevés du droit, les règles de l'administration de la justice, les devoirs des magistrats, sont exposés et développés pour l'instruction et l'édification de ceux qui ont pour mission d'appliquer ces principes, d'observer ces règles, de remplir ces devoirs. Ce sont ces belles *mercuriales,* comme on appelait et comme on appelle encore quelquefois ces discours, que nous voudrions voir imiter dans nos écoles médicales. Un autre exemple plus direct, et qui nous vient toujours en mémoire en pareille circonstance, est celui que donna pendant trente années l'illustre recteur de l'Université de Leyde, le grand Boerhaave, dans ces ORATIONES qu'il composait à l'occasion des réunions publiques de l'Université ou de l'installation d'une chaire, et dans lesquelles il traçait d'une main sûre la marche générale de la science et de l'enseignement, tandis qu'il appliquait lui-même ses principes dans quatre chaires occupées simultanément avec la même supériorité et un succès égal. On faisait de même, du reste, en ce temps-là, dans les autres universités de l'Europe, et l'École de Montpellier a, si nous ne nous trompons, conservé cette louable partie de la tradition universitaire. C'est, en effet, de cette manière qu'un corps savant et enseignant peut le mieux manifester l'esprit qui l'anime, se donner la conscience de son activité et de sa force, et poser, aux yeux de tous, le fondement légitime de l'autorité scientifique et dogmatique qui lui est déférée. Au lieu de cette grave et ferme attitude, qui siérait si bien à la faculté, n'est-il pas pénible de la voir, depuis quelques années, se présenter au public en veuve désolée, comptant et pleurant ses morts, et n'ayant de voix que pour la plainte et les regrets ? Ce sentiment est respectable ; seulement il faut prendre garde que cette exaltation des morts n'ait pour effet, sinon pour but, d'abaisser un peu les vivants et que l'éclatante auréole attachée par le panégyriste à la tête de son héros, ne fasse trop pâlir ou même n'éclipse complétement par instants les lumières environnantes. Cet obscurcissement, quoique passager, peut n'être pas toujours agréable à ceux qui le subissent.

Ces vœux supposent, il est vrai, que l'autorité scientifique, ainsi mise en demeure de s'expliquer à elle-même et d'expliquer aux autres sa mission et ses droits, a ou peut avoir une conscience claire de l'étendue et de la nature de ses fonctions. Or en est-il ainsi pour la Faculté, pour l'École de médecine de Paris ? Nous voudrions le croire ; mais nous en sommes à souhaiter qu'elle le prouve. Il y a bien incontestablement une école médicale *à* Paris; mais y a-t-il une école *de* Paris ? Qui le sait ? Une école, ainsi qu'on l'entend et qu'il faut l'entendre, consiste dans un ensemble systématique de principes arrêtés, de méthodes scientifiques définies et avouées, ou tout au moins, de tendances marquées vers un but déterminé. C'est par cette unité de vues générales que se révèle son esprit, son génie ; et c'est par là aussi que se mesurent sa force et la portée de son action. L'École de médecine possède-t-elle en ce moment des traits distinctifs qui puissent servir à la faire reconnaitre ? Est-elle en mesure de se bien rendre compte à elle-même de ce qu'elle sait, de ce qu'elle veut, de ce qu'elle peut? Nous posons cette question, et la poser c'est presque la résoudre. Contentons-nous de dire que l'école dite de Paris, ou, si l'on veut, la Faculté, qui est, dit-on, son représentant, son organe visible, serait probablement embarrassée s'il lui fallait faire une profession de foi scientifique, une déclaration de principes. Ajoutons qu'en fait l'enseignement, dépourvu de direction supérieure, marche en tous sens, et un peu à la débandade, sous la conduite d'éclaireurs qui cherchent eux-mêmes leur chemin. Cette confusion tient en partie, sans doute, à la nature et aux difficultés intrinsèques de la médecine, mais elle a sa source principale dans le défaut d'énergie et de confiance de l'esprit médical du temps. Le dégoût des théories a engendré une sorte d'indifférentisme d'un caractère tout nouveau, qui consiste, non plus à dédaigner et abandonner les recherches (car jamais on n'a tant travaillé), mais à les poursuivre à la fois dans les voies les plus diverses, sous l'escorte des principes les plus opposés, comme feraient des voyageurs qui, égarés loin de la route, dans des chemins de traverse, estimeraient qu'il n'y a pas de raison de choisir entre ceux qui se présentent, puisqu'on ne sait ni quel est le bon, ni s'il y en a un bon, et qui se consoleraient en attendant par cette idée que, s'ils n'avancent pas, du moins ils marchent. Cette singulière espèce d'indifférentisme actif sévit particulièrement, cela se comprend, dans l'ordre des sciences médicales. Quoi d'étonnant donc que le corps enseignant en soit aussi atteint? Mais, s'il en est ainsi, on conçoit que la Faculté ne soit ni en position ni en humeur de régenter, de dogmatiser, de faire des Mercuriales, et se mette sagement au régime neutre de l'ÉLOGE.

§ XVII.

L'ART A L'ACADÉMIE DE MÉDECINE.

Ce rapprochement paraîtra-t-il incongru ? La grave compagnie va-t-elle se récrier et nous dire, en parodiant Orosmane :

L'art n'est pas fait pour *moi, je* n'en ai pas besoin !

A Dieu ne plaise que nous lui supposions cette fierté de vandale ! L'Académie est une société lettrée, en même temps que savante ; elle est d'ailleurs éminemment française, et, comme telle, sensible aux délicatesses de l'esprit et du goût. Elle compte parmi ses membres plus d'un *dilettante* dans les beaux-arts. Elle a ou a eu des virtuoses de première force dans le chant, des antiquaires, des numismates, des collecteurs de tableaux, des poètes ; il est tel de ses honorables, dans la section la plus prosaïque de la compagnie, qui manie le crayon avec l'esprit et la malice de Cham et de Daumier. On a pu remarquer en cent occasions en quelle estime y sont l'art de bien dire et les fleurs de l'éloquence. On la vit jadis consacrer trois séances consécutives à la question purement esthétique du Costume, et chacun peut, les jours de cérémonie, reconnaître avec quel goût exquis elle résolut ce problème d'ornementation corporelle.

Mais à quoi bon invoquer des souvenirs ? Les murs parlent. Partout où s'arrêtent les yeux, dans l'enceinte académique, ils ne rencontrent que peintures, dorures, inscriptions, bustes, statues, adossés, accrochés, incrustés aux parois. L'étranger qui entre pour la première fois dans ce sanctuaire de la science, se croit au milieu d'un musée, et est tenté de demander le livret. C'est à l'honorable secrétaire perpétuel, qui, par son zèle et son goût éclairés, par sa constante sollicitude pour la gloire du corps illustre dont il est comme l'intendant, a créé en grande partie ces richesses artistiques, qu'il appartient d'en faire la description et l'histoire. On ne trouvera ici que quelques notes prises en courant, destinées à piquer la curiosité plutôt qu'à la satisfaire, un pur verbiage de *cicerone,* qui aura cependant un titre indéniable à la confiance, s'il ne contient, comme on ose s'en flatter, pas plus de deux erreurs sur trois assertions.

Lorsque, il y a quelques années, l'Académie royale de médecine abandonna son ancien logis de la rue de Poitiers, qui menaçait ruine, et transporta ses pénates rue des Saints-Pères, elle fit plus qu'un simple déménagement. Par cette installation officielle dans un bâtiment de l'Etat, elle reçut une sorte de consécration nouvelle comme institution publique. Elle subit en même temps, au point de vue décoratif, une brillante métamorphose. Le local de la rue de Poitiers n'était qu'une maison vulgaire ; le nouveau est un monument. On entrait dans le premier par la plus triviale des portes cochères ; l'entrée du second est un imposant frontispice, d'une architecture sévère et grandiose, auquel on n'arrive qu'en montant quelques marches, comme à la porte d'un temple antique. Les faisceaux surmontés de la hache, placés dans les entre-colonnements, ne sont peut-être pas un ornement bien convenable pour un édifice consacré aux travaux de l'art salutaire, mais la première République française, qui était très-romaine, aimait ces symboles de la majesté du peuple-roi, et en mettait partout. Si, d'ailleurs, cette austérité architecturale et ces formidables emblèmes de la puissance souveraine peuvent un instant égarer l'esprit sur la destination de l'édifice, il est immédiatement ramené par la statue placée sous le grand arc de décharge, au-dessus de la porte, représentant Esculape assis, accompagné de son mystique associé le serpent d'Épidaure. L'inscription, enfin, ACADÉMIE IMPÉRIALE DE MÉDECINE, burinée en belles lettres lapidaires sur la pierre, et non plus, comme à la rue de Poitiers, en banales majuscules peintes sur un vil badigeon de plâtre, complète et fixe invariablement le caractère du monument. L'architecture est un peu comme la musique ; elle ne prend un sens précis qu'à l'aide des paroles.

A la noblesse, à la grandeur du style architectural, le bâtiment de l'Académie joint l'intérêt historique des souvenirs. En 1601, Marie de Médicis, seconde femme de Henri IV, fit, un an après son mariage, venir de Florence quelques Frères de la congrégation hospitalière de Saint-Jean de Dieu, et les établit d'abord vers le quai Malaquais, dans le lieu qu'occuèrent plus tard les Petits-Augustins, et où l'on voit aujourd'hui l'École des beaux-arts. En 1606, ils furent transportés dans une autre maison, accompagnée d'un grand jardin. située sur les hauteurs de la butte Taranne, tout auprès d'une chapelle dépendante de Saint-Sulpice, et qui était dédiée à saint Pierre. Quelques archéologues prétendent que le nom des Saints-Pères, donné à la rue, est une corruption de celui de Saint-Pierre, qui se transforma d'abord en *Saint-Père*, et enfin en *Saints-Pères*. Dieu nous garde de les contredire ! Quoi qu'il en soit, cette chapelle fut démolie dès 1616, et les frères hospitaliers en firent bâtir sur leur propre terrain une nouvelle, dont la première pierre fut posée, en cette même année, par Marguerite de Valois. En 1621, elle fut dédiée à saint Jean-Baptiste, et terminée en 1633 par l'architecte de Cotte, qui y ajouta un beau portail, remanié plus tard par l'architecte de l'hôtel des Monnaies, Antoine. Cette petite église était une dépendance de l'hôpital *de la Charité*, fondé par Marie de Médicis, et dont les frères de Saint-Jean de Dieu furent les premiers et, pendant deux siècles, les seuls desservants. Le principal but de leur ordre étant le soin des malades, leur maison était une infirmerie où ils exerçaient à la fois les fonctions administratives et médicales et celles des sœurs de charité. Des legs et des fondations avaient successivement agrandi les terrains et les salles de l'hôpital, qui comptait près de 250 lits d'hommes seulement, lorsque la révolution éclata.

La révolution détruisit cette institution hospitalière

dans son caractère religieux. L'hôpital resta, mais le couvent fut supprimé. Des médecins et des chirurgiens laïques, dont Boyer fut un des premiers, remplacèrent les Frères expulsés. La petite église fut transformée en un amphithéâtre, dans lequel Corvisart inaugura en 1797, avec un éclat extraordinaire, l'enseignement de la clinique *interne,* institué sur le modèle de la clinique *externe* que Desault illustrait déjà à l'Hôtel-Dieu. Un architecte fut chargé d'approprier le local à sa nouvelle destination. Cet architecte était Clavareau, le même qui a élevé le portique de l'Hôtel-Dieu, et qui avait dans ses attributions les hôpitaux de Paris. A cette époque, l'imagination des artistes était, comme celle des politiques, montée sur le ton le plus haut. Les exemples de l'antiquité classique, de la Grèce et de Rome, étaient, dans tous les genres, les types de toute beauté et de toute grandeur. Les femmes s'habillaient à la grecque ; les hommes se drapaient de la toge romaine ; l'ordre archaïque de Pœstum était le modèle de tous les édifices ; le nu était de rigueur dans les ateliers des peintres et des sculpteurs. Le digne Clavareau partageait cet enthousiasme classique. On ne sera peut-être pas fâché de connaître les méditations transcendantes par lesquelles il procéda à son son œuvre. C'est lui-même qui nous initie à la marche de ses idées, dans son Mémoire sur les hôpitaux civils de Paris (1805) :

« Je me suis appliqué, dit-il, à donner à cet établissement, malgré son peu d'étendue, cet aspect monumental que doit avoir tout édifice public. Je me suis

modelé sur les anciens, et, pénétré du programme que
j'avais à remplir, j'ai tâché de donner à la forme même
de l'établissement un but moral. J'ai voulu que, parlant à l'imagination des élèves, elle contribuât à augmenter leur studieuse émulation. La lecture de la description que fait Pausanias du temple d'Esculape à
Épidaure m'a donné l'idée de faire entendre les leçons
d'un nouvel Esculape (Corvisart) dans un temple
pareil à celui qui était consacré à ce dieu de la médecine. J'ai donc cherché à ressusciter ce monument antique. Au-dessus de la porte d'entrée, j'ai placé la figure du dieu, comme elle l'était à Épidaure, et dans
l'intérieur j'ai retracé tous ses attributs et ceux d'Hygie, sa fille, qu'on adore comme la déesse de la
santé (1). Sur les murs de l'amphithéâtre sont gravées
des sentences prononcées par les grands maîtres en
médecine. Un promenoir qui invite au recueillement
conduit à cet amphithéâtre; il est garni de colonnes
sur lesquelles, comme à Épidaure, on pourra inscrire
les nouvelles découvertes et les cures extraordinaires.
L'élève qui attendra l'arrivée du professeur y trouvera encore un sujet de méditation et d'étude, etc. »

Le citoyen architecte Clavareau, étudiant le plan du
temple d'Esculape, à Épidaure, pour construire un
petit amphithéâtre destiné à un cours de clinique à
Paris! Quel bon pendant au citoyen législateur Hé-
rault de Séchelles, faisant demander au conservateur

(1) Ceci se rapporte peut-être, au moins en partie, à la statue
d'Esculape, placée maintenant dans le vestibule.

de la Bibliothèque nationale un exemplaire des lois de Minos, pour rédiger la constitution de la République française une et indivisible !

L'Académie nous saura gré de lui avoir appris, ce qu'elle ignorait sans doute et ce que, sans nous, elle n'aurait jamais su, qu'elle est logée dans le temple même du dieu de la médecine. Héritière du sacerdoce d'Épidaure, pour parler comme Clavareau, elle a pu se dispenser de faire, en y entrant, les purifications prescrites lorsqu'on transforme un lieu profane en lieu sacré. Sous l'invocation d'Esculape, comme sous celle de Jean-Baptiste, l'édifice où elle siége n'a jamais cessé d'appartenir à la médecine et à ses ministres.

Il convient pourtant de remarquer que l'*Ascélpéïon* de la rue des Saints-Pères n'est plus tout à fait tel qu'il était à l'époque de sa construction, et qu'il a perdu en partie ce caractère imposant et monumental que lui attribuait l'architecte. Ce long promenoir, orné de colonnes, qui invitait au recueillement et qui n'était que l'avenue ou le vestibule de l'amphithéâtre, est maintenant divisé, par deux cloisons, en trois pièces, dont la première forme l'entrée, la seconde le vestibule ou la salle d'attente, et la troisième la salle des séances ou plutôt la portion de cette salle réservée au public. Cette segmentation a détruit sans remède l'unité architecturale de la *Cella*, et tout l'effet, d'ailleurs fort problématique, qu'elle a pu avoir dans son intégrité. A vrai dire, la perte ne doit pas être très-grande sous ce rapport, car le peu de hauteur du plafond, comparati-

vement à sa longueur devait le faire paraître trop sur-
baissé, sans compter que les colonnes ioniques sans
base qui le supportent, avec leur chapiteau maigre,
écrasé, à volutes rabougries, sont de véritables petits
monstres d'architecture.

L'habile architecte (1) qui a été chargé d'approprier ce local au service de l'Académie n'a donc rien
gâté en établissant la nouvelle distribution. Il en a tiré
tout le parti possible pour la destination, et ce n'est
pas sa faute si le résultat ne remplit pas toutes les conditions désirables. Il y a, en effet, dans la disposition
du local des séances deux inconvénients également regrettables, le manque d'espace et de lumière, principalement dans la partie de l'enceinte réservée au public.
Obligé qu'était l'architecte, pour trouver son compte
de places, d'exhausser et d'étager les banquettes, en laissant à droite et à gauche un couloir pour la libre circulation, il en est résulté que les auditeurs se trouvent
huchés près du plafond, dans une espèce de soupente
noire et sombre où ils ne peuvent ni être vus eux-
mêmes, ni voir quoi que ce soit dans l'intérieur de
l'aréopage académique, si ce n'est de temps en temps
le président lorsqu'il se lève pour agiter sa sonnette,
ou M. Piorry dans quelqu'une des majestueuses appa-
ritions qu'il fait çà et là, à diverses hauteurs, sur l'horizon de l'assemblée.

L'enceinte particulière où sont rangées les stalles
des académiciens et au fond de laquelle s'élèvent la

____

(1) M. Lebas, de l'Institut.

tribune et le bureau est beaucoup plus avantageusement disposée au point de vue de l'art et de la commodité. Elle occupe à peu près le centre du transsept de l'ancienne église des Saints-Pères et l'emplacement de l'amphithéâtre de Corvisart. Elle forme un quadrilatère régulier, largement éclairé par une fenêtre vitrée, percée horizontalement au sommet d'une sorte de dôme ou lanterne. Un entablement supporté par des colonnes d'ordre ionique règne tout autour et sert d'appui aux murs sur lesquels s'élève la lanterne. Mais si l'œil est tolérablement satisfait des lignes de cette architecture, l'oreille n'a pas autant à s'en louer. La voix des orateurs, parlant de la tribune, s'évapore, on ne sait comment, à mi-chemin, et n'arrive que par fragments au conduit auditif des assistants. C'est là un inconvénient, probablement irrémédiable ; car, en dépit de tous les Vitruves anciens et modernes, on ne sait rien ou presque rien des conditions de construction qui déterminent les propriétés acoustiques d'une enceinte close et couverte. La théorie mathématique pose des règles que la pratique dément continuellement ; et la pratique n'avançant qu'à tâtons réussit ou échoue également par hasard. Quoi qu'il en soit, il est certain qu'il n'y a pas de salle plus sourde au monde que celle de l'Académie impériale de médecine ; ce qui est d'autant plus fâcheux que véritablement il s'y dit quelquefois des choses fort bonnes à entendre.

Il nous reste, pour compléter cette étude pittoresque de l'édifice académique, à dire un mot des éléments décoratifs immédiatement liés à l'architecture et faisant corps avec elle. Ils se réduisent à peu près à la statue colossale d'Esculape, qui, autrefois placée, sauf erreur, au fond de la salle, à l'endroit où est le bureau, l'est maintenant dans le vestibule. Quelles admirables gens que ces Grecs! C'est d'eux que nous tenons presque tout notre avoir intellectuel. Dans les sciences, les lettres, les arts, nous hellénisons encore, sans le savoir, comme le firent nos pères et les pères de nos pères. Leur esprit, porté par leur langue, est encore vivant parmi nous. En médecine, nous parlons, pensons et opérons en grec. Ils ont fait même des dieux qui après trois mille ans servent encore. Témoin cet Esculape de l'Académie. Ce dieu fut trouvé dans les caves où des mains impies l'avaient relégué. Il a été, lors de l'installation de la compagnie dans le local des Saints-Pères, replacé sur son piédestal, où il fait la plus belle figure. Nous ignorons le nom de l'auteur de cette statue en pierre, qui n'est, du reste, qu'une copie, avec quelques variations insignifiantes, des statues antiques d'Esculape qui ont été conservées. Et quel plus beau type de divinité iatrique y aurait-il à chercher après les Grecs? Dans ses images, telles que les avaient formées Phidias, Alcamène, Scopas, images toujours reproduites après ces grands maîtres, il y a, comme l'a remarqué un savant archéologue, quelque chose qui rappelle le souverain des dieux. Ses cheveux sont relevés au-dessus du front et retombent sur ses épaules. Son regard est affable, mais fier. L'attitude de son corps est simple, grave et pleine de dignité (Clarac). Sous quels traits

pourrait être plus heureusement personnifiée la {mé-
decine?

Et quand on songe que ce beau modèle de dieu
médical allait, au moment où l'Académie s'en est emparée, être transformé en un saint Jean-Baptiste!
O mânes du citoyen Clavareau, vous avez dû frémir
alors d'horreur et d'indignation! Mais l'Asclépéion a
conservé son dieu et le dieu le culte littéraire et poétique auquel il a droit.

Le mobilier décoratif de l'Académie n'est pas très-
considérable. Il n'est même guère susceptible d'aug-
mentation ; car les tableaux couvrent déjà à peu près
tout le nu des murs, et ce n'est que pour des œuvres
de sculpture qu'il y a encore, à la rigueur, quelques
emplacements disponibles. Mais si, comme quantité,
ce petit musée médical n'a pas beaucoup à gagner, il
pourrait être avantageusement modifié comme qualité. Certains produits passablement hétéroclites de la
brosse ou du ciseau devraient être éliminés, et rem-
placés par des objets plus convenables au double point
de vue de l'art et de la destination. Il faut s'en rapporter pour ces réformes au goût et à la sollicitude
du savant secrétaire perpétuel, qui a la haute main
dans ces choses. Déjà il se dispose à mettre aux gravats
quelques-uns de ces bustes en plâtre du vestibule, sur
lesquels une ignoble poussière dessine de noirs méan-
dres que le diligent plumeau du garçon de service est
impuissant à balayer. Une gloire en plâtre est d'ailleurs bien fragile. C'est dans le marbre et le bronze
que doit être taillée ou coulée celle de nos immortels.

C'est dans cet *atrium* que se trouve réunie toute la collection iconique sculpturale de l'Académie. Elle est composée de simples bustes, dont la plupart sont placés sous le jour le plus ingrat, particulièrement ceux colloqués dans l'embrasure des fenêtres qui ne sont éclairés que de dos, c'est-à-dire du côté qui n'est pas destiné à être vu. Ceux installés entre les croisées ne sont guère mieux partagés. La disposition du local ne permet pas un arrangement plus favorable. Quelques-unes de ces effigies, du reste, ont plus à gagner qu'à perdre à ne pas paraître au grand jour, et on ne leur a fait aucun tort en les plongeant dans une obscurité protectrice.

Nous signalons spécialement au marteau de M. Fr. Dubois les trois plâtres portant les noms de Fouquier, de Guersant et de Scarpa, sculptures qui ont leur place marquée dans la galerie drôlatique de Dantan. Celui du baron Portal aurait bien aussi quelque titre à figurer dans cette catégorie, car, grâce à ses dimensions colossales, cette longue tête osseuse, à profil proboscidien, ornée de sa perruque à boudins, ne peut guère être regardée avec le sérieux auquel a droit un personnage de cette importance scientifique et professionnelle, un bienfaiteur de l'Académie. Quelques autres plâtres, tels que ceux de Chaussier, de Pinel, de Larrey, et celui de Dupuytren, qu'une frauduleuse couche de colle, noir de fumée, jaune d'ocre et bleu de Prusse travestit en bronze, ne méritent pas qu'on s'y arrête, malgré les signatures recommandables de MM. Allier, Bra, Eschoet et Desbœufs, puisqu'il est entendu qu'ils seront un jour ou l'autre réformés (1).

Un seul de nos illustres a les honneurs du véritable bronze : c'est Marjolin, dont l'artiste (M. Dantan) a rendu avec bonheur la calme et bonne physionomie.

Parmi les marbres, un des plus remarquables est celui de Percy, de grandeur au-dessus de nature, sculpté, avec sa fierté de style habituelle, par David (d'Angers). Tout auprès de cette gloire de la chirurgie militaire, se trouve une des plus modestes personnalités, celle de l'honnête Bouriat, qui, transmué en beau marbre blanc par l'habile ciseau de M. Pierre Robinet, sort enfin du rigoureux *incognito* dans lequel il a passé les trente ou quarante années de sa vie académique. N'allez pas confondre le jeune artiste, auteur de ce buste, avec son homonyme, l'honorable membre de la section de pharmacie, le terrible exécuteur des Remèdes Secrets, qui manie, dit-on, l'ébauchoir avec autant d'adresse et de verve que le crayon et la plume. M. Pierre Robinet vient de terminer pour l'Académie une œuvre plus importante, la statue de J. D. Larrey, qu'on aura occasion d'admirer lorsque, après l'exposition, elle sera installée à la place qui lui est destinée, entre les colonnes, à côté du bureau du président, où elle doit faire pendant à une autre statue, placée au côté opposé, celle de Desgenettes; double hommage rendu aux deux glorieux représentants de la médecine et de la chirurgie militaires (2).

(1) La plupart de ces réformes ont été opérées dans le cours de l'année 1856.

(2) Cette statue est maintenant placée, provisoirement, dans la salle d'attente.

Les deux bustes en marbre de Pariset et de Béclard, placés sur des gaines, à droite et à gauche de la porte d'entrée du vestibule, comptent parmi les meilleurs ; le premier, par M. Gayrard, reproduit avec assez de vérité, mais avec un peu de mollesse, la physionomie si fine, si passionnée, si expressive de l'original ; le second, sculpté par Bra, est d'un modelé plus ferme, d'un style plus monumental, et accuse fortement le caractère de tête grave et viril du célèbre éditeur et continuateur de Bichat.

Un dernier portrait, tout récemment placé sur une console, sur le mur à gauche, est celui de Double, dont l'originale figure se composait d'un ensemble de reliefs et de plans du goût le plus capricieux, impossible à classer parmi les types réguliers connus. M. Duret a su, avec son habileté supérieure, trouver la résultante de ces éléments confus, le caractère physionomique. Ce portrait est parlant, et, comme l'original, il parle sur ce ton de haute politesse, de dignité aisée, d'autorité persuasive et d'élégante finesse qui, dans les relations privées comme dans les discussions académiques, donnait tant de poids, tant d'intérêt et tant d'agrément à sa parole (1).

Après toutes ces effigies académiques et médicales qui décorent trois des murs du vestibule, il convient, avant de franchir le seuil de la salle des séances, de saluer respectueusement, en passant, celles du fon-

(1) En septembre 1856, deux autres bustes en marbre, ceux de Pinel et de Nacquart, dus à l'auteur de la statue de Larrey, M. Robinet, ont été ajoutés à la collection.

dateur de l'Académie, le roi Louis XVIII, et de son haut protecteur actuel, l'empereur Napoléon III. Ces deux bustes en marbre sont de dimension colossale, comme la figure d'Esculape à côté de laquelle ils sont placés. Ces proportions exceptionnelles conviennent à la race des dieux, à laquelle appartient incontestablement Esculape, et à celle des demi-dieux, avec laquelle les empereurs et les rois ont de la parenté. Les Grecs païens et les chrétiens primitifs exprimaient, dans les représentations de l'art, par l'inégalité des grandeurs corporelles l'inégalité de nature des personnages divins et des simples mortels. Tout en respectant le principe, si principe il y a, qu'il soit permis d'observer que ces deux têtes colossales, posées à la hauteur de l'œil sur de maigres supports, n'ont pas, à beaucoup près, la grandiosité de caractère qu'on attend et qui résulte d'ordinaire de l'exagération des dimensions naturelles ; elles ne sont même plus colossales, au sens esthétique du mot ; elles ne sont que grosses, et trop grosses, ce qui est bien différent. On pourrait étendre cette observation aux autres bustes colossaux de la collection qui, placés sur le même plan que ceux de grandeur à peu près naturelle, les font paraître trop petits, tandis que, comparés à ceux-ci, ils paraissent eux-mêmes trop grands.

Derrière et au-dessus de ces images des augustes patrons de l'Académie, à droite et à gauche de la majestueuse figure du dieu d'Épidaure, deux grandes plaques de marbre noir portent, inscrits en lettres d'or, les noms des bienfaiteurs de l'Académie, et la date des legs, des dons faits à la savante compagnie, dans l'intérêt de sa gloire, pour l'avancement de la science et le bien de l'humanité. Les monuments épigraphiques sont des éléments décoratifs d'un très-bel effet dans les édifices publics ; ils ont, en outre, par leur destination, une valeur historique précieuse. Que saurions-nous des peuples anciens, Égyptiens, Grecs, Romains, sans les inscriptions dont étaient couverts à l'extérieur et à l'intérieur les murs de leurs maisons, de leurs palais et de leurs temples? Le nombre en est si grand qu'il a fallu instituer des académies spéciales dont l'occupation unique est de les déchiffrer, et, après trois cents ans de labeurs, on paraît avoir à peine tourné les premiers feuillets de cet interminable *volumen*.

Les noms gravés sur ces tables votives, et sans doute aussi dans le cœur de l'Académie, forment déjà une liste assez longue. Le premier est celui du baron PORTAL (1833), fondateur d'un prix et donateur d'un portrait de Vésale. Viennent ensuite : — madame B. DE CIVRIEUX (1837), également institutrice d'un prix, dont l'Académie a tant de peine à formuler tous les ans, en langue médicale tolérable, un programme qui puisse s'ajuster avec quelque vraisemblance à celui qu'avait rédigé cette bonne dame; — M. le marquis d'ARGENTEUIL, dont le legs a été la source de toutes sortes de tribulations et de débats judiciaires, heureusement apaisés et terminés; — le docteur ITARD (1840); — la COMTESSE DE CHATEAUVILLARDS, née SABATIER (1845); — le baron BARBIER, MEMBRE DE

L'Académie (1846), dont cette inscription nous révèle, pour la première fois, l'existence, le nom, la qualité et le titre académique ; — le docteur Lefèvre (1847). — Le dernier nom est celui du bon Capuron (1850). Il sera suivi, lorsqu'il plaira au ciseleur, qu'on ferait bien de presser un peu, de celui du plus généreux et du plus magnifique de ces bienfaiteurs, Orfila. Une de ces deux tables commémoratives ne contient que quelques lignes. Espérons que l'espace resté vide sera bientôt rempli et que l'Académie aura encore de nombreux noms à associer dans sa reconnaissance, et de nouvelles ressources pour répandre avec plus d'abondance les biens dont elle est l'heureuse dispensatrice.

C'est encore par les décorations épigraphiques que nous commencerons la revue des richesses artistiques de la salle des séances. Elles consistent en quatre encadrements, d'un mètre ou un peu plus de hauteur sur 50 centimètres de largeur, disposés aux quatre angles de l'enceinte où siége l'Académie, au-dessus de la corniche qui court autour des murs au-dessus des colonnes. Dans chacun de ces espèces de cartouches sont inscrits en or sur un fond peint en bleu (on a ici économisé le marbre) neuf noms de personnages éminents dans la médecine ou dans les sciences accessoires, ayant tous appartenu, à divers titres, sauf une ou deux exceptions, à l'Académie. Ces noms étant le plus bel ornement dont la compagnie puisse parer ses murs, il convient d'en prendre note ici, d'autant plus qu'ils simulent assez bien, par la régularité de leur alignement, par la forme et la teinte des lettres, l'aspect monumental des inscriptions lapidaires.

CUVIER.	CORVISART.	BOYER.	BOURDOIS DE LAMOTTE.
G. SAINT-HILAIRE.	HALLÉ.	PELLETAN.	LANDRÉ-BEAUVAIS.
TESSIER.	CHAUSSIER.	DUBOIS.	ROYER-COLLARD.
DE JUSSIEU.	DESGENETTES.	DUPUYTREN.	DOUBLE.
BERTHOLLET.	PINEL.	PERCY.	LERMINIER.
CHAPTAL.	ESQUIROL.	LARREY.	CHERVIN.
VAUQUELIN.	LAENNEC.	RICHERAND.	ITARD.
DEYEUX.	BROUSSAIS.	BÉCLARD.	DÉSORMEAUX.
PELLETIER.	ALIBERT.	DELPECH.	HUZARD.

Deux noms qui manquent sur ces tables ont, par des motifs inutiles à rechercher, une place exceptionnelle dans deux encadrements circulaires ou médaillons placés en regard sur les murs nord et sud. Ce sont ceux de Pariset et de Portal.

Dans le classement de ces noms, on paraît avoir pris pour base les diverses spécialités scientifiques ou professionnelles. C'est ainsi que la première colonne n'offre que des savants appartenant à l'ordre des sciences que nous appelons accessoires, zoologistes, botanistes, chimistes; dans la seconde et la quatrième figurent ceux qui ont plus particulièrement cultivé la médecine interne théorique et pratique, les médecins proprement dits, et dans la troisième les chirurgiens. La pharmacie n'est guère représentée que par un nom, celui de Pelletier; la médecine vétérinaire par celui de Huzard.

Ce classement en vaut un autre. Il n'y a pas à chicaner sur ce point, non plus que sur le choix de ces noms qui tous, avec des degrés divers de clarté, brillent comme des étoiles de première, seconde ou troisième grandeur dans le ciel de la médecine et de l'Académie. Il y aurait plutôt lieu de se plaindre de l'absence de quelques autres astres qui, de par les lois impitoyables de la symétrie, n'ont pu trouver place dans cette pléïade. Si jamais on revise ce *Livre d'or*, ou plutôt si l'on y ajoute une page, nous demanderons qu'on y inscrive, entre autres noms qui ne nous reviennent pas en ce moment, celui du savant encyclopédique, du digne représentant d'un ordre de connaissances trop négligé parmi nous, de la philosophie et de l'érudition médicales, le docteur Virey.

Passons maintenant à la partie la plus brillante de l'ornementation académique, les PEINTURES.

Il faut distinguer, parmi les peintures qui décorent la salle des séances, celles qui sont fixées aux murs de celles qui n'y sont qu'accrochées et suspendues. Les premières ont le caractère de peintures Murales ; elles font, en quelque sorte, corps avec le monument ; elles sont, aux termes du Code, des immeubles par destination ; les secondes ne sont que des ornements mobiles, indépendants de l'édifice, des meubles meublants. Cette distinction en suppose une autre plus importante. Les premières ont été commandées et exécutées pour la place qu'elles occupent, dans un but spécial, d'après un plan raisonné; tandis que les secondes arrivées à l'aventure, par le hasard des legs, des dons, ont été réunies sans choix et sans règle. Il suit de là que si l'Académie a pu ne pas se préoccuper de la nature et du mérite de celles-ci, car, comme on dit, à cheval donné on ne regarde pas à la dent, on peut, à l'égard des autres, s'enquérir de la pensée qui a présidé à leur exécution, et examiner jusqu'à quel point elles satisfont à toutes les convenances de la localité et de la destination.

C'est par ces dernières que nous commencerons notre promenade pittoresque.

Elles se réduisent aux deux grandes compositions placées sur les murs latéraux. Elles sont exécutées sur toile, et n'ont ainsi que l'apparence de peintures murales ; mais, fixées à demeure sur la pierre, elles en font l'office et en prennent le caractère monumental. L'une de ces pages historiques, celle à la droite du président, représente Larrey pansant et opérant les blessés sur le champ de bataille. Debout au centre de la composition, auprès d'un soldat qu'il se dispose à amputer, il reçoit d'un jeune aide-chirurgien un instrument qu'il vient de tirer d'une trousse. A gauche. un fourgon d'une forme particulière rappelle probablement la création des ambulances. Sur les plans plus éloignés on voit, au travers de la fumée, diverses scènes de combats.

L'autre tableau, en face du précédent, offre des images plus calmes. Il nous montre Pinel faisant ôter les chaînes des aliénés de Bicêtre, à la fin de 1792 (1). Autour de lui, à droite et à gauche, sont groupées dans diverses attitudes, et, pour la plupart, représen-

(1) Ce premier essai ne fut fait que sur un petit nombre d'aliénés. L'abolition absolue de l'emploi des chaînes n'eut lieu qu'en l'an VI, alors que Pinel n'était plus à Bicêtre depuis deux ans.

tées nues ou à peu près, les figures étranges des insensés réunis là pour l'accomplissement de cette mémorable mesure. La scène se passe en plein air, au milieu d'une des vastes cours de cet établissement qui ressemblent aux places d'une ville. Debout derrière Pinel, un jeune homme, fort bien tourné, vêtu d'un habit fraîchement coupé dans la nouvelle mode républicaine, transcrit sur une feuille l'ordre donné par son chef. Une ou deux figures accessoires d'assistants, et les servants occupés à détacher les liens des fous, complètent le personnel de la scène.

Ces deux remarquables tableaux sont, comme chacun sait, l'œuvre de M. Charles Muller.

Si l'on tenait à préciser l'opinion favorable qu'on est naturellement disposé à avoir de ces peintures, on pourrait faire valoir la facilité du pinceau, l'esprit de la touche, l'agencement ingénieux des groupes, le jeu piquant des tons et des lumières, habilement contrastés, et fondus ensuite, comme effet de masse, dans cette harmonie grise, qui est sacramentelle dans la jeune école coloriste. Mais on serait tenté de remarquer en même temps que ces qualités, éminemment *pittoresques*, ne sont peut-être pas celles qui devraient frapper tout d'abord dans des sujets de haute histoire tels que ceux-ci ; et s'il est vrai que, dans les représentations de cet ordre, les effets purement sensibles et les agréments en quelque sorte extérieurs et décoratifs de la peinture, doivent être subordonnés à l'exposition de la pensée, à l'expression du côté intellectuel et moral du sujet, on pourrait craindre que l'artiste n'ait manqué le véritable but proposé à son talent, en réussissant si bien à caresser les yeux des gourmets du pittoresque, et en laissant un peu désappointés ceux d'un autre goût, qui chercheraient de préférence dans ces œuvres l'élévation des sentiments et des pensées, les graves enseignements, les fortes et nobles émotions, et l'idéal poétique de la grande peinture historique.

C'est peut-être aussi un mauvais parti de prendre, en peinture, comme l'a fait M. Muller, pour exprimer une idée générale, un fait particulier. Son but était de glorifier par une représentation sensible la médecine et les médecins. Suivant les conditions nécessaires de la langue spéciale de son art, il a essayé de réaliser l'idée par la mise en scène de deux figures historiques qui sont, dans l'opinion, comme les personnifications vivantes, comme les types d'excellence de la science et de l'art, et en les montrant dans les actes de leur carrière les plus propres à mettre en saillie la grandeur et la beauté du caractère scientifique et professionnel. Ce moyen est souvent le seul qui s'offre à l'artiste ; mais il a pour effet de rapetisser l'idée, de la faire même presque disparaître sous la particularité du fait ; et le fait lui-même, ainsi déterminé dans toutes ses circonstances de temps, de lieu, de personnes, se trouve réduit aux chétives proportions de l'anecdote. Dans les cas donc où il s'agit de représenter quelque chose de général et d'abstrait, il vaut mieux, lorsque l'idée s'y prête, employer la forme symbolique ou emblématique, comme fit, entre cent autres exemples fameux en ce genre, Raphaël, lorsqu'il voulut peindre, dans les chambres du Vatican, la Théologie, la Philosophie, la Poésie, la Jurisprudence ; comme fit Poussin dans son tableau de l'Arcadie ; comme a fait un peintre distingué contemporain, M. Delaroche, dans l'hémicycle de l'école des Beaux-Arts. La Médecine, avec sa vaste histoire, avec la longue suite de ses grands maîtres, avec son cortège de sciences tributaires, se prêterait à merveille à ce mode de représentation philosophico-historique, dans lequel l'art trouve aussi fort bien son compte, comme le prouvent tant d'autorités décisives. Nous avons bien des fois, en imagination, tracé le plan d'un tableau de ce genre, que nous placions, aussi en imagination, sur le grand mur de l'amphithéâtre de la la Faculté de médecine. Et, de par saint Luc, saint Raphaël et tous les saints de la peinture, il valait mieux que celui qu'on y a mis ! Orfila le savait bien, lui qui, avec son intelligence d'artiste, avait compris notre pensée. Il l'aurait certes réalisée et illustré son décanat par une grande chose de plus, si, avec l'idée, nous avions possédé le *modus faciendi*. Cette misérable difficulté fit tout avorter ; et c'est ainsi que l'art, la Faculté, la médecine sont restés privés d'un chef-d'œuvre !

Passons maintenant aux tableaux proprement dits. Il n'y en a guère que deux : la *Leçon d'anatomie*, copie d'après Rembrandt, mise, comme il convenait, à la place d'honneur, dans le fond du sanctuaire, au-dessus du bureau du président, et le *Guillaume Harvey*, original de M. Fichel, placé, comme il convenait également, à l'extrémité opposée, dans un salutaire demi-jour.

La *leçon d'anatomie* est un tableau marquant dans

l'œuvre de Rembrandt et dans l'histoire de l'art. Il est de la première manière de ce maître, qui avait vingt-six ans lorsqu'il l'exécuta. Le tableau porte la date de 1632. Il fut commandé à l'artiste par la corporation des chirurgiens d'Amsterdam, placé dans le Théâtre anatomique de cette ville, et religieusement conservé là pendant deux siècles. Il y a quelques années, les administrateurs de cet établissement, pressés par des nécessités pécuniaires, avaient résolu de le mettre en vente. Le roi Guillaume Ier, père du roi régnant, ne voulut point qu'un des chefs-d'œuvre du plus grand peintre de la Hollande passât à l'étranger ; il l'acheta lui-même et le fit placer au Musée Royal de la Haye, dont il est le morceau d'élite. C'est là que Cottrau, peintre habile, enlevé presque subitement à l'art par une mort prématurée, en exécuta, en 1845, la bonne copie dont le gouvernement fit don à l'Académie.

On n'attend pas, sans doute, ici une analyse des beautés de l'œuvre et du génie rembranesques. Il suffit de dire, pour la satisfaction de l'Académie, que ce tableau est, au dire des experts, une des trois œuvres capitales du maître. Les deux autres sont la fameuse *Ronde de nuit* et les *Syndics de la corporation des marchands de draps d'Amsterdam*, toutes deux au musée royal d'Amsterdam. Quant au sujet du tableau, il s'explique de lui-même. Toutes les figures sont des portraits de quelques notabilités de ce temps-là, médicales pour la plupart. Si vous êtes bien aise de faire connaissance avec ces respectables têtes de confrères, ornées de barbes si touffues et de si fières moustaches, avec leurs belles fraises plissées, dont les habits richement étoffés et la noble prestance imposent le respect, on peut vous les présenter par leurs noms et prénoms. C'est d'abord M. le professeur *Nicolas* TULP, dont la tête est abritée par un de ces larges couvre-chefs dont faisait tant de cas le Sganarelle de l'*École des maris*. Il parle et démontre sur le membre supérieur gauche du sujet étendu sur la table les muscles et tendons fléchisseurs qu'il soulève avec une pince à dissection. Ce digne Tulpius est cité dans notre littérature pour ses *Observationes medicæ* et ses *Observationes anatomicæ singulares*, ouvrages honorablement mentionnés par Haller. L'homme à pourpoint à carreaux, assis à sa droite, est *Mathieu* KOLKOËN, et celui qui est debout, tenant un livre ou cahier ouvert, a nom HARTMANN. A la droite de Kolkoën, sont échelonnés sur divers plans, trois assistants, dont le premier, qui se penche sur la table et dont la physionomie exprime la curiosité et l'attention, est un *Jacob* DE WITT, que vous pouvez prendre, si vous voulez, pour le bourgmestre de Dordrecht; le second, remarquable entre tous par la longueur, la raideur et la disposition en baïonnettes de ses moustaches, est *Jacques* BLOEK, et le troisième, debout, tout à fait sur le dernier plan, *Franz von* LOENEN. Quant aux deux personnages, assis à gauche, celui qui est auprès de la table, le poing fermé reposant sur son genou, se nomme *Adrien* STALBRAUN, et l'autre, d'âge plus mûr, *Jacques* KOOLVELD.

En somme, cette très-estimable copie d'un tableau justement célèbre fait fort bonne figure à l'Académie.

Nous ne voudrions pas en dire autant du grand tableau de face, dont la composition a quelque analogie avec celui de Rembrandt. On y voit le grand Harvey, occupé, dit un ancien livret, à démontrer sur le vivant au jeune roi Charles Ier le phénomène de la circulation du sang. D'abord cette histoire d'une vivisection humaine, opérée par Harvey, est un conte renouvelé d'autres contes de ce genre relatifs à Hérophile, à Érasistrate, à Béranger de Carpi, à Vésale, à Michel-Ange. Admettons que le roi Charles ait livré, comme on le dit, au scalpel de Harvey les biches et les cerfs de ses parcs; mais qu'il lui ait fourni des hommes vivants, c'est autre chose. Ensuite on ne voit pas comment le mécanisme de la circulation pourrait être montré par une incision sur la poitrine, au niveau du ventricule gauche du cœur. Il n'y a donc rien là d'intéressant au point de vue scientifique. Quant à la question d'art, il est possible que l'auteur de cette peinture ait trouvé dans ce riche assortiment d'étoffes de toute nature et de toutes couleurs, dans les dentelles, les plumes, les bijoux et tout l'attirail de costumier étalé sur sa toile, le prétexte de quelques exercices de brosse heureusement réussis. Mais ces agréments de l'exécution ne sauraient compenser le défaut général de convenance de la composition, la parfaite insignifiance d'expression, l'absence de style et de caractère dans les figures. Et d'ailleurs, pourquoi multiplier autour de nous, par l'art, les images de la souffrance et de la mort, dont nous ne voyons que trop chaque jour et à toute heure la réalité? Voulons-nous autoriser ainsi ce méchant propos d'Asclépiade, de Pruse, que la *médecine n'est qu'une méditation sur la mort?* Ne vaudrait-il pas mieux, pour l'honneur de la profession et pour la consolation de l'humanité, présenter aux hommes la médecine par son beau côté, dans les images souriantes de la vie, de la santé, dont elle est la gardienne et la protectrice? Ceci rappelle à point — les honorables membres de la section vétérinaire nous sauront gré de la citation — l'ingénieuse enseigne apposée à la porte d'un hôpital de la race canine. Un pauvre diable de chien, clopinant, l'oreille basse, la queue pendante, se dirige vers l'entrée de l'hospice; au même instant un autre roquet, muni de son *exeat*, à la mine résolue et impertinente, au poil long et luisant, le nez au vent, la queue en trompette, s'avance en sens opposé. L'allégorie est claire : Voilà comme on entre ici, et voilà comme on en sort. La moralité ne l'est pas moins : Gloire à la médecine ! Honneur à ses ministres ! Que d'esprit dans cette peinture faite pour des bêtes !

Le reste de la collection pittoresque de l'Académie se compose de portraits devant lesquels nous devons passer plus rapidement.

Il en est un, cependant, qui mérite bien qu'on s'y arrête ; c'est celui de Vésale. Le baron Portal le donna et l'Académie le reçut pour un ouvrage du Titien. Est-ce bien un Titien? La question est grave, et ce n'est pas sans quelque tremblement que nous l'abordons. Il est cruel d'avoir à détruire une si douce illusion ! Mais *amicus Plato, amicus Aristoteles, amicus Sylvius ambianensis , sed magis amica veritas !* Le diagnostic n'est guère moins difficile en peinture qu'en médecine. Il y a des cas très-obscurs, et celui-ci en est un. Aussi ne nous en sommes-nous pas rapporté à nos seules lumières. Nous avons appelé en consultation quelques auscultateurs, percuteurs et plessimétristes de première force. L'avis unanime a été que le portrait n'est pas l'œuvre du grand peintre de Venise. Il y a en faveur de cette décision des raisons de deux ordres ; 1° intrinsèques : le mode d'exécution, la touche, le faire, n'ont pas la sûreté, la vigueur, l'ampleur magistrales qui distinguent le maître ; la peinture est bien dans sa manière et dans son style, mais elle n'a pas la hardiesse et la franchise d'une œuvre originale ; 2° extrinsèques : l'authenticité de ce portrait n'est pas historiquement prouvée. On ne connaît pas d'autres portraits authentiques de Vésale par Titien, que celui qui se trouve maintenant au palais Pitti, à Florence, et un autre qui a été gravé par L. Vostermann Junior, et ces portraits diffèrent complétement de celui de l'Académie, par la pose, l'habillement, les accessoires. Enfin ce dernier ne se trouve point parmi les nombreux portraits gravés d'après Titien.

Ces raisons ne sont pas sans doute complétement décisives, car rien ne saurait jamais démontrer définitivement un fait négatif. Mais, en attendant qu'on infirme celles-ci par des preuves directes, nous les tenons pour bonnes et valables. Le portrait de Vésale légué par Portal à l'Académie n'est donc pas du Titien.

Mais s'il n'est pas du Titien, de qui est-il ? L'exécution est celle d'un maître ; il est d'une grande et belle tournure, et s'il ne vaut pas un vrai Titien, il en approche beaucoup. Voici sur ce point une conjecture.

Au temps de Titien et de Vésale vivait à Bologne un peintre flamand ou plutôt allemand, nommé **Jean-Étienne Calcar**. Ce nom de Calcar est celui d'une petite ville du duché de Clèves, dans laquelle il était né. C'est ce même peintre que Vasari désigne sous le nom de *Giovanni Fiammingo*. Il était disciple du Titien, et avait si bien saisi sa manière que les contemporains ne pouvaient presque pas distinguer ses peintures de celles de son maître. Il imitait avec le même succès les autres peintres italiens de son époque. Avec cette habileté d'imitation, il avait un talent des plus distingués, principalement pour le portrait. Le musée du Louvre en possède un qui compte parmi les cinq ou six plus beaux de la galerie.

Ces commémoratifs sembleraient déjà devoir faire soupçonner que ce Calcar pourrait bien être l'auteur d'un portrait plus ou moins titianesque de Vésale, et notamment de celui de l'Académie.

Mais ce n'est pas tout.

Il se trouve que ce même Calcar est, comme c'est bien démontré maintenant, le dessinateur des fameuses figures anatomiques jointes à la première édition du grand ouvrage de Vésale, DE CORPORIS HUMANI FABRICA (Bâsle, 1543), attribuées pendant longtemps au Titien. Vésale lui-même le cite dans la préface de son livre ; il l'appelle *Johannes Calcarensis* ; il fait l'éloge de son habileté et se félicite de sa coopération dans la composition des planches de son anatomie.

Ces circonstances corroborent déjà sensiblement la probabilité de notre hypothèse.

Mais ce n'est pas tout encore. L'ouvrage de Vésale est orné d'un magnifique frontispice. C'est une gravure, évidemment composée par le même artiste qui a dessiné les planches, lequel est, avons-nous dit, Jean Calcar. Elle représente Vésale donnant une leçon publique d'anatomie dans une vaste salle remplie d'auditeurs; il n'y a pas moins de cinquante à soixante figures. Dans cette même édition, à la suite de l'estampe du frontispice, on voit un portrait, en buste, de Vésale, également de la même main, en tout semblable à celui de la gravure. Maintenant, si l'on compare ces deux images de Vésale au portrait de l'Académie, on trouve entre les premières et le second, sinon une identité complète, du moins une telle analogie dans la pose, dans l'air de tête, dans l'habillement, dans la taille de la barbe et des cheveux, dans le caractère physionomique, qu'il est bien difficile de ne pas conclure que les trois portraits ont été faits par le même artiste, et qu'en conséquence si Jean-Étienne Calcar est l'auteur — et il l'est incontestablement — des portraits gravés, il doit l'être aussi du portrait peint.

Ce raisonnement nous paraît de la plus grande force.

Maintenant, ce portrait de l'Académie, admis, *ex hypothesi*, comme l'œuvre de Calcar, est-il lui-même un original ou une copie ? Nous pencherions quelque peu vers cette seconde alternative, mais nous ne voulons pas désespérer tout à fait la légataire du baron Portal.

C'est bien le moins qu'après lui avoir ôté un Titien, nous lui laissions en échange un Calcar. Nous en resterons donc là sur cet article.

Il ne nous reste plus à faire qu'un simple salut aux autres portraits appendus aux murs de l'Académie. La plupart sont, comme art, des œuvres assez médiocres, et les souvenirs des originaux sont si vivants encore dans le sein de l'Académie et dans le public médical, que leur nom seul contient leur histoire.

Derrière le fauteuil du président, quatre portraits en buste sont disposés symétriquement autour de la *leçon d'anatomie*. Ce sont ceux : — de Joseph-Marie-François de Lassône, premier médecin de la reine, qui se trouve ici on ne sait trop pourquoi ; agréable et fine peinture, du reste ; — de Corvisart, qui est là en effigie sur l'ancien théâtre de son enseignement, avec sa physionomie ferme, fine, presque narquoise, et son large front encadré dans une bordure de cheveux blancs, drus et courts et taillés en brosse ; — de Vauquelin, auquel on veut trouver quelque ressemblance avec M. Velpeau, ce qui, si la similitude physique est un indice de similitude intellectuelle, serait un compliment pour tous deux ; — d'Antoine Dubois, à l'œil vif et perçant, au profil énergique, au nez fin, *emunctæ naris*. C'est une copie d'après l'original, de Gérard, appartenant à M. Paul Dubois. Le docteur Ferrus possède un autre portrait de Dubois, peint également par Gérard, mais un peu différent de celui-ci. Le célèbre chirurgien se reconnaissait mieux, disait-il, dans celui de l'Académie que dans celui de M. Ferrus, parce que le premier représentait tout uniment Antoine Dubois et le second le *baron* Dubois.

Les autres portraits sont presque tous en pied et
montrent les modèles sous l'aspect imposant que peuvent donner à un simple mortel une robe professorale
et les insignes officiels du mérite. Tels sont ceux de
Hallé, de Fouquier, qui fait pendant—pour la symétrie
des cadres sans doute—à Vésale, Ce portrait assez bien
peint est signé Finck. Tout auprès de Fouquier, siége
l'infortuné Orfila cruellement maltraité par la main
d'un ami. Un peu plus loin le grave et solennel Deneux étale en pure perte, dans l'étroit passage où il
est relégué, sa barbe patriarcale, ainsi que les croix et
les rubans dont son cou et sa poitrine sont chargés. Il
nous est plus pénible encore de voir Esquirol servir
de dessus de porte. L'homme et le portrait méritent
une place plus honorable. Désormeaux n'est ni plus
commodément ni plus dignement logé ; et Boyer luimême, le baron Boyer, fait, dans le fond d'une niche,
une figure non moins piteuse (1).

Mais, que voulez-vous, l'architecte de la salle, le citoyen Clavareau n'y avait pas disposé des surfaces propres à recevoir des tableaux. Il ne voulait que des
colonnes sur lesquelles on devait inscrire, comme
dans les antiques temples d'Esculape, les sentences
des grands maîtres de l'art. La questure académique est donc obligée de suppléer à ce manque de

(1) Un nouveau portrait, celui de Pinel, a été mis (1856), à
côté de celui de Boyer, et deux ou trois de ceux ici désignés
ont changé de place.

placés par une espèce de roulement, qui alternativement amène à la lumière ou fait passer dans l'ombre les images de ces morts illustres. Ainsi chacun a, à son tour, sa part de gloire et sa place au soleil.

§ XIX.

DE L'USAGE DES ÉTUDES ANATOMIQUES ET PHYSIOLOGIQUES DANS LES ARTS DU DESSIN.

On est loin d'être d'accord sur le degré d'utilité de la connaissance de l'anatomie pour le peintre et le sculpteur. Cette question, souvent controversée, a été résolue dans des sens diamétralement opposés.

Ceux qui n'accordent à cette étude qu'une valeur fort secondaire, ou à peu près nulle, allèguent d'abord que le but des représentations de l'art étant l'expression du beau, c'est-à-dire la réalisation d'un certain idéal qui échappe à toute détermination analytique et scientifique, la connaissance de la structure des parties, telle que l'anatomiste la conçoit et la démontre, est inutile à l'artiste, dont le but n'est pas de décrire ni d'expliquer les formes et les mouvements, mais seulement de les représenter en action d'une manière animée et vivante. Ils ajoutent que, la peinture et la sculpture ne devant et ne pouvant montrer que les lignes et contours de la surface des corps, c'est-à-dire leur apparence extérieure, l'étude de cette apparence, telle qu'elle se révèle à l'œil dans les corps, objets de l'imitation, fournit à l'artiste tout ce qu'il lui importe de savoir pour l'exécution de son œuvre. Ils vont même jusqu'à craindre que la connaissance de la structure et du mécanisme intérieurs, loin de rendre plus facile, plus sûre, plus exacte l'observation, et, par suite, l'imitation de l'apparence extérieure, n'ait, au contraire, pour effet d'altérer la pureté de l'impression. Enfin, ils allèguent comme raison décisive, l'exemple des artistes de l'antiquité, surtout des Grecs, qui ont excellé dans tous les arts du dessin, et particulièrement dans celui qui semblerait, théoriquement, avoir le plus besoin des connaissances anatomiques, la statuaire, bien que ces connaissances leur fussent absolument étrangères.

Les partisans de l'opinion contraire, partant de l'idée, assez plausible dans la généralité, que si l'imitation de la nature n'est pas le but essentiel de l'art, elle en est du moins la base et la condition nécessaires, en concluent que cette imitation sera d'autant plus fidèle, qu'elle s'appuiera sur la connaissance précise et détaillée des particularités d'organisation intérieure qui sont la raison et le principe des formes extérieures. Ils croient, en outre, que cette connaissance peut seule garantir l'artiste d'une foule d'erreurs qui déparent, selon eux, un grand nombre d'œuvres d'art, même parmi les plus célèbres et les plus admirées. Enfin ils invoquent aussi des faits. Le plus éclatant est celui de Michel-Ange, qui passe pour avoir curieusement étudié l'anatomie humaine et beaucoup disséqué de sa propre main, et dont tous les ouvrages, soit de peinture, soit de sculpture, révèlent en effet, une sorte d'ostentation ostéologique et myologique qui est un des caractères les plus saillants de son style. Or, comme les œuvres de ce maître sont ce qu'il y a de plus grand dans l'art moderne, on est assez naturellement porté à attribuer cette excellence et cette supériorité à l'étude approfondie qu'il avait faite du corps humain. On joint à cet exemple celui de Léonard de Vinci qui posséda aussi à fond la connaissance de l'anatomie, et qui a écrit sur les proportions, les formes et les mouvements des traités didactiques, restés classiques comme les productions de son pinceau. C'est même sur l'autorité des deux grands maîtres florentins, et conformément à leur exemple et à leurs leçons, que l'anatomie a été mise en crédit dans l'enseignement de la peinture et de la sculpture, et placée dans certaines écoles, au même titre que la perspective, au rang des études spéciales nécessaires aux artistes (1).

Telles sont les raisons, entre beaucoup d'autres, alléguées pour et contre l'étude de l'anatomie appliquée aux arts du dessin.

Nous avouons que, s'il fallait prendre parti, nous nous mettrions plus volontiers du côté des adversaires

(1) Un cours d'anatomie fut institué à l'Académie royale de peinture et de sculpture à l'époque même de sa fondation sous Louis XIV (1648), et il a été maintenu à l'ÉCOLE DES BEAUX-ARTS qui a remplacé l'ancienne académie comme corps enseignant. Tous les professeurs qui ont occupé cette place depuis deux siècles (1) étaient des médecins ou des chirurgiens. Les questions relatives à la matière de cet enseignement ont donc un assez grand intérêt pour le corps médical.

(1) Quatroux (1649), Priquet de Vauxroze (1672), Tripier (1716), Sarrau (1746), Süe père (1772), Süe fils (1789), Émery (1830), M. Robert (1856).

que de celui des apologistes ; et nous opposerions d'autant plus de résistance à ces derniers qu'ils éléveraient plus haut les prétentions. Mais la discussion de ce point de théorie esthétique serait ici déplacée. Nous adressant à des médecins, nous nous bornerons à quelques observations générales, destinées uniquement à apprécier la compétence de la médecine en matière d'art, et à fixer la limite du droit de critique que quelques médecins s'arrogent théoriquement, au nom de la science, et qu'ils exercent même quelquefois sur les ouvrages de peinture et de sculpture avec une confiance qui étonne les gens du métier.

Le corps humain, objet principal des représentations de l'art, offre toujours simultanément à l'imitation deux éléments : des Formes et une Action. Il est agissant même dans ce qu'on appelle le repos ; car le repos se formule toujours par une attitude, et une attitude est le résultat et l'expression d'un état dynamique. La considération des Formes est du ressort de l'*anatomie* ; celle de l'Action ou du Mouvement appartient à la *physiologie*. C'est à ce double titre que l'anatomiste et le physiologiste semblent avoir quelque droit de contrôle ou de conseil sur l'œuvre de l'artiste.

Quant à l'*anatomie,* il convient d'abord de faire une distinction entre la peinture et la sculpture. La critique *anatomique* ne saurait, à cause de la différence des procédés matériels de ces deux arts, s'appliquer d'après les mêmes principes. La sculpture n'est pas, à rigoureusement parler, une simple *représentation,* une *imitation* des formes des corps ; elle réalise ces formes mêmes dans les trois dimensions ; elle crée des formes réelles, palpables, mesurables, pondérables. La peinture, au contraire, représente, imite ; elle ne donne des corps que leur *apparence*, en tant qu'objets de la vue et non du toucher. En sculpture il n'y a pas d'illusion ; en peinture tout est illusion.

De cette différence dans ces deux modes de représentation, il résulte que l'appréciation anatomique d'une figure en ronde bosse et celle d'une figure peinte ne sont pas la même chose. La statue peut être mesurée au compas avec une rigueur géométrique ; la longueur, la largeur, l'épaisseur, la situation, le rapport de chaque muscle, de chaque os, de chaque tendon, des reliefs, des creux, de tous les accidents, en un mot, de la configuration, sont directement susceptibles d'une détermination précise et invariable. Il n'y a pas ici à tenir compte des illusions d'optique, des effets de lumière, etc. Aussi est-ce sur les ouvrages de sculpture que l'anatomiste peut donner un avis de quelque autorité. Il peut déclarer si telle articulation, tel ligament, telle éminence osseuse sont bien en place ; si tel plan musculaire, telle portion du squelette, offrent les proportions et les reliefs naturels. Il n'a qu'à examiner la statue comme il examinerait un homme vivant, placé dans une attitude donnée.

Pour la sculpture donc l'anatomiste a un certain degré de compétence.

En peinture, cette compétence est infiniment plus restreinte. Il ne s'agit plus ici d'apprécier des formes réelles, mais seulement leur apparence. La peinture peut, sur une surface plane, représenter un homme couché et vu par les pieds, de manière à ce que la grandeur linéaire de l'image soit réduite à la moitié, au tiers, au quart de la grandeur réelle ; et pourtant l'image est fidèle en ce qu'elle offre exactement ce qu'offrirait à l'œil le corps placé, à une distance voulue, dans cette position. Il faut au peintre, pour obtenir ce résultat, une étude spéciale de l'apparence visible des corps dans tous les aspects qu'ils peuvent présenter suivant leur situation par rapport au spectateur. C'est par l'observation de la perspective, par la distribution de la lumière et de l'ombre que s'obtiennent les effets de *raccourcis*, dont la difficulté est assez grande pour que les artistes qui les premiers en ont fait usage aient acquis le renom d'inventeurs. Discerner l'apparence de la réalité, pour ne peindre que la première — qui est, du reste, elle-même la réalité *visible* — est une abstraction plus difficile à faire qu'on ne croit ; et c'est cette abstraction que doit faire incessamment l'artiste et aussi le critique. Or l'anatomiste, comme anatomiste, ignore les conditions et les lois de cette *apparence*, qui est l'objet unique de la peinture. Il est, à cet égard, dans la condition de tous les autres hommes, et sa science ne lui fournit aucune espèce de lumière. Elle peut même l'égarer en lui faisant prendre pour des erreurs des accidents de lignes et de formes parfaitement exacts, et rendre ainsi sa prétendue science fort suspecte, et même un peu ridicule, aux yeux des artistes.

C'est ce qui est arrivé notamment à un anatomiste et physiologiste, qui s'est spécialement occupé de l'anatomie appliquée à la peinture et à la sculpture et qui en a écrit *exprofesso* (1). Ses censures, comme ses éloges, principalement à l'égard des œuvres de peinture, portent souvent à faux, par suite de la fausseté radicale du principe qu'il a pris pour guide et pour base de sa critique : « L'artiste, dit-il, privé des « connaissances de l'anatomie, est à celui qu'elle « éclaire ce que seraient l'un à l'autre deux peintres « dont l'un, prenant son point de vue d'une montagne « élevée, voudrait dessiner une vaste campagne sans « l'avoir parcourue en détail, et dont l'autre, prenant « sa vue du même point, la dessinerait aussi, mais « après avoir pratiqué les chemins qui la divisent et la « sillonnent..., battu les bois..., visité les hameaux, etc. « Le premier, toujours incertain, serait arrêté à cha- « que instant... ; il croirait voir un chemin là où il « n'existerait pas... ; il réunirait deux prairies seule- « ment rapprochées... ; il enchaînerait l'un à l'autre « des bois... : tandis que l'autre peintre marcherait « avec assurance ; sa mémoire savante, venant au se- « cours de ses yeux, reproduirait selon la vérité les for- « mes les plus indécises, les recomposerait, etc., etc. » M. Gerdy croit donc que le second de ces peintres, qui suppléerait par sa mémoire et sa connaissance des localités à l'insuffisance de ses yeux, ferait un meilleur

____

(1) Gerdy. V. principalement son ouvrage intitulé : *Anatomie des formes extérieures du corps humain*, in-8.

tableau de paysage que le premier. Eh bien ! c'est tout le contraire ; car le premier produirait un tableau d'autant plus exact et parfait, comme représentation de la nature, qu'il se bornerait à peindre tout juste ce que ses yeux lui montrent et comme ils le lui montrent, sans y rien ajouter, ni retrancher, laissant du vague et de l'indécis là où il en rencontre, rapprochant sur sa toile les objets que la perspective linéaire et aérienne rapproche dans son œil, éloignant ce qu'elle éloigne et confondant ce qu'elle confond, tandis que le second s'écarterait d'autant plus de la vérité, introduirait dans son œuvre des fautes et des contre-sens d'autant plus grossiers qu'il ferait plus de corrections à l'image émanée des objets. Et par la même raison l'anatomiste qui, d'après cette très-fausse théorie, s'avisera de censurer, au nom de sa science, les représentations du corps humain dans les tableaux des maîtres, s'exposera inévitablement à se faire appliquer le *ne sutor ultrà crepidam.*

Il est donc une première et grande distinction à faire, quant à la juridiction de l'anatomiste, entre deux procédés de l'art, dont l'un représente positivement les corps dans leurs trois dimensions, tandis que l'autre ne fait qu'imiter leur apparence sur une simple surface.

Mais en supposant même que l'anatomiste tînt compte de cette distinction, il ne serait pas encore pour cela un juge compétent du dessin, s'il ne prenait pour règle que les connaissances, pour ainsi dire, géométriques, acquises au moyen de la dissection et des mesures. Réduite à ces seules notions, l'autorité de ses décisions sur l'exactitude et la vérité du dessin serait encore bien contestable. Pour que le dessin fût susceptible d'une appréciation rigoureuse, au point de vue anatomique, il faudrait qu'il existât un type des véritables proportions du corps humain et de la régularité des formes. Or, ce type n'existe nulle part. On parle bien de la fameuse statue du *doriphore* de Polyclète, qui par l'excellence de ses proportions, fut appelée le *canon* (la règle) des sculpteurs. Dans les temps modernes, Albert Durer, Léonard de Vinci, J. Cousin ont aussi formulé des règles des proportions et des formes. Mais ces règles n'ont aucunement réglé la pratique des artistes. Et d'ailleurs les règles de ce genre, établies par des artistes pour des artistes, ne sont pas fondées sur des études d'anatomie proprement dite (1). Ce sont plutôt des exemples de goût, que des formules scientifiques. L'infinie variété des formes des corps vivants laisse beaucoup de latitude aux combinaisons de l'artiste. Sans doute, il existe pour les savants, comme pour les ignorants, une certaine règle de proportion entre les parties principales du corps qu'aucun artiste ne peut violer impunément.

(1) Il ne faut pas, en effet, prendre pour de l'anatomie, au sens scientifique, l'observation pure et simple des formes et des mouvements, tels qu'ils se révèlent sur le modèle vivant. Cette observation est, il est vrai, indispensable aux sculpteurs et aux peintres. Mais elle ne réclame que l'exercice attentif des sens ; elle est indépendante de toute méthode scientifique ; elle est à la portée de tous les artistes et suffit à tous les besoins de l'art.

Mais cette proportionnalité que l'observation vulgaire fait connaître à tous les hommes, peut exister avec les caractères de dessin les plus variés, les plus opposés, celui de Raphaël, par exemple, et celui de Rubens, d'une statue antique et d'une statue de Michel-Ange ou de Puget. Par leur multiplicité et diversité infinies, les formes offrent une foule d'aspects à l'artiste qui peut choisir celui qui lui convient. La ligne qui limite le corps humain consiste en une combinaison prodigieusement compliquée de droites, de courbes, de ressauts et de méplats, qui échappe, dans le détail, à toute détermination positive, et ne se laisse saisir que par l'intuition du sentiment. C'est dans la résultante de ces accidents infinis en nombre et en espèce, que se révèlent les attributs esthétiques des formes : la force, la grâce, l'énergie, la finesse, la grandeur, la délicatesse, l'élégance, la noblesse, attributs tout spirituels, dont l'expression est le véritable et seul but de l'art. Bien que chacun de ses attributs, dans ses nuances infinies, soit plus lisiblement écrit en certains corps qu'en certains autres, ils coexistent tous indivisiblement dans l'objet à des degrés divers d'accentuation, et l'artiste peut, par le procédé d'abstraction dont nous parlions tout à l'heure, isoler celui qu'il lui plaît et l'exprimer dans son œuvre. C'est ainsi que le même modèle peut être représenté dans des types de dessin fort différents, et toujours, cependant, avec vérité. L'artiste qui cherche la grâce, comme Corrège, efface les angles et fait prédominer la courbe; celui qui vise à la force, comme Michel-Ange, accuse les saillies et brise les contours; tel autre qui veut exprimer la grandeur néglige les accidents de détail et s'attache aux lignes fondamentales, comme ont fait d'ordinaire les sculpteurs grecs. Dans tous ces cas, l'artiste ne sort pas de la vérité, ni même de l'exactitude, au sens esthétique; la nature est toujours sa base immuable; mais il prend parmi ses aspects possibles celui qu'il sent et comprend le mieux, et sacrifie les autres. Quant à cette vérité et à cette exactitude géométriques dont tant de gens croient avoir une idée, et qu'on suppose devoir résulter de la connaissance technique de l'anatomie, ce sont choses parfaitement imaginaires, dont l'étalon ne se trouve nulle part, et nulle part moins que dans l'œil de l'anatomiste.

Il suit de là que la représentation des formes, abstraction faite du mouvement, est, au point de vue de l'art, quelque chose de très-différent de cette même représentation au point de vue descriptif et purement graphique, qui est celui de l'anatomie. Les représentations d'un animal par un peintre de paysages et par un dessinateur du Muséum d'histoire naturelle seraient, bien qu'identiques matériellement, tout à fait dissemblables par l'esprit, par le caractère, par l'expression. Leurs dessins différeraient autant que diffère une description ou exposition technique et scientifique d'une narration poétique. Aussi les figures d'histoire naturelle, les plus parfaites en leur genre, n'ont-elles pas plus de valeur qu'elles n'ont de prétentions artistiques. Il y a plus. Ces sortes de dessins, exécutés par des artistes peintres, sont d'ordinaire extrêmement fautifs. Quoi de

moins satisfaisant, par exemple, anatomiquement parlant, que les figures qui accompagnent la plupart des
traités d'anatomie du seizième siècle, et notamment
celles, si fameuses, du grand ouvrage de Vésale, qu'on
a attribuées à Titien (1)? Elles sont très-*pittoresques*,
mais fort peu exactes, et, dans le détail, toutes de fantaisie. Les anatomistes de ces temps croyaient ne pouvoir mieux faire que de confier l'*illustration* de leurs
œuvres aux grands peintres contemporains. L'habileté reconnue de l'artiste leur paraissait une garantie
de la bonne exécution. Ils se trompaient. L'œil ne voit
dans les choses que ce qu'il y regarde, et il ne regarde
que ce qui est déjà en idée dans l'esprit. Or, les peintres voyaient et par suite, figuraient, tout autre chose
que ce que voyait et comprenait l'œil de l'anatomiste.

Mais indépendamment des formes et des proportions, il y a le mouvement, qui, en tant qu'expression
de la vie, est un des objets essentiels de la peinture
et de la sculpture. Ici la compétence de l'anatomiste
est plus restreinte encore. Il est à peine besoin de remarquer que les mouvements changent les rapports et,
par suite, l'aspect de chaque partie de l'appareil musculaire et osseux ; et les modifications que les plans
et les reliefs du corps humain peuvent subir dans l'infinie variété de ses mouvements généraux ou partiels,
sont si prodigieusement multipliées, compliquées,
nuancées que nul anatomiste au monde n'est capable
d'en prévoir la millième partie, pour une pose donnée,

(1) Elles sont du peintre flamand Jean-Étienne Calcar. V. au
paragraphe précédent, p. 334.

d'après la seule connaissance des parties et de leur agencement. Pour juger de la vérité du dessin d'une figure en action, l'anatomiste le plus consommé n'a donc aucun avantage sur le commun des hommes. Il connaît, sans doute, le mécanisme de quelques mouvements partiels, tels que ceux qui opèrent la déglutition, le saut, le rire, le bâillement. Il sait en partie quel est dans chacun de ces actes le travail des muscles qui y concourent ; mais il n'a jamais songé à examiner le jeu total du corps humain dans les diverses situations où il peut se trouver, ni saisir ces situations par une de ces vues d'ensemble qui en fixent instantanément l'image, en traits vifs et précis, dans la mémoire du peintre, du sculpteur et du comédien. Or, c'est cette image, ainsi obtenue par une synthèse rapide et sûre, et non par le travail analytique de la science, qui est le véritable objet de la représentation de l'art. Il suit de là que le dessin d'une figure peut être admirablement beau et d'une vérité saisissante dans l'ensemble malgré une foule d'inexactitudes anatomiques et même de contre-sens dans les détails. Il suit de là encore qu'avec le plus mauvais choix des formes et des incorrections nombreuses, un dessinateur peut être très-supérieur à tel autre exempt de ces défauts. On peut, sous ce rapport, comparer le fougueux Rubens et le compassé Wander-Werf. L'exactitude et la correction, telles que les comprend l'anatomiste, sont dans l'art des conditions fort secondaires, et qu'on ne loue guère que dans les œuvres où il n'y a que cela à remarquer. Ce mérite est à peu près du même genre que celui de

la connaissance de la grammaire chez un écrivain. Il
est honteux de l'ignorer, mais un auteur serait peu
flatté des compliments qu'on lui ferait sur cet article.

La considération des mouvements nous conduit à la
physiologie ; car il n'y a pas une action et fonction de
l'être vivant qui ne se réalise en un fait de motilité; et
il n'y a pas un phénomène de motilité visible, soit général, soit partiel, qui ne soit figurable par le dessin.
Le physiologiste peut donc être tenté, au même
titre que l'anatomiste, à opiner sur une œuvre d'art.

Parmi les actes organiques, objets communs d'observation et d'étude pour le physiologiste et pour l'artiste, les plus intéressants pour le peintre et le sculpteur, sont ceux qui expriment les états de l'âme, les
opérations de l'intelligence, les déterminations de la
volonté, et constituent la mimique et la physiognomo-
nie. Leur principal théâtre est le visage, ce miroir de
l'âme. La séméiotique faciale fait partie de l'art médical; et on ne peut disconvenir que son étude ne four-
nisse au médecin des indications précieuses sur l'état
physique et moral de son malade. Un médecin, toutes
choses égales d'ailleurs, semblerait donc devoir être
meilleur physionomiste qu'un homme du monde ; et
pourtant il n'en est rien. La connaissance de la physionomie est si importante, et les occasions d'expérimenter sont si nombreuses dans la vie, le langage muet
du visage est d'ailleurs d'un usage si universel, que la
plupart des hommes sont physionomistes, pour ainsi
dire, par instinct, et que, de même que tous parlent
ce langage naturel, tous aussi le comprennent immé-

diatement et sans étude préalable. Il suffit pour s'en
assurer de voir la foule, dans un théâtre, saisir instantanément les plus fines intentions du geste, les plus
fugitives indications d'un mouvement de l'œil ou de la
bouche, et à plus forte raison les signes plus manifestes
des principales passions. S'il fallait être anatomiste, physiologiste ou pathologiste pour avoir l'intelligence de ces
choses, il n'y aurait pas de théâtre, ni de peinture, ni
de sculpture possibles. Je ne nie pas qu'un œil exercé à
ces sortes d'observations ne parvienne à faire la découverte de quelques signes inaperçus ; mais cette découverte fort utile, peut-être, pour celui qui l'a faite, ne
saurait jamais être un objet d'imitation, parce qu'elle
serait inintelligible. L'art ne prend, parmi les révélations physionomiques, que celles qui ont un caractère
universel et invariable. C'est ce qui fait que, de toutes
les qualités de la peinture, l'*expression* est celle qui
frappe le plus vivement le peuple et la seule même
qu'il puisse comprendre suffisamment bien. Quand je
parle de l'*expression*, il faut entendre celle qui a pour
objet les passions et les états de l'âme les plus généraux,
comme le rire, les pleurs, la colère, l'effroi, la tristesse, l'abattement, le dédain, etc. ; car il est certains
sentiments, certains états intellectuels, ou certaines
qualités de l'objet, qui dépasseront toujours la portée
des facultés de la multitude, quelque vivement exprimés
qu'ils soient par l'art. La sublimité du *saint Michel*, de
Raphaël, la grandiose beauté de la *Vénus de Milo*, la
prostration religieuse de *saint Bruno* en prières, seront
toujours lettres closes pour la foule, et les composi-

tions les plus élevées de l'art dans tous les genres ne seront jamais pleinement senties que par quelques-uns.

Mais en s'en tenant à l'expression des sentiments, des passions, et, en général, des dispositions morales les plus ordinaires, on verra que la simple observation des phénomènes, tels qu'ils se manifestent à chaque instant dans la vie, suffit à l'artiste pour en avoir toute la connaissance nécessaire à l'illusion qu'il veut produire. Tous ont vu des hommes pleurant, riant, gais, tristes, soucieux, furieux, épouvantés ; ils n'ont qu'à copier. La dissection des organes, l'étude du mécanisme de la circulation, des sécrétions, de la contraction musculaire, n'ajouteraient pas beaucoup à leurs moyens, et même pourraient nuire à la naïveté de leurs représentations. En un mot, de même qu'on peut faire d'admirables images du corps humain, comme les Grecs l'ont montré, sans avoir dénudé un muscle, ainsi on peut parfaitement saisir et imiter l'expression naturelle sans savoir un mot de physiologie. Ceci est prouvé par l'exemple de tous les peintres sans exception. Or, ce que l'artiste peut exécuter sans cette connaissance, le critique ne pourrait-il pas le juger ? l'expression pittoresque est comme l'expression scénique. Quand on aura prouvé l'influence de la science physiologique sur la pratique des acteurs et sur les impressions des spectateurs, elle sera prouvée à l'égard de l'art du peintre et des effets de la peinture. Jusque-là, il faudra reconnaître que le plus savant physiologiste n'est pas plus apte à juger de la vérité de l'expression faciale ou autre que le peuple. Et cela est si vrai que les décisions des savants, en matière d'art, ne sont, pas plus que leurs impressions, fondées sur leur science ; elles n'ont d'autre source et d'autre règle que le sentiment naturel qu'ils partagent avec la foule.

Il y a, sans doute, des modifications intimes de tissu, de consistance, de coloration, que les artistes ignorent et négligent. Mais les erreurs ou omissions de ce genre sont parfaitement insignifiantes, et même l'artiste qui les rechercherait avec minutie risquerait peut-être, pour vouloir trop bien faire, de manquer les traits essentiels et véritablement significatifs. L'art n'a nullement besoin, dans ses imitations approximatives, de reproduire tous les éléments de la réalité. Ainsi la coloration, si importante en séméiotique, n'est qu'un élément fort secondaire de l'expression pittoresque. L'art sait, dans un marbre incolore ou sur une surface monochrôme, sculpter et peindre toutes les affections de l'âme. Un simple trait même lui suffit. Il n'a donc que faire en ceci encore de l'anatomie et de la physiologie.

Reste la *pathologie*. Ici, sans doute, l'artiste pourrait avoir besoin de nous consulter et nous serions autorisés à censurer quelquefois son œuvre. Il peut lui arriver, en effet, d'avoir à représenter certains états maladifs, certaines difformités, et de manquer d'exactitude faute d'observations spéciales. Ainsi, il ne lui sera pas permis de donner à un hydropique des malléoles effilées, à un phthisique des yeux saillants et des mains charnues, à un cholérique un teint jaunâtre, etc. Mais ces cas sont rares, et les erreurs qu'il peut commettre en ce genre n'ont aucune espèce d'importance au point de vue de l'art. Dans les *Batailles* où abondent les coups et blessures, les chirurgiens pourraient, eux aussi, avoir quelque droit d'intervenir. Ils auraient l'autorité de Salvator Rosa, qui, à l'occasion du refus fait par l'Académie de Saint-Luc, à Rome, d'admettre dans son sein un peintre qui exerçait en même temps la chirurgie, disait à ses collègues : *Vous avez grand tort de ne pas le recevoir, car il pourrait vous rendre service en remettant les membres aux figures qu'on estropie journellement ici.*

Mais, à parler sérieusement, il n'y a guère que les morts et les mourants, qui soient sous la juridiction légitime du médecin. Les peintres traitent assez mal ces sujets, qu'ils n'ont pas, heureusement pour eux, l'occasion d'observer sur nature. Ils ont le tort, en général, de donner à leurs morts une *pose*, une *attitude*, ce qui est un anachronisme criant. Un cadavre ne peut-être véritablement debout, assis, couché, agenouillé ; il ne pose même pas sur le sol comme un homme endormi. La mort détruit complétement dans le corps dont elle s'est emparée toute expression physiognomonique et pathognomonique ; n'obéissant plus qu'à la loi de la pesanteur, le cadavre n'a plus rien de l'homme ; il n'est qu'une *chose* qui, comme parle Bossuet, n'a plus de nom dans aucune langue. Quant aux mourants, je ne connais aucun tableau où les signes caractéristiques de cette suprême lutte de la vie et de la mort, qu'on appelle l'agonie, soient convenablement rendus, et nous serons toujours fondés à opposer à ces représentations imaginaires la peinture due au pinceau du grand maître de Cos, le tableau classique du *facies hippocratica*.

Ces observations tendent, on le voit, à circonscrire l'application des sciences anatomiques et physiologiques aux arts du dessin dans des limites fort étroites. C'est là, du reste, à tort ou à raison, l'opinion à peu près universelle aujourd'hui parmi les artistes. En fait, la plupart — et j'entends ici parler des habiles, et des plus habiles et des plus renommés, de ceux dont les œuvres passent pour les plus excellentes — n'ont jamais fait d'anatomie, ou n'ont jamais, de leur aveu, — et j'en ai consulté un grand nombre, — tiré le moindre parti des quelques notions qu'ils ont pu en acquérir. Quelques-uns même la repoussent systématiquement. (1) Cette indifférence si générale des artistes à l'égard de l'anatomie est-elle aussi regrettable que le prétendent quelques critiques spéculatifs? La pratique contraire aurait-elle les heureux et importants résultats que l'on en promet? nous venons de voir quelques-unes des raisons qui permettent au moins d'en douter ; et l'histoire de l'art tout entière paraît, sauf un ou deux exemples, à la vérité, d'un grand poids, déposer dans le même sens. Cependant, tout en inclinant à être sur ce point de l'avis des artistes et

(1, C'est ainsi que pendant de longues années, dans un atelier célèbre, où la ligne, la forme, le dessin, étaient l'objet principal de l'enseignement, le maître éminent qui le dirigeait (M. Ingres) cassait impitoyablement tous les *écorchés* que les élèves y apportaient.

de l'histoire, je serais disposé à penser que l'anatomie pourrait être aussi utile aux artistes qu'elle l'est peu, si elle était véritablement, ce qu'elle n'a été jusqu'ici que sur le titre de quelques livres et dans le programme de quelques cours, l'anatomie *appliquée aux arts du dessin.*

Mais l'examen de cette question doit être laissé à ceux, médecins ou artistes, qui, soit par goût, soit par obligation professionnelle, en feraient une étude spéciale, et seraient ainsi, bien mieux que nous, en mesure de la résoudre *consilio manuque.*

QUATRIÈME PARTIE.

FRAGMENTS BIOGRAPHIQUES (1).

CABANIS. (2)

Le nom de Cabanis appartient principalement à la philosophie. La médecine peut le revendiquer aussi, quoiqu'à des titres moins éclatants, et, s'il n'était si spécialement lié à l'histoire de la science, il le serait encore assez à celle des lettres pour figurer avec distinction parmi ceux des écrivains de son époque. Sans occuper précisément le premier rang comme savant, comme penseur et comme écrivain, Cabanis y touche cependant de si près, qu'à la distance d'un demi-siècle, sa renommée se confond avec celle de ses plus illustres contemporains. La postérité a marqué quelque

1) On ne trouvera sous ce titre assez impropre que quelques appréciations détachées du caractère et du rôle scientifiques et professionnels d'un petit nombre de médecins et de savants. Ce ne sont ni des Biographies, ni même des Portraits étudiés, mais de simples *impressions* physionomiques sincèrement reçues et rendues.

(2) Ces que'ques pages sur Cabanis sont extraites d'une *Notice historique et philosophique sur la vie, les travaux et les doctrines de Cabanis*, mise en tête de la huitième édition des *Rapports du physique et du moral de l'homme*, etc. Paris, 1814, in-8.

part sa place entre Bichat, Vic-d'Azyr, Condorcet,
Turgot, Diderot, Destutt-de-Tracy, Volney. Inférieur
peut-être à la plupart de ces hommes par l'originalité
des conceptions, l'étendue des connaissances, l'éclat du
talent, il compensa l'absence des dons supérieurs du
génie par une réunion de qualités presque aussi rare ;
il joignit à l'imagination brillante, au sentiment du
beau, à la sensibilité vive de l'artiste, le zèle laborieux
du savant, l'ardente curiosité et la disposition médita-
tive du philosophe, et ces nobles instincts de l'âme qui
sont les sources vives de la pensée, les principes actifs
de l'intelligence. Le souvenir de ses qualités personnelles ne s'est jamais effacé du cœur de ceux qui vécu-
rent dans son intimité. Ceux-ci ont pu dire ce que fut
Cabanis comme homme. Son œuvre scientifique et
philosophique est dans ses écrits.

La vie de Cabanis fut presque entièrement consacrée à la science et aux lettres. Quoique disposé par
l'énergie naturelle de ses convictions et de ses sentiments à partager toutes les passions de son époque,
il n'en accepta sans condition que les idées. Profondément dévoué à la cause de la liberté, qui n'était pour
lui que celle de la raison, il la servit avec le cœur d'un
patriote et le désintéressement d'un sage. Il a pu se
laisser entraîner à des illusions systématiques, et pousser parfois le zèle de ses opinions jusqu'à l'exagération ; sans doute il eut en politique et en philosophie
quelques-uns des préjugés de son temps ; mais quel est
l'écrivain, le penseur, l'homme public qui n'ait eu
sa part des faiblesses humaines ? Du reste, Cabanis n'a

pas même besoin de cette justification banale ; car tous ses écrits sont empreints d'un caractère de mesure, d'honnêteté, de dignité qui commande la confiance et le respect ; et ses contemporains nous disent que sa vie fut comme ses écrits. La franchise avec laquelle il a posé certaines questions et développé certains principes a été odieusement interprétée par un parti, qui, heureusement, ne peut plus qu'insulter ; mais elle ne fut que l'expression de la sincérité de ses convictions, de la droiture de ses sentiments, et de cette loyauté de la pensée qui est le courage du philosophe. On a pu regretter que de si nobles dispositions et de si généreux mouvements aient été consacrés à l'établissement et à la défense d'un système si peu digne en apparence de les exciter et de les satisfaire ; mais il faut bien se garder de vouloir toujours juger la valeur morale des hommes sur celle de leurs opinions spéculatives. Cette mesure est fort infidèle ; elle suppose que les hommes agissent toujours suivant leurs théories, ou qu'ils se font des principes conformes à leur conduite, supposition qui, bien qu'assez fondée en général, souffre cependant trop d'exceptions pour servir de règle. Mais les partis n'en ont pas d'autre. Elle a été appliquée à Cabanis avec une dureté d'autant plus injustifiable, que, d'une part, rien ne prouve qu'il ait aperçu et encore moins accepté toutes les conséquences qu'on attribuait à quelques-unes de ses doctrines, et que, d'autre part, il a lui-même, par des explications ultérieures, directes et motivées, présenté son système sous un point de vue qui, sans

conduire nécessairement à des conclusions opposées,
du moins ne les exclut pas.

L'influence de Cabanis sur le mouvement philosophique de son époque ne doit pas être mesurée uniquement sur celle de ses écrits. Il en exerça une autre,
aussi puissante peut-être, par l'ardeur communicative
avec laquelle il soutenait ses idées et provoquait celles
des autres. La conversation, ce grand levier de l'esprit français au dix-huitième siècle, conservait alors un
reste d'empire. Cabanis possédait à un haut degré ce
don heureux et brillant. La curiosité naturelle de son
esprit, jointe à l'activité de son imagination et aux dispositions sympathiques de son caractère, le portait à
étendre sans cesse le cercle des relations dont il pouvait espérer un surcroît d'instruction et de lumières.
Comme tous les esprits qui ont plus d'activité que d'o-
riginalité, plus d'étendue que de profondeur, plus de
justesse que de force, il tenait autant à apprendre
qu'à produire, et était disposé à s'intéresser aux pensées d'autrui autant qu'aux siennes. Lié par une conformité générale d'opinions philosophiques et politiques avec les écrivains les plus éminents de son
temps, il ne se considérait que comme un collaborateur dans l'œuvre à laquelle ils travaillaient en commun; mais il était en réalité, sinon le maître le plus
illustre de cette école, du moins son chef visible
le plus actif; et c'est autour de lui, dans sa mai-
sonnette d'Auteuil, que se maintint longtemps ce
groupe de penseurs indépendants, qui, en face de l'hu-
miliant démenti donné par les faits aux prétentions

des théories, ne désespérèrent ni de la philosophie ni de la liberté.

Tous les écrits de Cabanis, et particulièrement l'ouvrage qui a popularisé son nom, portent la marque d'une élaboration littéraire qui lui donne une physionomie et une place parmi les écrivains de son temps. Sans atteindre à la grande originalité, mais aussi sans y prétendre, son langage a cependant une forme assez caractéristique pour constituer, sinon un style, du moins une manière. Une élégance noble, une abondance, quelquefois excessive, mais qui n'est pas sans grâce, une teinte, peu marquée heureusement, de la rhétorique déclamatoire et sentimentale de la prose philosophique du temps, une dignité d'expression peut-être trop uniforme et trop soutenue, peu de trait, de saillie, de mouvement, mais un ton général d'autorité, à la fois austère et communicative, qui soutient et fixe l'attention : tels seraient les mérites et les défauts qu'on aurait à signaler dans les écrits de Cabanis, si ses opinions philosophiques ne réclamaient pas avant tout l'examen de la critique.

. . . .

Cabanis a fondé la science des rapports du physique et du moral en établissant, d'une manière encore peu rigoureuse, sans doute, mais suffisamment nette, son but et son cadre général, et en lui imposant un nom. C'est là son mérite principal ; et n'eût-il que celui-là, il suffirait à sa gloire. Ce n'est pas que, bien avant lui, la philosophie n'eût déjà rassemblé sur cette branche de l'anthropologie de précieuses observations, et même essayé plus d'une fois d'en faire un corps de doctrine spécial et distinct. Bacon avait même tracé une espèce de plan d'une science particulière, à laquelle il donnait le nom caractéristique de *Doctrine de l'alliance* ou du *lien commun de l'âme et du corps* ; mais il y avait loin de ces vagues projets et de ces vues partielles à une véritable systématisation. D'ailleurs Cabanis n'avait qu'une connaissance générale et assez incomplète des travaux de ses prédécesseurs. Son érudition philosophique ne remontait pas plus haut qu'à Locke. On n'étudie point, en effet, ce qu'on méprise. Pour lui, comme pour la plupart de ses contemporains, l'histoire de la philosophie n'était guère que celle des aberrations de l'esprit humain. Les écrits de Condillac, de C. Bonnet, et des philosophes vivants de la même école, étaient les principales sources où il puisa les éléments psychologiques de son système. Ses connaissances physiologiques et médicales, quoique relativement beaucoup plus étendues et plus solides, étaient en grande partie tirées du fonds commun de la science de son temps, et particulièrement des travaux combinés de Haller, de Stahl, et de l'école de Montpellier, qu'il avait bien étudiés, mais qu'il ne paraît pas avoir songé à agrandir par des recherches propres et originales. La physiologie expérimentale qui, maniée par l'esprit inventif de Bichat, changeait la face de la science, lui était presque absolument étrangère et peut-être antipathique. Quant à l'anatomie, à laquelle les vues de Vicq-d'Azyr, de Bichat, de Camper, de Blumenbach, donnaient un caractère de généralité philosophique jusqu'alors inconnu, il n'en savait que ce qu'il en avait appris dans ses premières études médicales. Il n'avait également sur les autres sciences physiques et naturelles que les notions générales qui entrent dans l'éducation scientifique de tout médecin instruit. C'est avec ce fonds incomplet, comme dit **Moreau** (de la Sarthe), que Cabanis commença ses recherches sur les rapports du physique et du moral (1). Mais, ainsi qu'il arrive quelquefois, l'insuffisance même de ses matériaux servit indirectement à l'exécution de son œuvre, en lui dérobant la vue d'une partie de ses difficultés. D'ailleurs, bien que sur quelques points les connaissances de Cabanis offrent des lacunes regrettables, on ne peut qu'admirer la manière habile et intelligente dont il sut les appliquer à l'élaboration d'une théorie jusque-là sans modèle, et si son système manque un peu de profondeur dans ses bases métaphysiques et de précision dans les détails, il est en revanche fort remarquable par l'étendue du plan et par la coordination des éléments nombreux et variés mis en œuvre dans sa construction.

Le caractère fondamental du travail de Cabanis est, avons-nous dit, d'avoir fait de l'étude des rapports du physique et du moral une science distincte et indépendante, en la dégageant nettement du cortége des questions métaphysiques et ontologiques qui en avaient jusque-là embarrassé la marche, et en la plaçant sur le

____

(1) *Encyclopédie méthodique*, partie médicale. — Tome X, p. 251-52.

terrain des faits compris dans la sphère de l'observation sensible et de l'expérience interne. Écarter ces questions, ce n'est pas les supprimer; il n'est pas à craindre de les voir disparaître, car elles naissent spontanément dans l'esprit humain comme des produits naturels de son activité, et sont en fait les objets les plus élevés de l'intelligence, les sources des plus nobles et des plus saintes pensées de l'humanité. Elles reviendront toujours, car elles sont au fond de toute science, et particulièrement de la science de la nature humaine. Mais, quels que soient l'importance et l'intérêt supérieurs de ces problèmes, il est évident que non-seulement ils peuvent être négligés sans inconvénient dans la recherche purement expérimentale des faits psycho-physiologiques, mais qu'ils doivent même être mis provisoirement de côté, si l'on veut conserver à cette étude sa sincérité et son indépendance. Or, c'est là ce que Cabanis a essayé de faire. C'est cette circonscription de la recherche dans le domaine des faits observables, et l'exclusion provisoire des questions purement rationnelles qui distinguent son œuvre. Il donna ainsi une direction nouvelle à la psychologie et à la physiologie en marquant plus fortement qu'on ne l'avait fait jusque-là leur relation mutuelle, et en faisant de l'étude de cette relation même une branche distincte et spéciale de l'anthropologie. Il fut par là le créateur de cette *doctrine de l'alliance* dont avait parlé Bacon.

Il ne faudrait pas croire cependant que Cabanis se soit placé à ce point de vue avec une liberté d'esprit scientifique pleine et entière. Il était trop homme de

son temps, trop engagé par son éducation philosophique dans certaines opinions, et même dans certains
préjugés systématiques, pour rester, à l'égard des résultats métaphysiques de ses recherches, dans un état
de neutralité parfaite. D'ailleurs, ce point d'absolue
indifférence est une position logique très-difficile à garder. Les faits ne sont de simples faits que pour les
sens; pour la raison, ils sont des principes, et il n'y a
pas de principes sans conséquences. Or, l'esprit ne
sépare pas les principes des conséquences, ou plutôt
c'est en vue des conséquences qu'il s'enquiert des
principes. Dans les sciences philosophiques particulièrement, c'est à la solution de certaines questions, données en quelque sorte *à priori*, que va toute la recherche; et quelque effort que fasse le philosophe pour
se mettre et se maintenir au point de vue de la pure
observation, il arrive presque toujours qu'en croyant
simplement constater des faits, il cherche en réalité à
établir des prémisses. Cabanis n'échappa point à cette
illusion logique, car son livre n'est d'un bout à l'autre
qu'un plaidoyer en faveur de certaines conclusions
dogmatiques, dont il déclare en vingt endroits ne pas
vouloir s'occuper. Mais si ces préoccupations systématiques ont pu et ont dû l'égarer souvent dans l'observation et dans l'interprétation des faits, son œuvre,
considérée dans son plan général, dans la méthode
d'investigation qui y domine, dans son but et dans son
esprit, conserve le caractère, l'originalité et la portée
que nous lui avons assignés. Le point de vue véritablement neuf et fécond de cette œuvre est, nous le répé-

tons, d'avoir distinctement et systématiquement dé-
gagé l'étude du rapport du physique et du moral des
obstacles spéculatifs qui arrêtaient ou faussaient sa
marche, et de l'avoir élevée au rang d'une science spéciale et indépendante. Les défauts de l'exécution n'ô-
tent rien à la portée et à la valeur de l'idée. Ces défauts, d'ailleurs, étaient à peu près inévitables dans
une entreprise si vaste, si compliquée et semée de
tant d'écueils. On a signalé dans l'œuvre de Cabanis
bien des lacunes, des contradictions, des erreurs de
fait ; on s'est surtout déchaîné, avec un zèle qui n'a
pas toujours été celui de la science, contre l'esprit
matérialiste et antireligieux qu'on a cru y voir dominer. Quelques-unes des critiques purement scientifiques sont fondées. L'on peut dire même que plus on
s'enfoncera dans l'étude de la science dont Cabanis a
jeté les bases, plus on s'apercevra des imperfections de
son travail ; mais on reconnaîtra en même temps que
c'est la vaste étendue du programme qu'il avait tracé,
et les larges proportions du monument qu'il a élevé,
qui ont mis ses successeurs à même d'apercevoir les
défauts de son œuvre.

Quant à l'imputation de matérialisme, il serait assez
difficile de décider quelle a été précisément, nous ne
disons pas la doctrine, mais la croyance de Cabanis
sur l'obscur et profond mystère ontologique de l'essence et de la destinée de la personnalité humaine.
Il y a lieu de croire qu'il était resté à cet égard, après
beaucoup d'hésitations, dans un état d'incertitude
équivalent au scepticisme. Si d'une part, en effet, la

doctrine exposée dans le livre des *Rapports du physique et du moral*, tend, dans son ensemble, à faire considérer le moral de l'homme comme un simple résultat phénoménique et transitoire de l'organisation, et l'organisation elle-même comme une combinaison fortuite des éléments matériels, on trouve fréquemment dans ce même livre des traces de la théorie, sensiblement différente, qu'il développa plus tard dans la *Lettre sur les causes premières*. Cabanis paraît donc avoir toujours flotté entre plusieurs solutions sans se bien rendre compte à lui-même de leurs différences, accordant la préférence tantôt à l'une, tantôt à l'autre, et essayant même de temps en temps de les concilier. La *Lettre sur les causes premières* ayant été écrite en quelque sorte *ex professo* par Cabanis pour servir de commentaire, ou, si l'on veut, de correctif au système exposé dans son grand ouvrage, c'est là qu'on doit naturellement chercher le sens véritable de sa doctrine et l'expression définitive de sa pensée (1). Or, si la théorie exposée dans cette lettre

(1) La *Lettre sur les causes premières*, adressée, comme on sait, confidentiellement à un jeune homme devenu depuis un savant éminent, Fauriel, n'a été imprimée que vingt ans après la mort de l'auteur. On ignore si Cabanis avait eu l'intention de la rendre publique. Elle était cependant connue d'un assez grand nombre de personnes dont quelques-unes en avaient ou obtenu ou surpris des copies. C'est ainsi qu'elle tomba entre les mains de Frédéric Bérard, qui la publia en 1824. Personne assurément n'était mieux en mesure de commenter et de juger Cabanis que Bérard, qui unissait à de solides connaissances physiologiques et médicales une instruction et une pénétration philosophiques peu communes. Il dépassa pourtant peut-être un peu les limites

n'est pas, il faut l'avouer, un spiritualisme tout à fait orthodoxe, elle n'est pas moins éloignée de l'étroit et absurde matérialisme enseigné dans les livres de d'Holbach et de Lamettrie. Entendue à la rigueur, elle se résout dans une sorte d'*animisme* universel, fort analogue dans son point de vue fondamental au système panthéistique qui domine en ce moment en Allemagne dans les sciences physiques et naturelles, non moins qu'en métaphysique. Vrai ou faux, ce système n'est pas celui qu'on impute d'ordinaire à Cabanis sous le nom banal de matérialisme. Si donc il nous était permis d'admettre que Cabanis ait eu jamais une conviction bien ferme et bien arrêtée sur ces questions, nous dirions que ce système est le seul qu'on doive justement lui attribuer : car, bien qu'il ne l'ait développé sous une forme explicite et directe que dans un écrit postérieur à son livre des *Rapports*, plusieurs passages de ce livre, et même de ses ouvrages antérieurs, prouvent que c'est à cette théorie que venait toujours aboutir sa pensée, toutes les fois qu'il la laissait s'étendre, hors du champ de l'observation pure, jusqu'aux dernières limites de la spéculation.

Un dernier mot au sujet des tendances matérialistes

que lui traçait sa tâche d'éditeur. Il apporta à son examen et à sa critique un esprit contentieux, un ton agressif, une sorte d'intolérance tracassière, assez déplacés à l'égard d'un auteur mort et d'un écrit posthume, et un zèle d'orthodoxie, sincère sans doute, mais qui l'aurait paru davantage s'il n'avait pas été récompensé. La *Lettre sur les causes premières* a été réimprimée à la suite de la HUITIÈME ÉDITION des *Rapports du physique et du moral*, Paris, 1844, in-8.

23.

des doctrines de Cabanis. On vient de voir qu'il y aurait, à cet égard, bien des distinctions à faire, si l'on voulait, dans un intérêt scientifique ou autre, soumettre le procès intenté à ce philosophe à une nouvelle révision. Quoi qu'il en soit, on ne peut se refuser à reconnaître que, si le matérialisme est en soi un système aussi absurde dans ses principes que déplorable dans ses conséquences, il peut occasionnellement servir au progrès de la science de l'homme en mettant en lumière, dans l'intérêt de sa cause, un ordre de faits que le spiritualisme, dans l'intérêt de la sienne, se dispense volontiers d'examiner de trop près. Les espérances de l'un et les craintes de l'autre sont sans doute également chimériques, car le premier ne trouvera jamais dans les faits la preuve de ses conclusions, pas plus que le second la réfutation des siennes. Mais le point de vue matérialiste a l'avantage de provoquer la recherche, et par suite la découverte, de faits dont, à la vérité, il ne profite pas, mais qui grossissent d'autant le trésor public de la science. Ce qu'il y a de certain, c'est que les travaux les plus importants sur les rapports du physique et du moral ont, dans tous les temps, été entrepris assez ordinairement dans un intérêt plus ou moins ouvertement matérialiste. Il y a des exceptions, et de très-remarquables; mais le fait, dans sa généralité, est indubitable. Il convient donc, ce semble, de ne pas pousser trop loin la sévérité à l'égard des opinions spéculatives qui ont pu inspirer des travaux scientifiques dont l'importance et l'intérêt ne sont pas contestés; d'autant plus que si

ces opinions sont toujours des erreurs condamnables
au tribunal de la science, elles ne sont plus des crimes
qu'au tribunal de la théologie, devant lequel heureusement personne n'est plus aujourd'hui, en France,
forcé de comparaître.

Nous terminerons ici ces observations sur les travaux philosophiques de Cabanis, dont nous avons
voulu seulement indiquer le caractère général. C'est à
ces travaux que se rattachent, sinon comme à leur
base, du moins comme à leur point de départ, tous
ceux qui ont été entrepris depuis en France. C'est la
forte impulsion donnée par Cabanis à une étude que
des préjugés respectables, mais non acceptables, arrêtaient dans sa marche et dans ses légitimes développements, qui a soutenu de près ou de loin les recherches
de Bérard, de Maine de Biran, de Broussais, pour ne
citer que des noms marquants ; et s'il arrive, comme
on peut le prévoir d'après l'histoire générale de la
science, que son propre édifice ait besoin d'être re-
construit, il ne pourra l'être que d'après le plan général
qu'il a tracé, et avec la plus grande partie des matériaux dont il s'est servi.

BICHAT.

Rien ne manque plus maintenant à la glorification de
Bichat. La génération contemporaine a accumulé sur
lui tous les genres d'hommages. L'inscription du vestibule de l'Hôtel-Dieu ayant paru et étant, en effet, un
monument trop modeste pour l'auteur de l'*Anatomie
générale*, on l'exhaussa tout à coup jusqu'aux propor-

tions héroïques, et David d'Angers le plaça dans le fronton du Panthéon, à côté de Fénelon, de Voltaire, de Rousseau, de Napoléon ! Bientôt après (1843), son pays natal éleva sa statue en marbre, œuvre du même artiste, en présence des députations des Facultés, des écoles de médecine, des institutions et sociétés médicales du royaume. La même statue en plâtre fut placée à l'entrée des salles du Muséum anatomique de la Faculté de Paris. Le Congrès médical proposa de lui ériger une nouvelle statue en bronze, destinée à décorer une des places publiques de la capitale (1), et de frapper en son honneur une médaille de grand module. Enfin il est probable que les restes de Bichat devront être abrités par un monument dans le lieu de repos où ils furent transportés en 1845, au milieu d'un concours immense (2), Il ne faut certes pas se plaindre de ce luxe de monuments honorifiques pour une renommée si légitime et si pure. Ces exemples de prodigalité sont d'ailleurs trop rares, surtout à l'égard des savants et plus spéciale-

(1) Cette statue, commandée aussi à David, a été laissée inachevée par cet éminent sculpteur, mort en 1856. Un habile maitre, M. Toussaint, a été chargé de la terminer. Elle doit être placée, dit-on, dans la cour de la Faculté.

(2) Les dépouilles mortelles de Bichat ont éprouvé de singulières vicissitudes. La tête était restée, comme précieuse relique, entre les mains de M. Roux, tandis que le corps était obscurément enfoui dans le cimetière abandonné de Sainte-Catherine, à Clamart, où il aurait bien pu n'être as retrouvé, si des soins pieux n'avaient de temps en temps renouvelé les signes qui marquaient cette sépulture. Enfin, après quarante-deux ans, le 16 novembre 1845, les ossements furent exhumés ; on y joignit la tête, et on les transporta au cimetière de l'Est.

ment à l'égard des médecins, pour qu'on ait lieu d'en
redouter l'abus ; mais il est permis de se demander à
quoi a tenu cette fortune inouïe d'une individualité
qui, bien que très-brillante assurément et éminemment
distinguée, ne saurait pourtant être rangée parmi les
génies du premier ordre ?

Je ne me souviens plus quel ancien a dit que, lorsque les dieux veulent donner une marque particulière
de leur faveur à un mortel, ils lui envoient la mort
dans la fleur de ses années. Bichat a eu ce privilége ; il
est, comme Mozart, Raphaël, Pascal, Hoche, Marceau,
André Chénier, une de ces figures auxquelles la mort,
survenue avant l'heure, a imprimé je ne sais quelle
physionomie aimable et mélancolique dont le charme
attire et pénètre le cœur des hommes. L'admiration
imposée par le génie est d'ordinaire un sentiment austère, dans lequel le respect est l'élément dominant ;
mais, à l'égard de ces jeunes favoris des dieux, l'admiration est accompagnée d'amour. La mort les a
surpris en quelque sorte dans l'état d'innocence. Ils
n'ont pas eu le temps de faire trop sentir leur supériorité aux hommes, et ceux-ci n'ont pas eu le temps
de la leur faire expier ; ils ont échappé en outre à la
destinée fatale réservée au génie qui vieillit, celle de
se survivre à eux-mêmes, d'attrister le monde par le
spectacle de leur décadence, de fournir ainsi à leurs
contemporains un prétexte pour les renier et leur jeter la pierre, et de couvrir eux-mêmes leur renommée
de nuages que la postérité a quelquefois bien de la
peine à dissiper.

Il n'est pas de réputation scientifique aussi populaire que celle de Bichat ; elle a un certain air démocratique qu'elle tient des circonstances au milieu desquelles elle s'est fondée, du caractère et des habitudes personnelles de l'homme. Bichat est un héros de la science, mais un héros plébéien ; il y a servi, il y est mort en simple soldat, et n'y a acquis d'autre grade, d'autres honneurs, d'autre fortune que son nom. Il est le premier-né de la jeune école républicaine de Paris, qui l'a toujours traité en mère tendre et passionnée, c'est-à-dire un peu en enfant gâté. Il est surtout l'idole de la jeunesse, qui se plait à entretenir avec lui, à travers le temps, des relations traditionnelles de familiarité et de camaraderie. Enfin, quoique né et élevé dans une province assez éloignée, il est devenu par les circonstances de sa vie et de sa mort un enfant de Paris. Sa gloire est une gloire parisienne.

Peu d'hommes ont été aussi heureusement doués que Bichat. Par une de ces combinaisons harmonieuses qui constituent le beau en toutes choses, il réunissait plusieurs qualités qu'on est porté à considérer comme incompatibles, parce que la nature ne les montre d'ordinaire que séparément. Il joignait à la hardiesse des esprits spéculatifs la circonspection du praticien, la patience de l'observateur et de l'expérimentateur au coup d'œil rapide de l'inventeur, le goût des détails à celui des idées générales, la passion du travail matériel à celle de la méditation ; le tout balancé dans les proportions les plus justes. Un talent d'écrivain plein d'éclat et de charme ajoutait sa séduction à ces rares dons de l'intelligence. Bichat excellait surtout par l'art; s'il n'était pas avant tout un savant, il serait certainement un artiste, et si les *Recherches sur la vie et la mort*, l'*Anatomie générale*, n'étaient pas des trésors de science, ils ne dépareraient pas une collection des prosateurs français. Personne n'a su, après Buffon, décrire et expliquer la nature dans un langage plus animé et plus éloquent. Bichat colore tout ce qu'il touche; et son coloris, toujours juste, ne dégénère jamais en manière. Partout son style est le reflet de sa pensée, toujours nette, vive et brillante; il avait le sens du beau aussi bien que le sens du vrai. Cet admirable talent d'exposition n'a pas peu contribué à la popularité de ses vues et de ses théories. Une autre cause de son immense influence, c'est la multiplicité de ses recherches, qui embrassent presque toutes les parties de la médecine, et surtout la coordination systématique qu'il a su leur imprimer. Doué d'une extraordinaire facilité de conception, d'une rare activité d'esprit, d'un sens critique pénétrant et sûr, il réunit et fondit dans les résultats de ses propres méditations les idées les plus saillantes, nées des travaux contemporains; il se les assimila par une élaboration judicieuse et sagace, se les rendit propres, et les présenta transformées en un système régulier, lucide et brillant. L'esprit scientifique de son époque se reconnut en son esprit, et salua en lui un maître et un guide. Sa parole, à peine émise, avait l'autorité qui ne s'établit d'ordinaire que par le temps, et ses livres à peine sortis de la presse étaient déjà classiques.

Cet enfant chéri de la nature, n'a pas été moins généreusement traité par la fortune. Dans les diverses ovations dont Bichat a été l'objet le bruit de son nom, renforcé par la voix des panégyristes, a couvert celui de tous les autres noms anciens et modernes, français et étrangers. On a semblé craindre qu'il ne fût pas assez grand, s'il n'était pas le plus grand. Il a été représenté comme le Copernic et le Newton de la médecine. Il est douteux que hors de la France Bichat soit élevé si haut et tienne une si grande place dans l'estime et la mémoire des hommes. On pourrait dire, sans blasphème, et en face même de ces statues si méritées, que ce rare esprit brillait plus par la justesse, la pénétration, la facilité, la hardiesse et l'entrain, que par l'étendue et la profondeur. Bichat fut moins un grand génie qu'un grand talent ; et quelque éclatant qu'ait été son rôle sur le théâtre de la science, sa figure n'apparaît pas, ce semble, dans l'histoire avec cet air imposant d'autorité, de supériorité et de maîtrise qui distingue un Boërhaave, un Stahl, un J. Hunter, un Barthez et quelques autres esprits de la même famille.

CUVIER (1).

Georges Cuvier vient de mourir. Cette mort inattendue enlève à la science un esprit supérieur, dont les travaux soutenaient encore avec éclat le fardeau d'une renommée européenne, et à la France un de ces hom-

____

(1) Notice nécrologique, dans le *National* du 16 mai 1832. — G. Cuvier mourut à Paris, le 13 mai 1832 à l'âge de 63 ans. Il était né le 25 août 1769, à Montbéliard.

mes rares qui, à toutes les époques, sont venus prouver que notre patrie, toujours si grande et si souveraine dans le monde par ses facultés sociales, ses mœurs, sa langue, ses lois, et par son épée, ne l'était pas moins dans la sphère des sciences par son intelligence philosophique et son génie spéculatif. Dans le dix-septième siècle, elle a produit Descartes, le réformateur de la philosophie et de toutes les connaissances humaines ; dans le dix-huitième, Buffon, Bichat et Lavoisier ; dans le dix-neuvième, Laplace, qui a commenté et complété Newton, et Cuvier, le chef et le guide avoué des savants de l'Europe dans l'immense champ des sciences naturelles.

Quoique Cuvier dût sans doute produire beaucoup encore, sa mort ne vient point cependant, comme celle de Bichat, étouffer le génie au moment de sa force et de sa fécondité. La science et l'humanité, à qui la science profite, en perdant l'homme, ne perdront aucune de ses idées. Cuvier laisse quelques ouvrages inachevés ; c'est un malheur, car personne ne pourra aussi bien refondre ses travaux, les compléter par de nouveaux détails et en refaire l'exposition ; mais aucune idée mère n'a péri avec lui ; ses principes et ses méthodes étaient fixés ; il ne pouvait les changer. Sa philosophie anatomique a dirigé pendant trente ans la marche des zoologistes, et a pu se faire connaître et juger dans des milliers d'applications. Elle est aujourd'hui livrée à la controverse, qui succède toujours à la longue domination d'un système, et si souvent le détruit. Cuvier devait d'autant plus s'attacher à ses doctrines, qu'il les voyait attaquées. Les conclusions générales de ses recherches cosmologiques étaient également arrêtées depuis longtemps, et abandonnées aussi à la discussion. Tout ce que Cuvier pouvait faire de grand dans la science, il l'a fait. On n'avait plus à attendre de lui que des travaux de détail, inappréciables sans doute, venant d'un pareil observateur, mais d'une importance secondaire pour les progrès des connaissances. Toutefois, comme les contemporains et les compatriotes de l'homme qui meurt ne peuvent pas se mettre à la place de la génération suivante pour qui il vivra et vivra tout entier, la sensation produite par la mort de Cuvier a été profonde ; il a semblé qu'un immense vide s'était fait et que rien ne pourrait le remplir.

Cuvier appartenait à une famille protestante du Wurtemberg. Son père, qui était officier dans un régiment suisse, le destinait à la profession des armes, et l'envoya à l'Académie de Stuttgard, où l'on enseignait à la fois les sciences, les lettres et les beaux-arts, l'art militaire et l'administration. Il y étudia surtout les sciences naturelles vers lesquelles il se sentait appelé. Il devint ensuite précepteur des enfants d'un grand seigneur français, séjourna pendant quelques années en Normandie, où il continua ses recherches, puis vint se fixer à Paris, où il ne tarda pas à se faire connaître des savants. C'est de cette époque (1795) que date proprement sa vie scientifique, car c'est alors qu'il fit ses premières leçons et publia ses premiers écrits. Depuis, Cuvier n'a plus quitté la France que pour faire quelques excursions géologiques. Sous la république, il ne fut que professeur d'histoire naturelle ; sous l'empire, il entra dans les fonctions publiques, comme la plupart des savants de cette époque. Monge, ministre montagnard sous la Convention, était sénateur, ainsi que Lagrange le mathématicien, et le chimiste Berthollet ; Laplace avait un portefeuille ; Cuvier fut fait maître des requêtes. La première restauration le fit conseiller d'État, et la seconde chancelier du conseil royal de l'instruction publique. La révolution de 1830 ajouta à ses titres celui de pair de France. Au moment de sa mort, Cuvier était conseiller d'État, pair, membre du conseil de l'instruction publique, secrétaire perpétuel de l'Académie des sciences, membre de l'Académie française, de l'Académie des inscriptions, professeur d'histoire naturelle au collége de France, directeur du Jardin des Plantes et professeur d'anatomie comparée. Ce n'est pas ici le lieu de juger la carrière politique de Cuvier, qui, sans la célébrité de son nom, acquise à d'autres titres, n'eût pas été remarquée. Placé toujours dans les rangs secondaires de la hiérarchie administrative, et confondu dans la foule des serviteurs de tous les pouvoirs, il mit de grandes facultés et de rares talents au service de trop de causes et de trop de gens pour des intérêts trop mesquins. On put s'étonner à la fois et du genre et de la mesure de cette ambition. Pour un savant de profession, déjà sans rival dans sa spécialité, elle ne semblait pas naturelle ; pour un caractère et un esprit élevés, elle paraissait se contenter de trop peu. Mais n'exigeons pas trop de la nature humaine. Bacon, qui était grand chancelier d'Angleterre, commit dans sa vie des lâchetés honteuses qu'on n'a pu effacer de son histoire, mais que personne n'y cherche ; et si l'éclat du génie et des services rendus au monde a pu ainsi couvrir jusqu'à la bassesse et à la déloyauté, que serait-ce, si on n'eût eu à reprocher au philosophe que quelques faiblesses de l'égoïsme ou quelques travers de l'amour-propre ?

Cuvier fut le législateur d'une science à laquelle on donne le nom d'anatomie comparée. La science n'était pas nouvelle, mais bien la méthode qu'il y introduisit. Cuvier entreprit une classification zoologique fondée, non plus sur des distinctions arbitraires et nominales, comme celles de Pline et de Buffon, mais sur des caractères anatomiques, naturels et permanents, ainsi qu'avaient fait les botanistes pour les plantes. Son mérite consiste à avoir cru à la possibilité d'accomplir cette tâche, à l'avoir entreprise et continuée jusqu'au bout. Il fallait disséquer et comparer des milliers d'individus pour saisir les ressemblances et les dissemblances, et marquer d'une main sûre les limites des genres, des espèces et des familles. Quand, par l'observation directe du règne animal, étudié dans son organisation intérieure la plus délicate, Cuvier eut fini son travail, il trouva qu'il était arrivé à peu près aux mêmes divisions qu'Aristote avait établies il y a plus de deux mille ans. Il adopta pour guide, dans ses recherches, le principe des *causes finales*, suivi déjà dans l'antiquité par Aristote et par Galien. Il ne fit que l'appliquer avec une rare sagacité et un incomparable talent d'observation à toute l'échelle connue des êtres animés. Il donna

en même temps une généralité plus haute et un but supérieur à l'anatomie comparée, en la rattachant à la
biologie. La comparaison des divers modes de cette merveilleuse combinaison de la matière qui s'appelle l'Organisation devenait l'histoire de ce grand phénomène
qui s'appelle la Vie. C'est dans cette voie qu'a marché la
science depuis le commencement de ce siècle. Les divisions et classifications de Cuvier ont été adoptées généralement et ont régné exclusivement jusqu'à ces
derniers temps, où des idées nouvelles, nées presque en
même temps en France et en Allemagne, ont mis en
question et la solidité des classifications et la légitimité
des principes. Quoique diamétralement opposés en apparence, les deux systèmes paraissent pourtant devoir
s'accorder un jour dans un système supérieur qui les
réunira et les expliquera l'un par l'autre.

Toute classification zoologique est fondée sur des différences et sur des ressemblances entre les êtres. La difficulté consiste à établir des limites précises, et, comme
on dit, *naturelles* dans cette variété. Lamarck, qui voit
surtout les différences, a dit : « Il n'y a pas d'espèces,
ni de genres ; il n'y a que des individus. » M. Geoffroy
Saint-Hilaire, qui ne voit que les ressemblances, dit de
son côté : « Il n'y a qu'un animal diversement modifié. » Ces deux conclusions sont le résultat d'une analyse et d'une synthèse poussées à l'extrême dans le
champ de la spéculation pure. Aristote et Cuvier, admettant des ressemblances et des différences *essentielles*,
c'est-à-dire les deux termes qui se supposent réciproquement, paraîtraient plus près du vrai, en principe ;

mais dès qu'ils veulent préciser les points de rapport et les marquer par des caractères physiques invariables, la nature se dérobe souvent à leurs déterminations, et les partisans de l'unité absolue comme ceux de la variété indéfinie les convainquent d'impuissance. Dans ce grand débat, il n'est encore permis à personne de proposer une conclusion.

Dans ses recherches sur les fossiles, Cuvier fit preuve d'une plus grande originalité de vues et d'une pénétration extraordinaire. L'animal est un tout dont chaque partie est motivée par une autre partie. La forme de l'une entraine infailliblement la forme de toutes les autres. Par conséquent, il devient possible de rétablir *a priori* tout l'animal par l'inspection d'un seul de ses organes. Ceci est surtout vrai de la charpente osseuse. Appliquant cette donnée à l'étude des fossiles trouvés en si grand nombre sur le globe, Cuvier parvint à décrire et à reconstruire plus de cent espèces d'animaux qui n'existent plus aujourd'hui. Il tira, en outre, de ces observations des conclusions importantes sur les révolutions qu'a éprouvées notre planète, sur l'âge du monde, et ouvrit ainsi à la géologie des perspectives inconnues jusqu'alors. On a dit que des idées religieuses avaient contribué à jeter Cuvier dans cette recherche, et surtout à lui faire adopter son système, qui s'accorde, quant à l'âge du monde et à l'apparition de l'homme sur la terre, avec le récit de la Genèse. Nous ne le contesterons pas, car ce grand anatomiste, quoique né et élevé dans la communion protestante, ne portait pas dans la science une indépendance philosophique aussi absolue que la plupart des savants des pays catholiques. Au reste, il a cherché à corroborer, par des preuves historiques sa théorie géologique. Dans son *Histoire des sciences naturelles*, il montre que les traditions authentiques ne remontent pas à plus de huit ou dix mille ans ; et il fait descendre l'espèce humaine d'une seule souche, qu'il place sur les plateaux élevés de l'Asie centrale, sortis les premiers des eaux du déluge.

Cuvier était un grand et vaste esprit plutôt qu'un génie transcendant. Son intelligence était plus critique que dogmatique. Comme toutes les têtes encyclopédiques, — à moins que ce ne soient celles d'un Aristote ou d'un Leibnitz, — il avait peut-être plutôt la curiosité que la passion philosophique de savoir. Son esprit était clair, rapide, exact au dernier point, mais peu hardi. La hardiesse d'esprit se confond toujours avec celle du caractère, et Cuvier était faible. Aussi il y a dans toutes ses doctrines et dans l'exposition qu'il en a faite quelque chose de retenu, et un goût de positif qui tenait autant à sa personnalité qu'à l'esprit philosophique français de son époque. Observateur infatigable et sagace, doué d'une mémoire prodigieuse et d'une capacité de travail que la nature dispense rarement à un tel degré, il a exécuté un nombre immense de travaux. Muni d'une instruction universelle, il savait de tout suffisamment pour rendre sa spécialité plus complète. Comme écrivain, il ne mérite pas tous les éloges qu'on lui a donnés. Il a peu d'originalité et de grandeur ; mais son style a les qualités de sa pensée; il est lucide, élégant, net et précis. Il décrit non en peintre, mais en démonstrateur; il discute habilement, mais avec sécheresse et froideur; il raconte en chroniqueur plutôt qu'en historien philosophe. Il lui a manqué, pour être tout à fait supérieur, ce qu'on pourrait appeler la haute inspiration philosophique. Les *idées* lui étaient antipathiques; il s'en défiait, et à force de s'en défier, il finit par les mépriser et peut-être par ne plus assez les comprendre. Il plaçait le but de la science trop bas et rétrécissait trop son horizon. Nul homme n'a cherché plus sincèrement et plus diligemment la vérité dans la contemplation de la nature, et n'en a découvert un plus grand nombre; mais ces vérités n'étaient pas, il faut le dire, de celles dont la conquête et la possession puissent satisfaire complétement la noble ambition de l'intelligence humaine et les besoins de la raison.

Quoi qu'il en soit, le rang que la postérité assignera à Cuvier dans la hiérarchie des intelligences et des talents, sera sans doute très-près du premier, et la voix unanime du monde salue en lui, sur sa tombe, un des hommes de ce siècle qui ont le plus honoré l'esprit humain, et la France où il a vécu, dans la langue de laquelle il a écrit, et où il est mort.

DE BLAINVILLE ET SON PANEGYRISTE M. FLOURENS (1).

L'éloge de Blainville offrait des difficultés particu-

(1) *L'Éloge* de Blainville, par M. Flourens, fut lu dans la séance annuelle de l'Académie des sciences du 30 janvier 1851.

lières. L'illustre mort s'était fait dans l'Académie, dans l'université, dans la société, plus encore que dans la science, une position exceptionnelle d'isolement et d'indépendance dont il était le seul à sentir les avantages et surtout l'agrément. Peu d'hommes ont, sous ce rapport, joui d'une réputation aussi incontestée, et, tout porte à le croire, aussi bien méritée. La physionomie morale de cet intraitable humoriste se résume dans ce mot de Cuvier : « Demandez à M. de Blainville son opinion sur quoi que ce soit, ou même dites-lui seulement *bonjour*, il vous répondra : *Non*. » Ces propriétés de son caractère paraissent avoir fait plus d'impression sur ceux qui l'approchaient que les qualités de son esprit, qui exigeaient, pour être appréciées, une étude plus longue. Cette impression a dû être bien forte, puisqu'elle subsiste encore après plusieurs années ; elle s'est imposée même à son panégyriste, qui a dû pourtant chercher à s'y soustraire, ou du moins à la dissimuler, et qui n'y a pas peut-être assez réussi. L'*éloge* a gagné par là un certain piquant que le genre ne comporte guère. Cette manière de louer est avantageuse pour l'orateur, mais aucun académicien, — et le savant secrétaire perpétuel tout le premier, — ne serait probablement très-aise qu'on en usât pour lui. A l'Académie française, un de nos grands maîtres de style et de bel esprit manie avec la plus agréable perfidie cette forme d'éloge épigrammatique. Il ne fait pas bon passer par ses mains, fût-ce même comme lauréat d'un prix de vertu. Ses plus douces caresses finissent inévitablement par une

II.

égratignure, toujours faite, bien entendu, par mégarde, par pure maladresse. M. Flourens a dû souvent admirer ces jeux de main dont on a dit qu'ils ne plaisent qu'à ceux qui les font.

Il y avait cependant un côté plus sérieux à aborder dans ce remarquable personnage scientifique. Personne n'était plus capable que M. Flourens de soumettre les travaux et les idées de cet esprit original et vigoureux à un examen critique approfondi. Il le fera quelque jour sans doute, comme il l'a fait pour Cuvier. Obéissant au besoin d'être court, mérite qu'il recherche en tous ses écrits et qu'il possède, séduit en outre peut-être par le désir. bien naturel, de profiter de l'avantage que lui offrait, devant un public étranger, en grande partie, aux recherches et à la langue de la science, le portrait moral de l'homme, il s'est borné, dans l'exposition de sa pensée scientifique, à quelques généralités sommaires, nécessairement insuffisantes pour en bien marquer la portée et le caractère. « Avec son ANATOMIE COMPARÉE (1822), dit M. Flourens, parut une doctrine nouvelle. » En quoi consistait cette nouveauté ? Dans la méthode d'investigation. « Cuvier avait traité l'anatomie comparative par la méthode expérimentale qui va des faits aux idées ; M. de Blainville prit la méthode opposée, » qui apparemment va des idées aux faits. Mais est-ce bien là le caractère différentiel des méthodes ou plutôt de la doctrine zoologique de ces deux naturalistes ? Est-il même bien certain qu'il existe pour l'esprit humain deux procédés logiques ainsi opposés ? L'est-il surtout que l'un

de ces procédés puisse être suivi indépendamment et
même à l'exclusion de l'autre? L'est-il enfin que la
différence de ces procédés consiste en ce que l'un va
exclusivement des faits aux idées et l'autre des idées
aux faits? Tout cela est bien sujet à révision, ou du
moins à explication. On se sert cependant de cette
formule en toute occasion avec une assurance bien
faite pour étonner quand on sait combien elle est
obscure et confuse. La logique étant aujourd'hui en
grand honneur dans l'enseignement universitaire, il
faut espérer que quelqu'un de nos maîtres éclaircira
ce point.

Nous aurions aimé aussi que M. Flourens, qui nous
assure que la doctrine anatomique de Blainville est
nouvelle, nous eût dit en même temps si elle est vraie
ou fausse. C'est là ce qu'il est surtout intéressant d'apprendre à l'égard d'une doctrine scientifique, et non
de savoir si elle est un produit de la méthode expérimentale ou de la méthode non expérimentale.

Même incertitude de critique, même négligence
d'exposition au sujet de l'Échelle des êtres, qui, ad-
mise par tous les naturalistes du dix-huitième siècle,
puis ruinée par Cuvier, qui ne veut voir dans le règne
animal ni *continuité* ni *suite,* aurait été réhabilitée par
Blainville. Est-ce bien là le *lien philosophique de l'ensemble des idées* de Blainville?

De même encore pour l'idée de *l'unité* du règne
animal, que Blainville aurait découverte, dans un
éclair de génie, et de plus démontrée, en retrouvant
dans la nature fossile les êtres qui manquent à la na-

ture vivante, et comblant par leur moyen les *vides* qu'offrait la série animale. Cette intercalation est en effet très-ingénieuse, et pouvait donner de l'humeur à Cuvier, pour qui ces espèces éteintes avaient une autre signification; mais le principe de *l'unité* de règne, quelle que soit sa valeur, n'avait pas besoin de cette démonstration; admis par tous les philosophes et par tous les naturalistes depuis Aristote, il n'était pas davantage à découvrir. Cuvier lui-même ne niait pas cette unité essentielle de règne; ses quatre grandes coupes ne la détruisent point; pas plus que la diversité des races humaines ne détruit l'unité de l'espèce.

En général, dans cet éloge, il y a une tendance à représenter Blainville comme un simple contradicteur de Cuvier. Blainville n'aurait pas accepté cette position, qui impliquerait une sorte de dépendance intellectuelle. Le véritable antagoniste de Cuvier, au point de vue théorique, était Geoffroy Saint-Hilaire. Blainville se frayait une route, non point entre eux deux, mais à part. Moins zoologiste que l'un et que l'autre, il était plus physiologiste. La classification des êtres l'intéressait moins, ce semble, que leur mode de formation et que le mécanisme de leurs fonctions. De là peut-être sa partialité pour de Lamark, qui lui aussi étudiait la nature dans le même esprit.

Ce discours de M. Flourens fut très-applaudi. A chaque moment, dans le cours de sa lecture, les mouvements de l'auditoire purent lui apprendre qu'un de ses traits avait atteint le but. L'espoir de ceux qui ne

vinrent ce jour-là à l'Académie que pour jouir d'une
œuvre d'esprit élevée et délicate ne fut pas déçu, mais
ceux qui y seraient allés pour entendre l'Éloge scientifique de Ducrotay de Blainville durent se retirer un peu
désappointés.

BROUSSAIS (1).

C'est par le retentissement de la mort qu'il faut
apprécier l'importance de la vie d'un homme. La
célébrité après la mort, c'est la gloire ; la célébrité
pendant la vie n'est qu'un bruit. Ces deux choses
ne vont pas toujours ensemble, et loin que l'une soit
la mesure de l'autre, rien de plus variable que leur
proportion. Mais cette proportion elle-même, ce n'est
pas la génération contemporaine qui peut la fixer. Ce
droit appartient aux générations suivantes, c'est-à-
dire à la postérité.

Le nom de Broussais suggère naturellement ces
pensées. Quel nom, en effet, a été plus battu du vent
des opinions contraires ? Quel nom a été plus souvent
prononcé ici avec des cris d'admiration, là avec l'accent de la colère et du dédain ? Comment démêler la
vérité au milieu de ce tumulte ? Ce n'est qu'en hési-
tant qu'on peut se hasarder à faire entendre quelques
paroles sur ces cendres encore chaudes.

On peut dire de Broussais ce qui a été dit de quelques autres notabilités médicales récemment étein-

(1) Article nécrologique, *Gazette médicale*, 24 nov. 1838.

tes (1), que sa vie scientifique était depuis longtemps finie, et que la mort n'a frappé que l'homme. On n'oserait pas, en effet, faire une mention sérieuse de ses tardives excursions dans le domaine de la philosophie. Les amis de sa gloire s'en attristaient, comme il arriva à ceux de Newton, lorsqu'ils virent ce grand homme écrire sur des matières théologiques. Pour Broussais la métaphysique fut, à la lettre, une véritable Apocalypse. Laissant donc de côté ce triste épilogue, nous trouverons que la carrière scientifique de Broussais commença en 1808 par le traité des *phlegmasies chroniques* et se termina en 1828 avec le livre de l'*Irritation et de la folie* et la troisième édition de l'*Examen des doctrines médicales*. C'est pendant ces vingt années que nous avons vu naître, grandir et mourir le système médical auquel est attaché son nom et qui lui assure une place dans l'histoire de la science. C'est pendant ce court espace de temps que nous avons vu aussi s'élever rapidement, au milieu des acclamations passionnées de la foule, et disparaître bientôt dans la solitude et le silence une renommée gigantesque ; exemple fort ordinaire, sans doute, sur ce mouvant théâtre des affaires humaines, mais qui surprend toujours, comme si c'était une nouveauté ou une anomalie. C'est enfin dans cet intervalle que Broussais a publié ses plus importants écrits et propagé par la parole, dans la salle du Val-de-Grâce, un enseignement qui éclipsa, pendant longtemps, celui de la Faculté.

(1) Dubois, Portal.

Broussais était Breton (1). C'est de cette province que sont sortis Abeilard, Descartes, Châteaubriand, Lamennais, esprits vifs, ardents, passionnés, aimant le combat et le bruit qui en résulte, hardis jusqu'à la témérité, résolus jusqu'à l'obstination, dédaigneux,

(1) **Né à Saint-Malo, le 17 décembre 1772**, François-Joseph-Victor Broussais, partit à l'âge de vingt ans pour l'armée. Fils d'un médecin, il avait reçu dans la maison paternelle quelques principes de médecine; et cette instruction telle quelle suffit pour le faire admettre au nombre des apprentis-chirurgiens qui apprenaient leur métier sur le champ de bataille. Il servit plusieurs années comme chirurgien dans la marine militaire. Reçu docteur à Paris, en 1803, il prit du service en 1804 dans les armées en qualité de médecin ordinaire, et fit les campagnes des **Pays-Bas**, d'Allemagne et d'Italie. En 1808 il publia, à Paris, son *Histoire des phlegmasies chroniques*. A la fin de 1809 il se rendit à l'armée d'Espagne, avec le titre de médecin principal; il y resta jusqu'en 1812, et revint à Paris en 1814. Il fut, cette même année, nommé médecin en second de l'hôpital militaire du Val-de-Grâce, et, six ans après, médecin en chef. En 1823, il fut compris au nombre des premiers membres titulaires de l'Académie royale de médecine; et en 1831 la chaire de pathologie et de thérapeutique générale, créée à la Faculté de médecine de Paris, lui fut donnée. Il entra à l'Académie des sciences morales et politiques de l'Institut en 1832. En 1836 il prit place au Conseil de santé des armées et quitta le Val-de-Grâce. Il est mort le 17 novembre 1838, d'une affection organique du rectum.

Principaux ouvrages de Broussais : *Histoire des phlegmasies chroniques*, 1808, 2 vol. in-8. — 4e édit., 1838, 3 vol. in-8. — *Examen de la doctrine médicale généralement adoptée*, etc., in-8, 1816; 2e édit., 1821; 3e édit., en 4 vol. in-8, 1829-1834. — *Traité de physiologie appliquée à la pathologie* (1836). — *De l'irritation et de la folie*, 1828, in-8; 2e édit., 2 vol. in-8, 1839. — *Cours de pathologie et de thérapeutique générales*, 5 vol. in-8, 1835. — *Cours de phrénologie*, 1836, in-8. — Voyez *Notice historique sur la vie, les travaux, les opinions médicales et philosophiques de Broussais*, par H. de Montègre, Paris, 1839.

hautains, si pleins et, en même temps, si sûrs d'eux-mêmes qu'ils sont disposés à mesurer l'intelligence et même la valeur morale des hommes sur le degré d'obéissance et d'admiration qu'ils en obtiennent; hommes de parti, confondant aisément la vérité avec leur opinion, et leur opinion avec leur personne. Ces traits de caractère se retrouvent dans le fondateur de l'école physiologique ; ils se sont révélés en lui dans toute leur rudesse, n'ayant pas été assouplis par une suffisante éducation littéraire. Le séjour des camps n'était guère propre à réparer cette première lacune. Son intelligence et son talent ne purent suppléer à ce défaut de haute culture. Il eut en partage la décision, l'énergie, l'audace ; mais ces qualités étaient autant celles de son tempérament que de son esprit ; il tenait à dominer plus encore qu'à convaincre, et, dans sa campagne contre la vieille médecine, il semblait moins vouloir réformer la science que renverser l'école; il parlait en sectaire plutôt qu'en législateur, et s'adressait plus volontiers à la foule qu'aux esprits d'élite. Avec plus de connaissance des livres et des idées, avec des convictions plus laborieusement et consciencieusement acquises, avec plus de distinction et de goût, il aurait probablement moins agité la masse médicale, car la grosse popularité ne s'acquiert guère qu'à la condition d'un certain degré de vulgarité; mais peut-être aussi, sans ces brutalités, la part de vérité et de bon sens qui fit la force de sa polémique, n'aurait pas pénétré dans la généralité des esprits. Il n'eût pas fait la révolution.

La doctrine *physiologique*, considérée comme système, et dans ses propositions dogmatiques fondamentales de pathologie et de thérapeutique, est une conception artificielle, visiblement imitée de celle de Brown dont elle n'est guère qu'un calque en sens inverse. En général Broussais n'établissait rien que par opposition. Il n'y a pas peut-être une seule de ses vues doctrinales qui soit le fruit d'une étude directe et indépendante des questions et des faits ; la plupart ne sont que la contre-partie pure et simple des théories et des pratiques en crédit de son temps. Sa doctrine dut en partie son succès à l'extrême simplicité de ses principes, et à l'apparente facilité qu'elle introduisait dans la pratique. C'avait été là aussi le secret de la grande vogue du brownisme. Elle eut encore pour adjuvant, dans son rapide élan de propagation, son caractère libéral et réformateur. L'auteur la donnait comme une protestation de l'esprit moderne contre l'esprit ancien. Il la mit sous la protection des idées et des passions politiques, et associa sa fortune à celle des plus chères espérances de la nation. Elle devint une des formes sous lesquelles se manifestait l'esprit de liberté, de progrès, d'hostilité au passé. L'embrasser, c'était faire acte de libéralisme, d'indépendance, de lumières ; la combattre, c'était se ranger sous la bannière de l'obscurantisme, du jésuitisme, du parti rétrograde. Ainsi présentée comme moyen d'opposition, elle fut un peu portée sur les épaules de tout le monde.

Mais il faut aussi ajouter que sa valeur, comme instrument critique, était grande, et que son inventeur maniait cet instrument avec une vigueur sans égale. L'édifice de la médecine française, tel que l'avait construit ou restauré Pinel, ne pouvait opposer une sérieuse résistance à une attaque régulière. Il y avait, sans doute, dans le corps médical d'alors de grandes lumières et un fonds de connaissances pratiques auxquelles la doctrine physiologique n'a que très-peu ajouté. Mais la science médicale manquait de lien systématique entre ses diverses parties, composée comme elle était de matériaux en partie usés, de diverses dates et de diverse nature. On en sentait les défauts sans savoir ou sans oser y porter la main. La réforme décisive que Bichat avait accomplie en anatomie et en physiologie devait logiquement s'accomplir aussi dans la pathologie et la thérapeutique. Pinel l'avait essayé, mais timidement et sous les formes indécises d'un compromis. Broussais, qu'aucun lien d'éducation scientifique ou de position professionnelle ne retenait, se posa résolûment comme le représentant du génie médical du siècle. Lorsque tous les esprits flottaient, égarés et vacillants, entre des croyances épuisées, il proposa hardiment une solution ; et cette solution fut aussitôt acceptée, non point tant parce qu'elle était bonne que parce qu'elle était une solution.

Aussi cette doctrine eut de la puissance, parce que, malgré son insuffisance, elle avait cette généralité philosophique qui fixe et coordonne les idées. Elle intéressait les principes mêmes de la science et non plus des détails secondaires de la pratique. Elle était exposée sous des formes arrêtées, avec un appareil dogmatique imposant. La simplicité et la régularité de sa construction offraient cette spéciosité logique qui, par son accord extérieur avec les lois de la raison, fait la fortune de tant de systèmes. Elle semblait ainsi réaliser cet idéal de science *exacte*, auquel aspire sans cesse la médecine, et dont, malgré tant de déceptions, elle se laisse de temps en temps leurrer par quelque nouvel adepte.

Ce qui reste des principes constitutifs du *physiologisme*, il serait difficile de le déterminer maintenant. C'est par le nombre, l'étendue, la variété des applications qu'une doctrine révèle sa portée et sa valeur. Les grands systèmes qui marquent les principales époques du développement doctrinal de la médecine ont provoqué des travaux importants dans toutes les directions, ont enfanté des œuvres durables. Les grands chefs d'école ont eu des disciples qui sont devenus et sont restés des maîtres. L'école physiologique a été assez stérile sous ce double rapport. Elle n'a produit ni un homme, ni un livre. Les disciples n'ont été que des agents passifs, obéissant au mot d'ordre du chef, les livres des répétitions ou des commentaires serviles de ceux du maître. Broussais remplit à lui seul son règne, qui fut court, mais violent. Son école a fini avec lui.

Broussais avait, comme caractère et comme esprit, quelques belles parties fort gâtées par d'autres. Ses contemporains ont eu beaucoup à souffrir des prétentions excessives de son amour-propre, de son humeur envahissante et tyrannique et de l'intempérance de ses paroles. Profondément convaincu, il ne comprenait pas la contradiction, et la souffrait encore moins ; une fois établi dans une idée, il la soutenait avec une sorte de furie aveugle, *per fas* et *nefas*, disposé, du reste, à soutenir avec le même emportement le contraire, sans s'inquiéter le moins du monde de la contradiction. C'est ainsi qu'après avoir combattu, dans tous ses écrits antérieurs à 1832, la phrénologie avec une ardeur extrême, et professé une doctrine psycho-physiologique empruntée à Cabanis et à Bichat, diamétralement opposée, il fit tout à coup volte-face, et, sans transition, se mit à prêcher, avec le zèle intolérant et la crédulité enfantine d'un nouveau converti, Gall et son système. De maître il se fit disciple; et de même qu'il avait été un maître absolu, il fut un disciple fanatique. Sur la fin de sa carrière, il penchait vers l'homéopathie; et s'il eût vécu encore quelques années, peut-être serait-il devenu le patron d'Hahnemann, comme il l'était de Gall. Ce qui le déterminait dans ces revirements, c'était moins la conviction raisonnée de la valeur intrinsèque et de la vérité des doctrines qu'il épousait, que leur emploi comme instrument de guerre et d'attaque contre d'autres doctrines qui lui étaient particulièrement antipathiques. Dans ce but tout lui était bon. Il se servit du matérialisme phrénologique contre le spiritualisme des psychologues de la Sorbonne et de l'Académie des sciences morales et politiques; avec l'homéopathie il aurait pu recommencer, avec des forces fraîches et sur un nouveau terrain, sa campagne contre ce qu'Hahnemann et lui appelaient la vieille médecine. Par l'un il pouvait guerroyer avec les philosophes, par l'autre avec les médecins. Il est cependant juste de dire que

cet homme si querelleur, si irascible, si impérieux, si
violent, n'était tel qu'en matière de science et de spéculation. Hors de là, et dans le cercle des relations privées, Broussais était d'une simplicité, d'une douceur,
d'une facilité pleines de charme. Il était sensible, com-
patissant, charitable, en même temps que fier et courageux. Le cœur valait certainement mieux que la
tête (1). Ces qualités, par malheur, ne pouvaient être
connues et appréciées que dans une sphère très-étroite,
tandis que ses facultés moins aimables s'exercèrent sur
le plus vaste théâtre.

Comme praticien, Broussais ne paraît pas avoir fait
preuve d'un talent supérieur et d'une habileté exceptionnelle. Ses préoccupations systématiques ont dû
inévitablement l'égarer, plus que le servir, au lit du

(1) Il y a quelques faits dans la vie de Broussais et certains
traits dans ses écrits qu'on trouvera au moins fort singuliers.
C'est ainsi que, pour expliquer l'état mental, selon lui tout à fait
anormal, que suppose la croyance à une âme spirituelle, distincte du corps, il prétendait très-sérieusement, dans son livre
de l'*Irritation et de la folie*, que les psychologistes (MM. Jouf-
froy, Cousin, Damiron, etc.) étaient porteurs d'une cérébrite
chronique. Dans son ive vol. de l'*Examen* (3e édit.), il explique également par un vice congénial d'organisation cérébrale,
l'opposition faite à sa doctrine par Laënnec, Dance, Ollivier d'Angers, MM. Louis, Gendrin, Andral, Calmeil. Il disait aussi avoir
constaté que l'organe phrénologique de la *Ruse* tendait à prendre
un développement extraordinaire dans la génération contemporaine, et il expliquait par là les embûches dressées de toutes parts
contre la phrénologie et la médecine physiologique. Enfin il fit
annoncer, non moins sérieusement, dans le *Journal de Phrénologie*, que son crâne avait acquis un accroissement de 2 à 3 lignes,
sous l'influence de l'énorme travail intellectuel auquel il s'était
livré dans ses méditations philosophiques.

malade, surtout dans son hôpital, où les traitements étaient des expériences et les faits cliniques des textes pour l'exposition de la doctrine. Quoique un peu moins exclusif, dit-on, dans la pratique privée, ses confrères ne recouraient que rarement à ses lumières. Il ne jouissait peut-être pas non plus dans le monde de cette confiance instinctive qu'obtiennent des médecins de bien moindre renom. L'excessive pénurie de sa thérapeutique, bornée aux évacuations sanguines et aux délayants, ne satisfaisait ni aux indications les mieux établies dans une foule de cas, ni au goût des malades qui sont naturellement polypharmaques. On sait que le hasard le servit assez mal dans sa pratique publique, et que, dans diverses occasions, le nécrologe authentique de son service donna un sévère démenti à d'imprudentes allégations de succès imaginaires (1). Il se peut que Broussais ait été lui-même dans l'illusion à l'égard de ces résultats. On croit si complaisamment à la réalité des choses qu'une vive persuasion fait considérer comme immanquables! Mais tout le monde n'interpréta pas ainsi son erreur. Le coup porté au médecin par ces révélations atteignit aussi un peu l'homme ; et la suspicion où tomba sa parole précipita et consomma le discrédit de sa doctrine.

Comme professeur, Broussais eût été fort médiocre,

(1) Voir, pour l'histoire de cet incident, la *Revue médicale*, mars et juillet (1827), et l'écrit intitulé : EXAMEN DE LA DOCTRINE PHYSIOLOGIQUE, *appliquée à l'étude et au traitement du choléra morbus*, par les principaux rédacteurs de la *Gazette médicale*, 8°, 1832. PREFACE, *passim*.

s'il n'avait possédé la qualité essentielle de l'orateur, recommandée par Cicéron, l'action. Son élocution était lourde, embarrassée, confuse et triviale. Il débitait péniblement ce qu'il savait le mieux. Et pourtant ses leçons ont attiré, captivé, enthousiasmé, exalté la jeunesse des écoles. Par quel moyen? Par un seul, mais qui est infaillible, la passion. Personne n'a mieux accentué une parole de dédain, fait vibrer un sarcasme et dardé une invective. Il y avait dans le rhythme et le timbre de sa voix une puissance d'expression indicible. Un feu intérieur animait et colorait toutes ses paroles. Quand ce feu n'a plus rien eu à dévorer, Broussais a perdu toute sa force. Ses cours à la Faculté et ses leçons de phrénologie n'ont été que les *restes d'une voix qui tombe et d'une ardeur qui s'éteint*. Du reste, il ne fut jamais, pas plus à la Faculté qu'au Val-de-Grâce, un véritable professeur. Sa forme était l'antipode de la méthode didactique. Il disputait, querellait, déclamait, raillait ou fulminait sans cesse. C'était un orateur populaire, un tribun, un polémiste, et non un maître qui expose, explique et démontre.

Les livres de Broussais sont, comme étaient ses discours, presque entièrement polémiques, et offrent les mêmes qualités et les mêmes défauts. Il écrivait absolument comme il parlait, sans plus de précaution, d'étude, de méthode, de circonspection et de mesure. Aucun écrivain n'a mieux justifié le mot que le style est l'homme même. Le sien est en effet essentiellement personnel. Il ne faut y chercher ni élaboration littéraire, ni aucune de ces qualités de forme des écrivains

polis par l'étude des modèles. Il n'y a ni art, ni rhétorique, ni traces de procédés d'aucune sorte. Comme
Bichat, Broussais avait passé sa vie dans les hôpitaux
ou dans les camps ; mais il n'avait pas cette brillante imagination d'artiste et ce sentiment du beau,
cette délicatesse d'esprit et de goût qui, chez Bichat, triomphèrent du prosaïsme de l'éducation et
des habitudes. Aussi, dans les meilleures pages de
Broussais, on trouve toujours quelque chose de
cru, d'inculte et d'inachevé. La forme en est saillante,
vive et tout à fait libre; mais dure, incorrecte, iné-
gale. On y sent percer partout son individualité profondément originale et tranchée. Soit qu'il décrive,
soit qu'il raconte, soit qu'il argumente, il est toujours
lui et jamais que lui. Ses écrits sont principalement
remarquables par l'absence de toute prétention, comme
de toute qualité, littéraire proprement dite. L'homme
y prime partout et toujours l'écrivain.

Le plus remarquable, sans contredit, de ces ouvrages, est l'EXAMEN *de la doctrine médicale généralement
adoptée* (1). C'est là qu'apparaît Broussais tout entier,
dans toute la vigueur de sa personnalité morale et
scientifique ; c'est dans ce manifeste qu'il établit, pro-
clame et justifie sa mission et son droit. L'*Examen* pro-

(1) Il faut entendre les premières éditions de 1816, 1 vol. in-8°,
et 1821, 2 vol. in-8; car, dans la dernière, de 1829-1834, en 4 volumes, l'ouvrage a perdu en grande partie, par l'allongement de son
titre et l'agrandissement du plan, l'originalité d'idées et de forme
qui fit son succès. Il est devenu une sorte d'histoire de la médecine, travail pour lequel Broussais ne possédait ni l'érudition, ni
l'étendue et l'impartialité d'esprit, ni le genre de talent nécessaires.

duisit, en médecine, dans les esprits en 1816, la même
secousse que la fameuse brochure de Sieyès, *Qu'est-ce
que le tiers état?* en 89. Ce fut un 89 médical. Les
autres livres de Broussais ne sont guère que le développement, le commentaire, la défense des idées ex-
posées dans le grand pamphlet de 1816. Produits d'un
système, ils en ont partagé le sort. Soutenus et por-
tés à l'époque de leur publication par la renommée de
l'auteur et par l'impulsion générale des esprits dans le
sens des innovations, ils furent complétement dépré-
ciés dès qu'arriva la réaction. Toujours intéressants
comme documents de l'histoire de la médecine dans
ce siècle, ils sont presque sans valeur comme sources
d'instruction positive, théorique ou pratique. Ils ne
figurent pas, comme ceux d'un Stahl, d'un Sydenham,
d'un Stoll, d'un Morgagni, d'un P. Frank, d'un
Laënnec, dans la bibliothèque classique du médecin.
On y chercherait en vain, en effet, la science solide,
l'observation sincère, l'expérience lumineuse, la
droiture scientifique, la gravité et l'autorité magistrales
de ces grands praticiens. Ils pourront être relus, mais
ils ne seront pas consultés.

Broussais, en définitive, a été, en médecine, un
puissant agitateur plutôt qu'un grand réformateur,
un chef d'insurrection dans la science plutôt qu'un
organisateur. Très-fort dans la critique, il faillit en
grande partie à sa tâche dans la reconstruction. C'é-
tait une grande idée de dériver la pathologie de la
physiologie; mais il n'en comprit pas bien lui-même
toute la portée, et il la stérilisa par sa mesquine for-

mule de l'*irritation*, reproduction déguisée de l'*incita-bilité* de Brown, à laquelle il prétendit, par une généralisation des plus arbitraires , ramener tous les phénomènes de la vie qui la débordent de toutes parts. Broussais était tout entier dans ce système, qui était assez étroit. Ce système était la borne et la mesure de son esprit. De là, comme penseur et théoricien, son infériorité relative, si on le compare à la plupart des auteurs des principaux systèmes qui ont régné depuis deux siècles en médecine, à Boërhaave, à Stoll, à Fréd. Hoffmann, à Cullen, à Barthez. C'est, en effet, le propre du génie d'être supérieur à ses propres œuvres. Des disciples intéressés à l'éclat d'une gloire dont ils avaient reçu quelques rayons, ont pu dire, sur sa tombe ou devant sa statue (1), que Broussais fut un *grand homme*, un *géant*. Ces *mots d'enflure*, comme les appelle Pascal, la postérité ne les répétera pas.

Cependant *la gloire*, ainsi que l'a dit un éloquent écrivain (2), *n'a jamais tort ; il ne s'agit que d'en retrouver les titres*. Les titres de celle de Broussais ne conserveront pas probablement dans l'avenir la valeur qu'ont paru leur accorder ses contemporains. Il en est un néanmoins qui ne lui sera jamais contesté : c'est d'avoir entrepris, avec la vive conscience de la nécessité et de l'importance de l'œuvre, une *critique* régulière des principes de la médecine, considérée comme science et comme art, et d'avoir essayé d'élever l'édifice

____

(1) V. les discours prononcés lors de l'inauguration de la statue de Broussais au Val-de-Grâce, en août 1841.

(2) M. Cousin, à propos d'Abélard.

médical sur une base rationnelle. Sans doute il n'apporta pas à ce travail l'indépendance, la profondeur, l'étendue d'esprit et la somme de savoir historique et scientifique qu'il réclamait. Il lui manqua surtout l'intelligence philosophique ; et il arriva de là que son plan d'investigation, qu'il avait conçu vaguement dans sa grandeur par une sorte d'instinct, se réduisit trop souvent dans l'exécution aux mesquines proportions d'une hostilité tracassière et passionnée contre tout ce qui ne s'ajustait pas à la courte mesure de son propre système. Il rapetissa ainsi sa mission réformatrice en la concentrant dans cet étroit horizon. Mais, bien que cet insuffisant instrument de critique se soit brisé assez vite entre ses propres mains, bien qu'aucune des propositions dogmatiques de sa doctrine n'ait pu se soutenir, bien que la plupart des idées qu'il avait particulièrement combattues et un moment renversées (l'humorisme, la spécificité, les diathèses, l'essentialité, etc.), aient reparu dans le *Credo* médical, il ne faudrait pas croire que son passage dans la science n'ait pas laissé de traces. Ce qu'il avait abattu a été relevé, il est vrai, mais pas entièrement ni sous les mêmes formes. La vieille médecine s'est reconstituée, mais non le vieil esprit médical. L'*hiatus* que Broussais a établi entre le passé et l'avenir de la science subsiste. La protestation formulée dans l'*Examen* se continue au nom d'autres principes, en vue d'autres résultats, par d'autres méthodes, avec d'autres éléments. C'est au cri poussé par Broussais que s'est produite cette longue agitation qu'on peut, si l'on veut, considérer comme une anarchie, mais qui n'en révèle pas moins la puissance de l'idée qui l'entretient et de l'esprit qui lança cette idée. Si donc Broussais n'est pas resté un grand chef d'école, il fut certainement un puissant chef de parti, et il sera toujours dans l'histoire, à ce titre, un nom justement fameux, sinon un grand nom.

CHERVIN (1).

Il est des hommes dont la valeur ne se révèle qu'à l'instant où ils ne sont plus. Ignorés et presque oubliés pendant leur vie, ils ne se font remarquer qu'en tombant. D'autres, au contraire, entourés de bruit, d'éclat et de tous les semblants de la gloire, disparaissent sans qu'on s'en aperçoive, comme des personnages de théâtre dont on ne s'inquiète plus après la pièce. Si l'on cherche la raison de ces fortunes si diverses, on trouvera que c'est surtout aux qualités du caractère, à la valeur morale, à la grandeur de l'âme et des sentiments que s'attachent de préférence les sympathies, l'estime et le respect des hommes, tandis que les dons

(1) Le docteur Chervin mourut en août 1843 à Bourbonne-les-Bains. Frappé dix-huit mois avant d'une grave atteinte d'apoplexie, dont il s'était relevé, grâce à la force de sa constitution et à la fermeté de son âme, il succomba à une affection du cœur déjà ancienne. Le récit de sa mort, transmis à l'Académie dans une lettre écrite par un honorable confrère de Bourbonne, qui avait assisté à ses derniers moments, la lecture du testament qu'il avait rédigé de sa main, et qui contenait des révélations à la fois si nobles et si touchantes, portèrent dans tous les cœurs une tendre et respectueuse émotion. Ces témoignages d'intérêt eurent bientôt franchi l'enceinte de l'Académie et du corps médical. Le pays lui-même s'y associa. C'est peu de jours après la mort de Chervin que fut écrite cette courte Notice nécrologique.

de l'esprit, le talent, la science, quel que soit leur éclat, n'obtiennent d'eux qu'une admiration superficielle et éphémère; ils battent des mains et passent. Ce que le peuple, et par le peuple il faut entendre la masse humaine, comprend, sent, admire et aime par-dessus tout, c'est le dévouement, le sacrifice. Mais il est de la nature de ces vertus de n'être reconnues qu'au dernier moment, alors qu'elles ont fourni toute leur carrière. On n'en tient pas compte tant qu'il leur reste quelque chose à accomplir. Chervin était une de ces âmes d'élite. Sa vie entière n'a été qu'une longue épreuve noblement subie, en vue d'un but d'utilité universelle. Ce but, il le choisit avec pleine conscience de son importance et de ses difficultés; il le poursuivit avec une constance et une activité infatigables, sans jamais faiblir un instant ni regarder en arrière ; il s'y voua tout entier corps et biens, et c'est l'œil fixé sur ce pôle invariable dont il s'approchait toujours qu'il a rendu le dernier soupir. En échange de tant de labeurs, de dangers, de déceptions et de privations, il ne demandait pas même ces applaudissements que la foule jette quelquefois sur le passage de ceux qui travaillent pour elle, et qui trop souvent s'arrêtent en chemin pour en savourer le charme enivrant. Dévoué tout entier à sa cause, il ne se considérait guère que comme le soldat d'une idée, pour laquelle il importait peu que tel ou tel homme fût sacrifié, pourvu qu'elle triomphât. Chervin a eu la passion de la vérité, il l'a poussée jusqu'au fanatisme, et même il a pu aller quelquefois, à ce qu'on dit, jusqu'à mentir pour elle.

Pendant le cours de sa longue lutte, les résistances, les dédains, les sarcasmes ironiques ne lui ont pas manqué. Il a été, lui aussi, après tant d'autres généreux pionniers de la vérité, traité de rêveur, d'esprit exclusif et entêté, de brouillon importun. De prétendus sages, dont l'espèce abonde, se moquaient de ce qu'ils appelaient sa chimère, et lui conseillaient, comme à un malade, le repos et les distractions, ou, comme à un jeune homme dérangé, le soin de ses affaires et la prévoyance de l'avenir. Mais Chervin était un de ces hommes qu'un instinct, plus puissant et plus sûr que les calculs de la raison et de la prudence vulgaires, pousse et soutient dans une ligne invariable, et qu'on croit aveugles parce qu'ils voient autre chose que ce que voient les autres, et qu'ils ne regardent que cela. Son esprit resta toujours aussi inaccessible au doute que son âme au découragement, et il est mort à la peine dans la plénitude de sa foi scientifique et avec la certitude parfaite du triomphe prochain de ses opinions.

C'est cette noble et forte nature morale, cette passion désintéressée du vrai et du bien, cette vigueur et cette constance d'âme qui ont provoqué une manifestation si sincère, si vive et si universelle des regrets publics à la nouvelle de la mort de Chervin. Chacun a senti qu'on venait de voir s'éteindre en lui quelque chose de plus excellent et de plus rare qu'un médecin habile et instruit. Comme science, comme talent, comme esprit, Chervin ne saurait sans doute être placé aux premiers rangs parmi ses contemporains. Il n'avait d'ailleurs ni fortune, ni places, ni honneurs, rien

de ce qui signale le mérite ou en tient lieu dans l'o-
pinion. L'hommage qu'on lui rend aujourd'hui a donc
pour objet l'homme plutôt que le savant; et, s'il est
si général, c'est que l'autorité d'un beau caractère est
plus immédiatement et plus clairement sentie et impose plus que celle de l'esprit, et qu'en outre, dans
certaines régions de la société pensante et cultivée, on
aime mieux avoir à louer les vertus d'un contemporain
que sa science et ses travaux.

La vie de Chervin se résume tout entière dans ses
travaux sur la *fièvre jaune*. C'est dans la solution du
problème de la contagion ou de la non-contagion de
cette maladie, principalement dans son rapport avec
les lois sanitaires, qu'il a épuisé toute l'activité de son
esprit. Sa carrière scientifique ne commence véritablement qu'en 1814, année où, déjà fixé sur le but
qu'il devait poursuivre jusqu'à sa mort, il part pour le
nouveau monde avec le projet d'étudier les maladies
de ces climats, et particulièrement la fièvre jaune, et
de recueillir des faits propres à éclairer l'opinion sur
le mode de propagation de cette affection et sur la
valeur des règlements sanitaires. Il passe huit années
consécutives dans ces régions; il y explore, pour ainsi
dire, pas à pas tout l'immense littoral des États-Unis,
sur une ligne de plus de 37 degrés de latitude ou d'environ 900 lieues, toutes les colonies anglaises, françaises, hollandaises, danoises, suédoises et espagnoles, la
Guyane et les Antilles; il se livre à chacune de ces sta-
tions à une enquête en forme, visite toutes les locu-
lités, en étudie la topographie et toutes les particula-

rités climatériques, hygiéniques et autres, y trace sur les lieux l'histoire des épidémies qui ont régné, recueille les témoignages écrits des autorités, des médecins, des administrateurs sur toutes les circonstances de lieu, de temps, de personnes qui ont précédé, accompagné et suivi l'explosion de la fièvre jaune, procédant dans ces recherches avec le soin minutieux des détails qu'on mettrait dans l'instruction d'un procès criminel. Il consulte l'opinion des praticiens de chaque pays, en obtient des réponses écrites et motivées, et ces attestations, certificats et pièces de toute nature, il les fait authentifier dans les formes légales pour que les éléments de son enquête ne soient pas argués de faux ou d'altération et frappés de nullité. Chemin faisant, il pratique lui-même ; il étudie directement la maladie, objet de ses recherches, sous toutes les formes de gravité et de symptômes qu'elle peut revêtir par suite des circonstances variables des saisons et des localités, ainsi que les méthodes de traitement employées par les médecins du pays. Après cet immense travail, dont le détail étonne l'imagination, et qui ne put être accompli qu'au travers de difficultés matérielles et morales sans nombre, Chervin se trouva en possession de plus de *six cents* documents relatifs à l'histoire de la fièvre jaune dans les îles et sur le continent d'Amérique. Satisfait des résultats de sa tournée, il revint en Europe en 1822 pour utiliser ces matériaux et faire participer ses compatriotes au fruit de ses fatigues.

A peine arrivé en France, il y trouve tous les esprits en émoi à l'occasion de la terrible épidémie de fièvre

jaune qui venait, il y avait à peine quelques mois, de
ravager Barcelone et d'autres contrées de l'Espagne. La
terreur de ce fléau, dont le foyer était placé si près,
était vive et générale. On ne parlait que des moyens
d'en arrêter la marche. Le gouvernement avait envoyé en Espagne, pour observer la maladie, une commission composée de médecins distingués (MM. Pariset, Bally, François, etc.), qui est restée célèbre par
la mort de Mazet, le plus jeune de ses membres. L'enquête faite par cette commission était décidément favorable aux idées de contagion ; et le gouvernement,
influencé par cette autorité scientifique, conforme aux
opinions populaires, proposait aux Chambres de nouvelles mesures sanitaires (loi du 3 mars 1822). Chervin,
dont les idées sur ce point étaient diamétralement
contraires à celles de la commission, et qui croyait
avoir entre les mains des preuves irréfragables en faveur de sa propre manière de voir, jugea le moment
favorable pour intervenir dans ce grand débat. Cependant, fidèle à ses principes de tout voir par lui-
même, il ne crut pas devoir se contenter des lumières et de l'expérience qu'il venait d'acquérir dans
ses huit années de recherches en Amérique. Il partit
donc immédiatement pour l'Espagne, résolu d'y procéder à une enquête analogue à celle qu'il avait exécutée dans le nouveau monde. Il y resta trois années ; il visita tous les pays envahis par les épidémies,
d'une part depuis Cordoue jusqu'à Cadix, et d'autre
part depuis Ayamonte jusqu'à Barcelone et ses environs. Le résultat de ce voyage fut encore une abon-

dante récolte de documents du genre de ceux qu'il avait si péniblement rassemblés en Amérique. Il revint en France avec ces matériaux en 1825.

A peine de retour en France, il adressa une pétition à la Chambre des députés, dans laquelle il demandait qu'on suspendît l'achèvement des nouveaux établissements sanitaires décrétés par la loi de mars 1822. Cette pétition, étant arrivée à la fin de la session, ne fut pas rapportée. Il la présenta de nouveau en 1826, dès l'ouverture de la session. Elle fut renvoyée, non sans opposition, au ministre de l'intérieur, avec invitation d'examiner les nombreuses pièces à l'appui qui l'accompagnaient. Le 5 avril, n'ayant reçu aucune réponse du ministre, Chervin écrivit à **M.** de Corbière pour le prier de nommer une commission spéciale qui serait chargée *d'examiner les documents présentés par lui à la Chambre, et de décider si ces documents étaient de nature à motiver l'ajournement de la construction des lazarets destinés à nous préserver de la fièvre jaune.* Il soumettait en même temps quelques vues sur la composition de cette commission. Le ministre, tout en accueillant l'idée d'un examen de ces documents dans le but indiqué par lui, n'adopta pas son opinion sur la composition de la commission, et investit de cette tâche l'Académie royale de médecine. L'Académie nomma une commission de neuf membres, des plus considérables de la compagnie, pour examiner les documents et s'expliquer sur les conclusions qu'on en pouvait tirer relativement à l'opportunité des mesures sanitaires. Neuf autres médecins, choisis parmi les membres adjoints de la compagnie, furent postérieurement associés aux premiers pour faciliter et hâter le travail. Ce travail dura onze mois, et ce ne fut que le 15 mai 1827 que le rapport de la commission fut lu par Coutanceau. Les conclusions de ce rapport, délibérées à l'unanimité, exprimaient l'opinion que les pièces présentées par le docteur Chervin étaient de nature à faire suspendre la formation des lazarets projetés. Des débats violents suivirent ce rapport. Les conclusions avaient le double défaut d'être contraires à l'opinion et aux projets du gouvernement, et d'être une sorte de réfutation des idées précédemment soutenues par la commission de Barcelone, dont les membres étaient de l'Académie. Des influences politiques et personnelles intervinrent. L'impression du rapport fut ajournée. Plus tard, la volonté du gouvernement s'étant nettement prononcée par une lettre ministérielle qui interprétait dans un sens nouveau le but de l'enquête demandée à l'Académie, la commission, contre toute évidence, et malgré un rapport de M. Double sur la position de la question, consentit à modifier ses conclusions dans le sens indiqué par l'autorité. On y supprima donc tout ce qui avait trait à la question des lazarets, c'est-à-dire au seul point véritablement important, et on les réduisit à des éloges généraux des travaux du docteur Chervin et à une sorte de profession de foi sur la non-contagion de la fièvre jaune. On ne peut nier que ce ne fût là un acte d'autorité tout à fait arbitraire et auquel l'Académie, alors bien jeune encore, il est vrai, eut tort de se soumettre. Elle ne garda pas, dans cette occasion, son indépendance scientifique. Chervin réclama contre cet abus de pouvoir avec convenance et dignité (1). Ce rapport, ainsi modifié, fut imprimé et publié en juillet 1828, et donna lieu à divers écrits polémiques.

Pendant que cette polémique sur la fièvre jaune se poursuivait avec tant d'ardeur à Paris, la maladie elle-même sévissait à Gibraltar. A la première nouvelle de cette invasion, Chervin, qui était aussi prompt à payer de sa personne que de sa plume, demanda sur-le-champ au gouvernement la faveur d'être envoyé à Gibraltar, priant en même temps le ministre, si sa proposition était agréée, de lui adjoindre un *médecin dont l'opinion serait opposée à la sienne, c'est-à-dire favorable à l'origine exotique et à la contagion.* Sa demande fut acceptée ; mais au lieu d'un compagnon, on lui en donna deux, M. Trousseau, nommé par le ministre, et M. Louis, nommé par l'Académie. Ils arrivèrent à Gibraltar le 20 novembre 1828. Leur travail commun, consistant uniquement en documents de faits, a été publié en 1830 (2).

Depuis 1830, Chervin ne cessa de prendre part à toutes les discussions qui intéressaient de près ou de loin la question de la fièvre jaune et des lois sanitaires. Dans ces dernières années, l'Académie de médecine, dont il fut nommé membre en 1832, a retenti souvent

(1) EXAMEN DES PRINCIPES DE L'ADMINISTRATION EN MATIÈRE SANITAIRE, 1827. (Discours préliminaire.)

(2) *Documents recueillis par la commission médicale française envoyée à Gibraltar pour observer la fièvre jaune.* Paris, 1830 ; 2 vol. in-8.

des débats soulevés par Chervin sur cet objet favori ou plutôt unique de son intérêt. Quelques jours avant sa mort, il pétitionnait encore auprès des chambres, où son nom avait été proclamé avec éclat comme celui du plus habile et du plus courageux adversaire de la législation sanitaire. Cet hommage tardif a été le premier qu'il ait reçu de la reconnaissance publique. Trois mois à peine se sont écoulés depuis cette manifestation, qui remplit son cœur de joie, plutôt comme un augure favorable de la réalisation prochaine de ses vues que comme jouissance d'amour-propre, et il est allé mourir sous le toit hospitalier d'un confrère. Chervin a lutté contre la maladie et la mort, comme il avait lutté toute sa vie contre les adversaires de ses opinions, avec un courage calme et actif tout à la fois et un esprit de ressources inépuisable ; et, quand il s'est senti définitivement vaincu, il a dit adieu à la vie avec la sérénité d'un philosophe et la résolution d'un soldat. Son dernier acte a été son testament. Il y fait simplement et dignement l'aveu de sa noble pauvreté, et il charge la patrie, qu'il a si bien servie, de l'acquittement de ses dettes. Son legs sera-t-il accepté (1) ?

Chervin, avons-nous dit, n'était ni une intelligence, ni un savant d'un ordre supérieur. Au point de vue purement scientifique, il n'a rien trouvé de bien important et de bien nouveau sur la maladie même qui a fait l'objet de ses recherches spéciales et exclusives.

(1) Voyez *Notice historique sur Chervin*, par Fr. Dubois d'Amiens. (*Mémoires de l'Académie de médecine*, Paris, 1846. T. XII, pag. LVI.)

Cependant il ne manquait ni de talent, ni d'esprit. Il en a déployé beaucoup dans les polémiques multipliées où il s'est trouvé engagé. Il avait un jugement droit, une mémoire excellente, beaucoup de finesse et de logique dans la dispute, et surtout un esprit de suite qui le rendait particulièrement incommode à ses adversaires. Il aimait en toutes choses la précision et le détail, et faisait volontiers tourner une simple conversation en enquête régulière. Il était d'ailleurs aussi dévoué aux intérêts de ses confrères, une fois qu'il les avait adoptés par raison, qu'à sa cause même de non-contagioniste. Ami sincère, ouvert et dévoué, il ne commit jamais la moindre de ces petites trahisons dont les relations les plus honnêtes d'ailleurs, ne sont presque jamais exemptes. On a pu avoir à se plaindre de l'exigence de ses opinions et de la chaleur de ses antipathies, mais jamais de la droiture de son caractère. Il était aussi loyal dans la guerre que dans la paix.

Quelque jugement qu'on porte sur la valeur intrinsèque de ses travaux sur la fièvre jaune, au point de vue médical, on ne saurait nier qu'ils n'aient fortement influé sur l'opinion publique, non-seulement en Europe, mais encore en Amérique et partout. Il a converti le public médical au non-contagionisme, qui est devenu aujourd'hui l'opinion dominante (1). Si, comme tout le fait prévoir, cette opinion, en se consolidant, détermine enfin quelque grande réforme dans les mons-

_____

(1) Cette opinion paraît avoir subi depuis quelques années un revirement. Le contagionisme est redevenu contagieux. C'est surtout en médecine qu'on pourra toujours dire : *Multa renascentur*, etc.

trueux abus des établissements sanitaires européens, c'est à Chervin qu'en reviendra la principale part de gloire, et son nom se trouvera associé à une des plus grandes et des plus utiles mesures administratives suggérées aux gouvernements modernes par les lumières de la science.

PORTAL (1).

Portal, plus que nonagénaire, avait depuis longtemps terminé sa carrière scientifique, sinon sa carrière médicale professionnelle. Il était devenu déjà, quoique vivant, un personnage historique ; et bien des gens ont pu éprouver quelque surprise en entendant annoncer la mort d'un médecin qui professait l'anatomie sous Louis XV.

Né dans le Midi , Portal fit ses premières études

(1) Mort à Paris le 28 juillet 1832. Né à Gaillac, le 5 janvier 1742, Antoine Portal était baron de l'empire, ex-premier médecin des rois Louis XVIII et Charles X, président d'honneur de l'Académie de médecine, professeur d'anatomie au Collége de France et au Muséum d'histoire naturelle, membre de l'Académie des sciences, etc., etc. Ses principaux ouvrages sont : *Précis de la chirurgie pratique*, etc., 1768 ; 2 vol. — *Histoire de l'anatomie et de la chirurgie*, etc., 1770 ; 7 vol. — *Cours d'anatomie médicale*, 1804 ; 5 vol. — *Traités de la phthisie pulmonaire*, 1792 ; 1 vol. 2e édition, 2 vol. ; — *des maladies du foie*, — *de l'hydropisie*, 1824 ; 2 vol. ; — *de l'épilepsie*, 1827 ; 1 vol. ; — Un très-grand nombre de Mémoires dans les recueils académiques et scientifiques sur des sujets d'anatomie, de chirurgie et de médecine pratique dont une grande partie a été réunie et publiée par lui sous le titre de : *Mémoires sur la nature et le traitement de plusieurs maladies*, 1800 à 1825 ; 5 vol. in-8. Il travaillait encore, au moment de sa mort, à un ouvrage sur la *goutte*, dont il avait lu des fragments à l'Académie des sciences.

médicales à l'école de Montpellier, alors plus illustre que celle de Paris. Il s'y distingua par une grande ardeur de travail et le goût, alors moins commun qu'aujourd'hui, des recherches anatomiques. Venu à Paris en 1766, il remplaça Ferrein dans la chaire d'anatomie au Collége de France, dont il était encore titulaire au moment de sa mort. En 1777 il fut nommé, par le patronage de Buffon, à une seconde chaire d'anatomie au Jardin des Plantes. Il se livra dès lors à la pratique de la médecine et arriva bientôt à une de ces vastes clientèles dont l'acquisition ne peut pas, le plus souvent, être expliquée par le talent seul. Il faut, pour les former, la mystérieuse coopération de cette puissance occulte qu'on appelle le bonheur. C'est là aussi un des secrets de l'art médical. Grâce à ces succès, Portal se créa une grande et belle existence et en jouit pendant soixante ans sans interruption et sans trouble. Il a ainsi offert aux nombreuses jeunesses médicales écoulées devant lui un modèle, non moins digne que ses travaux scientifiques d'exciter l'émulation, quoique infiniment plus difficile à imiter.

C'est probablement à ce développement de sa pratique médicale qu'il faut attribuer le changement de direction de ses recherches. Pendant les plus laborieuses années de sa jeunesse, il s'était livré presque exclusivement à l'étude de l'anatomie, de la chirurgie et de la médecine opératoire. Il débuta à Paris par des travaux tout à fait spéciaux sur les maladies chirurgicales, qu'il fit connaître dans une suite de Mémoires présentés à l'Académie de chirurgie. A cette époque, du reste, la chirurgie, si longtemps abaissée, s'était relevée dans l'opinion ; elle brillait d'un éclat inconnu jusque-là , grâce aux travaux des illustres membres de l'Académie fondée par Mareschal et Lapeyronie, et fixait l'attention générale. La médecine, moins bien représentée, surtout dans l'école de Paris, cédait le pas à sa jeune rivale. Bientôt, cependant, Portal, qui n'espérait peut-être pas acquérir dans la carrière chirurgicale, alors occupée par tant de grands maîtres, le rang professionnel auquel il aspirait, abandonna à peu près complétement les travaux du laboratoire anatomique, et se tourna vers les nouveaux sujets d'étude que lui fournissait sa pratique. Il y apporta le même talent d'observateur , la même solidité de jugement, le même tact pratique et le même goût de l'érudition. Les ouvrages qu'il composa dans cette seconde période sont beaucoup plus nombreux et plus connus que ceux de la première. Ils ont les uns et les autres rapidement vieilli. Le plus important, et celui qu'on peut consulter utilement encore, malgré les immenses progrès de la branche de science auquel il est consacré, est son *Cours d'anatomie médicale*, le premier grand et sérieux travail d'anatomie pathologique qui ait été exécuté en France. Portal peut être considéré comme un des fondateurs de cette science, et il y tiendrait une place bien plus éminente, s'il n'avait pas eu pour prédécesseur Morgagni et pour successeur Laënnec. Son livre, fait sur le modèle de l'*Historia anatomico-medica* de son contemporain Lieutaud, est suranné par les idées ; mais, comme recueil de faits et travail d'érudition, il est comparable, pour la richesse, au *Sépulcretum* de Th. Bonnet, et bien supérieur par la critique.

La plupart des autres ouvrages de Portal sont de simples monographies destinées principalement à l'instruction du praticien plutôt que du pathologiste. Fruits de l'expérience personnelle de l'auteur, qui avait un sens droit et un esprit observateur, ces écrits sont de bons guides pour tout ce qui concerne le diagnostic et le traitement. Ils peuvent être rangés parmi ces productions de peu d'éclat, mais de grande solidité, qu'on désigne sous le nom de classiques. Conçues et composées en dehors des systèmes, elles survivent à tous les systèmes auxquels elles rendent le service de fournir les faits dont ils ont besoin. Elles ne supposent ni du génie, ni même des talents transcendants, mais du bon sens, de la pénétration, de l'étude, du travail et une certaine aptitude innée pour l'art médical. Portal réunissait toutes ces qualités à un assez haut degré pour que ses opinions et ses livres puissent prétendre à quelque autorité.

Portal n'a attaché son nom à aucune doctrine ; aucune doctrine ne peut non plus le revendiquer. Il a toujours été assez étranger au mouvement de la science. C'était un travailleur solitaire, qui regardait à sa manière, et rendait compte de ce qu'il savait dans un langage particulier. Isolé au milieu de la lutte des systèmes qui ont tant agité le monde médical depuis trente ans, Portal n'a dérangé en rien les habitudes de son esprit, ni déplacé le champ de ses observations. Aussi ses monographies de 1822 et 1827 ressemblent parfaitement à celles de 1780 ; elles paraissent sorties le même jour du même moule, quoique dans les derniers temps il ait été aidé, dit-on, dans la rédaction de ses ouvrages.

On pourrait dire des livres de Portal ce qu'un ancien biographe a dit des habits de Guy-Patin : « qu'ils faisaient nargue à la mode. » Ils formaient avec la littérature médicale actuelle le même contraste que la personne même de l'auteur avec ses contemporains. Il faut avoir vu Portal en habit français, en perruque, la canne à pomme d'ivoire à la main, et en souliers à boucles d'argent, au milieu de ses collègues de l'Académie de médecine, à cheveux rasés, en frac anglais, en pantalons et en bottes, pour bien comprendre la forme de ses écrits et s'expliquer l'impression qu'ils produisaient sur le lecteur moderne. Au reste, ce singulier contraste a cessé aujourd'hui. L'auteur de ces livres étant mort, ils n'ont plus rien d'étrange; rien n'empêche qu'on ne les suppose écrits avant la fin du dix-huitième siècle ; ils peuvent alors être consultés avec fruit comme ceux de Lieutaud, de Sénac, et autres médecins observateurs de ce temps.

Il est surprenant qu'étant si peu jaloux de se familiariser avec la science et les formes littéraires modernes, Portal ait d'ailleurs mis tant de soin à entretenir avec le siècle toutes les relations sociales et de profession. Personne n'a poussé plus loin le zèle dans ses devoirs d'académicien, ni fait preuve d'une plus rigoureuse assiduité. Acteur obligé de toutes les solennités scientifiques, on ne l'a jamais vu reculer devant les fatigues de la représentation. On ne pouvait pas lui appliquer, sous ce rapport, ce que le poëte a dit du vieillard : « qu'il ne vit pas, et ne fait qu'assister à la vie, » Portal vivait très-volontiers et très-positivement. Parvenu à l'âge de quatre-vingts ans, époque où la plupart des hommes s'enferment quand ils ne meurent pas, il ne crut pas au-dessus de ses forces d'accepter la place de premier médecin du roi Louis XVIII. Louis XVIII mort, il se chargea encore de la santé de Charles X, et on a eu toutes les peines du monde à lui persuader qu'il n'était pas le médecin de Louis-Philippe. A sa mort, il était encore en possession de deux chaires qu'il occupait depuis plus de cinquante ans. Il soignait avec la même ponctualité sa clientèle, et ne refusait jamais de se rendre à une consultation.

Le baron Portal, ainsi que quelques autres célébrités scientifiques de l'empire, était peut-être plus connu à l'étranger qu'en France. Ses ouvrages sont plus souvent cités par les Anglais, les Italiens et les Allemands, que dans les livres français. C'est ainsi que bien des noms ne sont devenus populaires en Europe que grâce à ces baptêmes de noblesse conférés par Napoléon, et qui, vingt ans après la chute de l'empire, exercent encore une espèce de prestige sur les imaginations. Plusieurs de ces vieux débris encore debout laissent souvent douter si ce sont eux qui ont illustré l'empire ou si c'est l'empire qui les a illustrés. Portal n'avait pas besoin d'un parchemin pour se faire un nom distingué dans la science ; mais s'il a dû ses titres et ses places à son mérite, il est permis de croire cependant que sa réputation a dû ensuite quelque chose à ses titres et à ses places.

La postérité, qui depuis tant d'années était arrivée pour Portal, mais qui parle seulement aujourd'hui, éteindra vraisemblablement quelques rayons de cette renommée officielle dont il a joui, comme tant d'autres de ses contemporains. Il laissera en définitive la mémoire d'un médecin habile et savant, d'un observateur judicieux, d'un esprit fin, délié et positif, dont les ouvrages peuvent fournir d'utiles conseils aux praticiens, et dont la vie peut être donnée pour exemple à ceux qui voudront ne pas séparer les intérêts de l'art de ceux de leur fortune.

C'est à ceux de ses confrères qui ont approché de sa personne à fournir à la biographie quelques détails sur les qualités privées du baron Portal. Ceux qui ne l'ont connu que dans sa vie publique et de représentation, ne peuvent témoigner que de l'empressement respectueux qui partout éclatait en sa présence. Jeunes et vieux se levaient devant lui comme ils auraient pu faire devant l'ombre du siècle passé. Ce n'est pas à nous de décider si ces marques extérieures de déférence étaient un hommage rendu à la dignité du caractère et à l'autorité de la science plutôt qu'aux vénérables vestiges de la vieillesse.

HIPPOLYTE ROYER-COLLARD (1).

Avec une nature des plus richement douées, une intelligence ouverte, vive, compréhensive, un tour de pensée élevé et philosophique, une curiosité toujours en éveil pour tous les genres d'études, Hippolyte Royer-Collard n'avait pas, à proprement parler, l'esprit scientifique; il manquait, du moins, de ce qui donne à cet esprit une assiette, une base, une direction déterminée ; il n'avait pas le lest. Il n'a jamais voulu ou su spécialiser, et, pour ainsi dire, localiser ses méditations ; son intelligence était prompte mais peu appliquée ; très-active, mais ni laborieuse, ni patiente. Il avait, à un haut degré, le sens critique qui fait tout regarder et tout comprendre, mais qui est, en général, l'opposé du sens inventif qui ne regarde qu'une chose et s'y fixe. Un autre caractère de son esprit était cette recherche de la forme qui, dans tous ses écrits, le préoccupait au moins autant que le fond. Il aimait en cela aussi la toilette. Son goût et son aptitude pour la philosophie ont pu contribuer encore à mettre de l'indécision dans ses travaux scientifiques ; car la philosophie vit de généralités, et, devant tout embrasser, nécessairement s'éparpille. Peut-être, enfin, a-t-il manqué à H. Royer-Collard, ce dur, mais salutaire stimulant de tout travail que connut Perse :

> ....Magister artis, ingeniique largitor
> Venter.

(1) Mort le 20 décembre 1850.

Il paraît du moins, dans les premières et les plus belles années de sa carrière, n'avoir traité la science que comme un noble amusement de l'esprit, comme une sorte d'exercice intellectuel difficile et rare dans lequel il était flatteur de briller, sans cependant en faire état. Ce n'est que vers la dernière période de sa vie, au moment où, saisi par la maladie, il se sentit séparé de ce monde qu'il aimait trop, qu'il se réfugia sérieusement dans la science, et entreprit, un peu, ce semble, comme par une fantaisie de malade, mais avec une résolution que ses forces devaient malheureusement trop tôt trahir, des travaux suivis et positifs. Il n'a donc guère été dans la science que ce qu'on pourrait appeler un brillant amateur. Il sut en parler, en écrire, l'enseigner, avec intérêt, avec talent, avec pertinence même, quoique jamais précisément en homme du métier. Supérieur par l'esprit, la culture, l'instruction, le talent à bon nombre de ses confrères en science et en enseignement, il n'avait pas cependant l'autorité de la plupart d'entre eux ; il a été dans l'école, dans l'Académie, dans la littérature et la profession médicale un ornement plutôt qu'un membre actif et utile. Ce rôle n'est, du reste, pas commun ; il suppose de rares qualités d'esprit et de caractère. Le travail, l'application, l'exemple, font assez aisément des savants, des professeurs estimés, consultés, cités. La nature seule forme ces hommes de distinction qui valent par eux-mêmes, indépendamment de leurs œuvres ; supérieurs non par ce qu'ils font, mais par ce qu'ils sont.

Ainsi a passé, en courant et flânant dans la science, dans la profession et dans l'enseignement, un ingénieux, aimable et brillant esprit, qui promettait tant et qui aurait peut-être tout tenu, s'il ne s'était pas appelé Royer-Collard et s'il n'avait pas porté des gants jaunes (1).

ROUX (2).

La place qu'occupe un homme dans l'opinion est difficilement appréciée pendant sa vie. On peut la juger très-grande quand elle est en réalité très-petite, et

(1) Tels furent en effet les deux griefs qui provoquèrent et entretinrent l'opposition de la jeunesse, en tout temps très-démocratique, des écoles : sa parenté avec un personnage politique illustre devenu impopulaire, et sa mise, dont la recherche mondaine semblait indiquer des goûts et des habitudes peu en harmonie avec la gravité de la science et du professorat. Aussi, bien qu'arrivé par le concours, il fut repoussé par la masse des étudiants et jamais complétement accepté. Ceci rappelle un trait et un mot qui eurent un grand succès et qui le méritaient bien. L'ouverture de son cours fut, on s'en souvient, extrêmement orageuse. Il y eut une sorte d'émeute. Après sa leçon, péniblement achevée au milieu du plus violent tumulte, il fut poursuivi par une centaine de jeunes gens qui l'accompagnèrent avec force cris et autres démonstrations peu bienveillantes et même menaçantes, depuis la place de l'École jusqu'au pont des Arts. Arrivée là, la bande eut un moment d'hésitation et s'arrêta. — On payait alors encore le péage. — Royer-Collard, voyant ce moment d'arrêt, jeta une pièce de cinq francs sur le comptoir du buraliste en disant tout haut avec un geste solennel : *Pour moi et ma suite.* Cette saillie changea immédiatement les choses de face. Les assaillants poussèrent un hourra d'approbation et tout fut fini pour ce jour-là.

(2) NOTICE NÉCROLOGIQUE. Joseph-Philibert Roux était né à Auxerre le 26 avril 1780 ; il est mort à Paris le 24 mars 1854.

réciproquement. Ceci s'applique surtout à ceux qui, ayant beaucoup vécu, sont depuis longtemps entrés dans l'histoire quand le terme fatal arrive. L'histoire, en effet, pour la plupart des hommes marquants, commence bien plus tôt qu'on ne l'imagine ; ce n'est pas la mort qui leur en ouvre les portes ; elle les ferme, au contraire, sur eux. Ce n'est qu'à ce moment suprême, cependant, qu'on peut constater ce qui était resté d'eux dans le souvenir de leurs derniers contemporains, et prévoir ce qui en restera dans celui des générations à venir.

La célébrité du médecin distingué qui vient d'être si subitement enlevé à la profession et à l'affection de ses nombreux amis remonte à près d'un demi-siècle. C'est au sein d'une génération aujourd'hui presque entièrement disparue qu'il déploya le talent, et exécuta les travaux qui la lui ont méritée. Quoiqu'il soit toujours resté en mouvement, tant dans l'exercice de ses fonctions de professeur et de chirurgien des hôpitaux, que par une participation assidue aux études et aux discussions du temps et pour le service d'une grande clientèle, on ne peut pas dire pour cela qu'il fût en vue. Il ne faisait plus partie, si l'on permet la comparaison, de l'armée active de la science et de l'art ; il était dans le corps de réserve. L'initiative, l'invention, le sentiment du progrès, l'ambition du succès n'appartiennent qu'à la jeunesse, et tout au plus à l'âge mûr. Au delà, pour la majorité des hommes, c'est l'esprit de conservation et de critique qui prévaut. Quelque effort qu'ils fassent pour se soustraire à la loi du temps, ils ne peuvent guère que se répéter ; et le monde, en aucun genre, n'aime les répétitions. Roux, d'ailleurs, n'était pas un esprit dogmatique : c'était un homme d'action plus que de doctrine, d'application plus que de découverte. Il n'a donc pas eu ni pu avoir dans la science l'autorité imposante et universelle des idées. Il n'y représentait aucun point de vue arrêté, aucune direction précise. Il a, dans la chirurgie moderne, joué le rôle d'un brillant artiste plutôt que celui d'un docteur et d'un maître. Son enseignement était instructif, au point de vue de l'historique des faits, mais ne se formulait pas d'ordinaire en inductions pratiques. En général, sa pensée manquait de fixité et de conclusion. Il était ingénieux plutôt que sagace, curieux plutôt que pénétrant, et son jugement avait plus de promptitude peut-être que de solidité. Il ne paraît pas avoir eu des convictions chirurgicales bien fortes ; il est du moins certain qu'il n'en inspirait pas de telles aux élèves. La longue compétition, rappelée dans un des discours prononcés sur sa tombe (1), qui s'établit entre le chirurgien de la Charité et celui de l'Hôtel-Dieu, fut une rivalité de bruit et de popularité, plutôt qu'une lutte sérieuse de science et d'influence scientique. Dupuytren n'aimait pas son rival, mais il ne le craignait pas. Roux ne haïssait pas tant le sien, mais il le craignait beaucoup. Ils étaient tous deux dans leur caractère et dans la vérité des choses.

(1) Par M. Velpeau.

Mais le fait même de cette lutte, sa longue durée, son éclat témoignent de la valeur de l'homme qui seul a pu la soutenir sans ridicule et sans invraisemblance. Aussi, après la mort du professeur de l'Hôtel-Dieu, Roux resta sans contestation le représentant le plus illustre de la chirurgie française. C'est dans cette gloire qu'il est mort, quoique depuis une assez longue période toute espèce de bruit eût cessé autour de son nom et de sa pratique. Et cette gloire est légitime ! L'immense manifestation d'hommages et de regrets qui a éclaté sur sa tombe n'était pas le résultat d'une surprise de l'opinion. La science et la profession ont senti qu'elles venaient de perdre, sinon un guide ou un chef, du moins un de leurs plus beaux fleurons.

Quand ces personnalités marquantes s'éteignent, on dirait qu'il s'opère un vide qui ne pourra être comblé. Il semble qu'il ne se fait plus aujourd'hui de ces vastes réputations. Il y a quelque chose de vrai dans ce sentiment. Toutes les époques ne sont pas également propres à l'établissement de ces grosses fortunes de renommée. Celle où parut Roux a été particulièrement favorisée sous ce rapport. Presque toutes nos illustrations dans les sciences, les arts, la guerre, l'administration, se fondèrent tout à coup et comme par enchantement vers la fin de la république et au commencement de l'empire. Celles qui leur ont succédé ne paraissent pas, sauf erreur, être du même rang, et, dans tous les cas, n'ont pas certainement le même prestige. La période de la restauration donna lieu à une explosion analogue, mais bien moins forte, et bornée presque exclusivement aux lettres et aux beaux-arts. Tous nos grands artistes, nos grands poëtes vivants sont éclos ou ont fleuri à cette époque, et il est bien remarquable que, depuis plus d'un quart de siècle, aucun nom nouveau n'a pu monter, dans le domaine de l'imagination et de l'art, au niveau de ceux qui firent alors leur entrée dans le monde. Il paraît que ces efflorescences se font par couches. Roux eut l'avantage de naître et de grandir dans un de ces moments privilégiés où les hommes de bonne volonté, enhardis et soutenus par l'esprit aventureux d'une génération qui croyait tout possible, stimulés par les besoins d'une société qui se reconstituait sur un plan nouveau, pouvaient faire tous les genres de fortune. Il en profita ; et quoiqu'il y ait mis beaucoup du sien, il est probable que son nom ne serait pas venu si éclatant jusqu'à nous, s'il n'avait pas reçu quelque reflet des autres gloires contemporaines. La gloire n'est jamais entièrement personnelle ; les plus méritants en empruntent toujours une partie au réservoir commun de celle de leur pays. Quand la patrie est forte, considérée, respectée, et même un peu redoutée dans le monde, les œuvres de ses enfants sont en haute estime. La puissance politique est une grande recommandation pour les œuvres d'esprit et de science. Il n'est pas indifférent, pour le sort d'un système de médecine, de physique, de chimie, d'une idée quelconque, de sortir des presses de Paris ou de celles d'une ville d'Espagne ou d'Italie. En ces choses aussi le pavillon couvre la marchandise. On peut donc croire, sans vouloir diminuer en rien l'estime due au célèbre chirurgien, que le patronage du glorieux milieu où il vécut l'a utilement accompagné dans sa longue carrière. Combien de nullités authentiques n'avons-nous pas vues se soutenir sur un pied respectable par cette unique influence !

Le moment n'est peut-être pas venu de prononcer un jugement définitif sur ce personnage distingué. Cette tâche appartient d'ailleurs à des voix plus autorisées que la nôtre. Déjà les principaux traits de cette figure scientifique nous semblent avoir été fidèlement esquissés dans le discours rappelé plus haut ; et il sera difficile à ceux qui reprendront cette étude de s'écarter beaucoup des indications de cette ébauche, sans s'écarter en même temps de la vérité. Oui, ce qui a distingué Roux entre tous les maîtres de son temps, ce par quoi il a excellé, c'est le talent et l'adresse de l'opérateur. L'idéal de la chirurgie était pour lui la médecine opératoire; de tous les services qu'elle pouvait rendre, il estimait par-dessus tout et ne comprenait même parfaitement bien que ce qu peut s'obtenir et s'exécuter à l'aide du bistouri. N'attendons pas de lui en théorie la profondeur des vues d'un J. Hunter ou d'un Scarpa, en pratique le juste et ferme coup d'œil de Boyer ou de Dupuytren; il ne faut compter d'une manière absolue que sur la dextérité et la sûreté de son intervention manuelle. La chirurgie, ainsi entendue, est avant tout une œuvre de la main, et c'est là en effet la traduction de ce mot grec. Sans doute ce point de vue n'était pas exclusif chez Roux, mais il était prédominant. Presque tout ce qu'il a fait d'important et de nouveau, en chirurgie, se résume en des procédés opératoires, et en procédés dont la mise en œuvre suppose, en général, dans l'opérateur une adresse qu'il n'est pas donné à tous d'acquérir. Il excellait dans les manœuvres qui exigent une extrême délicatesse en même temps qu'une précision presque mathématique, telles que la staphyloraphie, la cataracte, etc. Il mettait une sorte de coquetterie à opérer lestement et proprement. Il est le premier chirurgien dont on se soit avisé de remarquer l'*élégance*, en parlant de sa manière d'opérer. C'était par ce côté qu'on l'opposait avec le plus de succès à Dupuytren, dont le manuel, il faut le reconnaître, n'avait pas cette qualité esthétique. Roux représente donc, par excellence, en chirurgie, la médecine opératoire. Plusieurs avant lui, avec lui, après lui, ont été plus chirurgiens, dans la riche et légitime acception que l'esprit de la science moderne a donnée à ce mot ; nul n'a été aussi habile opérateur. C'est là aussi un beau titre; c'est celui qui a été mis en relief par un collègue compétent, un ami dévoué; il restera sans doute le fondement le moins contesté de la renommée de Roux, le trait le plus caractéristique et le seul bien saillant de sa carrière chirurgicale.

A son zèle pour l'étude, à l'activité incessante de son esprit, à une intelligence vive et prompte, Roux joignait de belles et nobles qualités morales, qui ont fait honorer et aimer en lui la personne autant que ses rares connaissances et son talent faisaient admirer l'homme de l'art et le professeur. Dans une carrière où les luttes sont si fréquentes, il soutint toujours

avec dignité le rôle que lui traçaient ses devoirs professionnels et le soin légitime de sa réputation. Il ne cher-
cha pas à faire, comme on dit, son chemin aux dépens
de ses compétiteurs et émules ; attaqué souvent, il ne
se défendit jamais par de mauvais moyens. Sa probité
scientifique allait jusqu'à la générosité ; il avouait ses
revers avec l'empressement que les autres mettent à
les cacher, et c'était d'autant plus méritoire que l'occasion s'en présentait plus souvent qu'on n'aurait pu le
supposer de la part d'un praticien si exercé. Il rendait
spontanément justice aux travaux des autres chirurgiens, même lorsqu'ils tendaient à amoindrir la valeur
des siens. En général il était assez disposé, autant par
caractère que par le tour de son esprit, à accueillir
favorablement les idées chirurgicales françaises ou
étrangères, nouvelles ou renouvelées. Il se comportait
volontiers à l'égard des idées comme à l'égard des personnes. Il ne paraissait pas tenir beaucoup plus aux
choses qu'il avait inventées qu'à celles qui lui venaient
du dehors. Peut-être ce détachement n'était qu'apparent, et tenait uniquement à un défaut de fixité et de
résolution d'esprit, qui ne lui permettait pas de rien
attaquer ni de rien défendre de front. Ce n'est pas qu'il
se rendît aisément sur quoi que ce soit — et il était
même passablement contrariant — mais son opposition
était tellement enveloppée de restrictions, de réserves,
d'atténuations, de formules de politesse, qu'elle perdait
une grande partie de son nerf et de sa pertinence. Il
arrivait même que dans le flux rapide et un peu exu-
bérant de sa parole, sa propre opinion finissait par se

disperser en parcelles si menues que ni personne, ni lui ne pouvait plus la retrouver.

Roux était un esprit cultivé et orné. Il parlait et écrivait plusieurs langues : l'italien, l'espagnol, l'anglais lui étaient, dit-on, familiers. Ses ouvrages, et particulièrement son VOYAGE A LONDRES, sont écrits avec une certaine distinction littéraire assez rare parmi nous. Cette même distinction se retrouvait dans ses manières, dans son langage et dans toute sa personne. Roux était, ce qu'on exprimerait bien mieux en anglais qu'en français, un vrai *gentleman*. Il joignait à la politesse naturelle qui vient du caractère celle que donnent l'éducation et les rapports sociaux élevés.

A tous ces titres si divers peu d'hommes ont autant honoré la profession.

La vie de ce personnage remarquable sera probablement racontée par les historiens officiels des corps savants auxquels il appartenait (1). Nous leur laissons le soin pieux d'en recueillir les matériaux. Nous n'avons voulu et pu ici consigner que quelques impressions générales inspirées par la circonstance. Nous rappellerons seulement, comme une particularité assez intéressante, que l'entrée de Roux dans cette carrière médicale qu'il parcourut avec tant de succès, ne fut rien moins que volontaire. Jamais jeune homme ne montra moins de vocation pour une profession quelconque

(1) Cette tâche a été dignement remplie par M. **Malgaigne** au nom de la Faculté (*Éloge de M. Roux*, 1855; in-4 de 60 pages), et par M. Frédéric Dubois au nom de l'Académie de médecine (*Mémoires de l'Acad. de médecine*. Paris, 1857; tome XXI).

que Roux pour la médecine. C'est contraint et forcé par son père, qui était médecin, qu'il fit ses premières études. Il paraît même qu'il n'avait de disposition ni de goût pour aucun genre d'occupation; car c'est par mesure de correction qu'il fut envoyé, à l'âge de 15 ans et demi, comme chirurgien militaire de 3ᵉ classe, à l'armée de Sambre-et-Meuse. Il est bon de noter qu'ayant eu à subir à cette occasion un semblant d'examen, consistant à répondre par écrit à quelques questions envoyées de Paris par le *conseil de santé*, le père se chargea lui-même d'écrire les réponses, tant il craignait que le candidat ne se fît rejeter, soit par ignorance, soit par malice. Il passa les années de 95 et 96, à l'armée, où des souffrances de toute nature, une paie de *quarante sous* par mois, le régime à peu près exclusif du pain et de l'eau et l'absence presque complète de chaussures et de culottes, le réconcilièrent peu avec l'exercice de la profession médicale et en particulier avec la médecine militaire.

En 1797, l'armée étant licenciée, Roux revint à la maison paternelle, d'où il fut presque immédiatement dirigé sur Paris pour y continuer ses études. Telle était du moins l'intention de son père; mais le jeune Roux n'avait pas les mêmes vues. Après six mois de son entrée dans la capitale, il ne connaissait pas encore le chemin d'un seul hôpital, ni d'aucun autre lieu d'instruction médicale. Cependant comme son père, homme qu'il connaissait pour très-positif, ne lui avait assuré en partant qu'un secours mensuel de 50 francs, lequel secours devait cesser au bout de quatre ans, le jeune homme sentit qu'il fallait bon gré mal gré se mettre en mesure de se suffire à lui-même; et bien lui en prit, car les quatre ans expirés, l'envoi de fonds fut supprimé sans miséricorde. Mais alors Roux eut la bonne fortune de rencontrer Bichat, qui lui donna aide et secours, en même temps que son amitié, plus précieuse encore. En 1802, il prit possession de la salle où Bichat faisait ses leçons. et il y fit lui-même des cours d'anatomie, de chirurgie et de matière médicale qui furent très-suivis. Les rétributions s'élevèrent bientôt jusqu'à dix mille francs. Roux n'avait alors que 22 ans !

On sait le reste.

ORFILA (1).

Orfila fit ses premières études à Minorque, sous la tutelle d'un cordelier français, le Père François, qui lui apprit le peu qu'il savait de grec et de latin et la logique scolastique. Il fit tant de progrès dans cette dernière science que, presque encore enfant, il soutint dans l'église de Saint-Jean une thèse de philosophie, et mit, comme on disait alors, *à quia* par la vigueur de ses syllogismes tous les opposants. La dispute roulait sur des questions comme celle-ci : *impossibile est idem simul esse et non esse.* Il se peut que cette question et autres du même goût sur lesquelles s'exerçait

---

(1) A l'occasion de l'Éloge lu par le professeur Bérard dans la séance de rentrée de la Faculté, le 14 novembre 1854. — Orfila est mort à Paris, le 12 mars 1853. — Voyez son Éloge, par F. Dubois (d'Amiens) *Mémoires de l'Acad. de médecine*, 1854, t. XVIII.

l'esprit du jeune Mattéo Orfila, n'aient pas l'importance et l'intérêt de celles qu'on agite à notre époque *positive*, celle, par exemple, de l'existence ou de la non-existence de la cellule cancéreuse ; mais, sans examiner si, comme paraît le croire le très-disert panégyriste, elles sont absolument creuses et ineptes, toujours est-il que cette gymnastique de l'esprit avait du bon. Peut-être Orfila lui-même a-t-il dû à ces premiers exercices argumentatifs une partie de l'habileté et du talent polémiques qu'il a montrés, en maintes occasions, dans la défense de ses idées et dans la réfutation de celles de ses adversaires. Ce qu'il y a de certain, c'est que cette éducation scolastique, tant et si inintelligemment décriée, n'a jamais été un obstacle pour personne dans l'étude d'une science quelconque. Les grands restaurateurs ou fondateurs de la science aux seizième et dix-septième siècles, Galilée, Kepler, Harvey, Newton, Descartes, Huygens ; leurs illustres continuateurs dans le dix-huitième, Leibnitz, Stahl, Haller, d'Alembert, et plus près de nous, Laplace, Lavoisier, Cuvier, Bichat, Volta, n'avaient pas sucé d'autre lait scientifique qu'Orfila, c'est-à-dire le latin et le *Cursus philosophicus* d'un collége.

Ceci soit dit en passant.

Le côté le plus saillant des travaux scientifiques d'Orfila, c'est la sûre et forte direction qu'il a donnée à la toxicologie médicale. On doit même, avec M. Bérard, le considérer comme le fondateur de cette branche importante de la médecine légale. Avant lui, ce qu'on savait des poisons et surtout de l'empoisonnement se réduisait à quelques notions aussi vagues et incohérentes en théorie qu'insuffisantes dans la pratique. Le premier il a apporté dans cet ordre de recherches les lumières de l'expérimentation, et en a fait un corps de doctrine vaste, solide, bien lié et conséquent. C'est dans l'élaboration de cette œuvre principale qu'il a déployé, avec le plus de persévérance et de bonheur, la sagacité, la justesse, la décision d'esprit, la puissance de volonté, l'habileté et, si on peut le dire, l'imagination expérimentale dont il était doué. Ses travaux sur ce point sont un bel exemple de la réalisation d'une idée neuve et originale, poursuivie dans une riche variété de conséquences et démonstrativement vérifiée dans toutes ses applications. Cette idée était celle-ci : La substance toxique introduite dans l'estomac ne s'y arrête point, elle pénètre dans toute l'économie. Ce n'est donc pas seulement dans les organes digestifs, dans les produits des excrétions, dans les matières rejetées, qu'il faut la chercher, mais aussi dans toutes les humeurs et dans le parenchyme même des organes. C'est là qu'on pourra la trouver encore alors qu'elle a depuis longtemps disparu des points de l'organisme où elle avait été déposée. Cette vue, dont l'importance pratique est immense, était elle-même fondée sur ce principe, que l'intoxication a pour condition l'absorption de la substance vénéneuse, vérité qu'il a à peu près victorieusement démontrée, au moins pour la plupart des principaux poisons. Cependant il ne faut pas rejeter absolument, comme l'a fait M. Bérard avec une vigueur d'affirmation qui nous a surpris, les réserves faites à cet égard par les vitalistes. M. Bérard les a fort malmenés, ainsi que les toxicologues de l'école italienne, Giacomini et autres, qui se sont avisés de considérer l'action toxique comme hyposthénisante, tandis qu'elle était hypersthénisante ou irritante pour Orfila. Il n'est pas sûr d'abord que l'action des poisons se réduise soit à l'une, soit à l'autre de ces modifications vitales. Cette dichotomie, d'origine brownienne et rasorienne, est tout aussi hasardée et arbitraire dans la pathologie et la thérapeutique spéciales des poisons que dans la pathologie et la thérapeutique générales. L'expérience n'a, quoi qu'on en ait dit, pas plus confirmé les inductions d'Orfila que celles de ses adversaires d'Italie ; car, chez les animaux empoisonnés, traités suivant les indications différentes fournies par les deux théories, les phénomènes ordinaires de l'intoxication ont suivi leur marche sans être plus sensiblement modifiés par un traitement que par l'autre. En somme, la seule thérapeutique jusqu'ici véritablement rationnelle et positive de l'empoisonnement est l'expulsion du poison du sein de l'organisme, ou sa neutralisation chimique. Orfila a aussi le mérite d'avoir fortement mis en lumière l'importance de cette indication, et fourni les moyens de la remplir dans quelques cas. C'est ici le triomphe de la bonne et légitime chimie médicale, dont M. Bérard, emporté sans doute par l'élan admiratif imprimé au discours, a un peu enflé les droits et les services.

Armé de ses découvertes, de ses expériences, Orfila acquit en médecine légale et surtout en toxicologie une autorité sans exemple. Jamais la science n'avait eu dans les affaires humaines une influence aussi décisive, une voix aussi souveraine. Pendant vingt ans, il a été considéré comme un oracle par les tribunaux, et ses arrêts étaient sans appel.

Comme professeur, Orfila fut un modèle. Pendant trente ans, le grand amphithéâtre de la faculté n'a pas eu à son cours une place vide. La clarté, la méthode, l'exactitude, la précision, la simplicité, étaient ses qualités distinctives. Il parlait avec l'animation qu'il apportait à toute chose, mais sans recherche aucune d'élégance, d'éloquence, d'effet; il ne voulait qu'enseigner, et non briller.

M. Bérard, dans son intéressante étude biographique, n'a presque rien laissé à dire sur les autres travaux scientifiques et administratifs d'Orfila. Il a montré tous les aspects de cette mobile nature, réfléchie dans ses grandes œuvres : la réforme de la discipline scolaire, l'institution d'écoles et de chaires, l'installation du musée Dupuytren, la fondation du muséum anatomique de la Faculté, l'agrandissement des bâtiments destinés aux études anatomiques ou cliniques, l'Association médicale, création admirable dont il était justement fier, et enfin, le magnifique don d'une grande partie de sa fortune, dernier adieu qu'il a dit à la science, à la profession médicales, à la France, sa patrie adoptive. On aurait pu, et dû peut-être, noter parmi les dons de cette riche organisation ce goût pour les arts, et même ce talent musical qui eût fait d'Orfila un virtuose des plus distingués, si sa vocation pour les sciences n'avait pas été plus forte encore. On aurait pu enfin appliquer à Orfila ce que Fontenelle dit d'un autre savant chimiste, Guillaume Homberg : « Jamais « on n'a eu des mœurs plus sociables ; il était même « homme de plaisir ; et c'est un mérite de l'être, pourvu « qu'on soit en même temps quelque chose d'opposé. »

En terminant son discours, M. Bérard s'est demandé : ai-je fait connaître Orfila ? « Il n'ose s'en flatter, et espère seulement que la difficulté de l'entreprise fera excuser l'imperfection de son œuvre. » Cette défiance est très-légitime et les motifs d'excuse sont tout à fait valables. Qui peut, en effet, se promettre de bien connaître un homme, surtout quand il s'agit de le saisir tout entier, *intùs et in cute*, non-seulement dans son esprit, chose relativement de facile mesure et dont on fait assez aisément le tour, mais encore dans son caractère, dans son individualité, dans sa personnalité intime ? Cette dernière connaissance n'est pas inutile pour l'appréciation des travaux intellectuels, car le caractère est, en quelque sorte, le support et le principe vital de l'esprit ; il lui impose sa forme et détermine son mode et son degré d'activité. Peut-être qu'en étudiant de près Orfila à ce point de vue, on obtiendrait un ensemble physionomique plus précis que n'a pu ou voulu le tracer M. Bérard et, avant lui, l'honorable secrétaire perpétuel de l'Académie de médecine. Peut-être s'approcherait-on un peu plus de la ressemblance en disant qu'Orfila était ce qu'on peut appeler dans un sens large un homme d'action. Il n'y avait pas trace dans son esprit de tendance spéculative ; il aimait à faire, à produire, à exécuter; c'était, si l'on nous passe le terme, un artiste en science plutôt qu'un savant. Toutes ses recherches, toutes ses pensées tendaient en tout genre à un résultat pratique, immédiat et positif; dans l'enseignement il était moins un professeur, qui disserte, explique, raisonne, qu'un démonstrateur qui fait voir et manier les choses. Avec le goût et le besoin de l'action, il avait les qualités qui font réussir, une certaine audace entreprenante, la sûreté du coup d'œil, la promptitude de décision, la persévérance de la volonté. En science, comme en tout, il n'entreprenait rien qui fût au-dessus de ses forces, de sorte qu'avec beaucoup de vanité, il n'avait pas de prétentions.

On voit où pourrait conduire une étude curieusement poursuivie dans cette direction. Il en résulterait nécessairement une image d'Orfila assez différente de celles qu'on nous a déjà montrées. Serait-elle plus vraie? Peut-être; mais qui pourrait décider et qu'importe?

CAPURON. (1)

Des quatre portraits tracés par M. Frédéric Dubois (2) le plus étudié peut-être et le mieux réussi est celui de Capuron. C'était du reste, certainement la plus originale et la plus vivante de ces figures. Certains

(1) Joseph Capuron, né à Laroque Saint-Sernin (Gers) le 10 mai 1767, mort à Paris le 23 avril 1850.

(2) ÉLOGES de Desormeaux, Capuron, Deneux et Baudelocque dans la séance annuelle de l'Académie de médecine, du 12 décembre 1834 *Mémoires de l'Académie de médecine*, t. XIX'.

détails nous ont reporté au temps, déjà assez lointain,
de notre jeunesse. Nous aussi nous avons été assis sur
les mêmes bancs que cet étudiant de soixantième année ; nous aussi, nous avons connu cette fameuse redingote que *personne ne se souvenait d'avoir vue neuve.*
Ce bon et honnête Capuron ! avec quelle ingénue et
confiante curiosité il écoutait les paroles et observait
la pratique de quiconque, dans un établissement national, public ou privé enseignait quelque chose sur n'importe quoi ! Il a été l'auditeur et l'élève de trois générations de professeurs, d'agrégés, de tout médecin ou
chirurgien qui a fait un cours sur une spécialité quelconque des sciences médicales. Avec quel respect
religieux il assistait — le chapeau sur la tête, cependant, car ce chapeau, non moins vénérable par
son antiquité que la redingote, ne quittait jamais son
chef — à la clinique de Dupuytren ! et avec quel air de
naïve satisfaction il inclinait la tête, en signe d'assen-
timent, lorsque l'autocrate, se tournant vers lui, après
l'achèvement d'une opération ou à propos d'une assertion doctrinale qu'il venait d'émettre, lui disait d'un
ton de gravité, un peu ironique, que le bon vieillard
n'avait garde de remarquer : *N'est-ce pas, M. le professeur ?* Capuron est allé à l'école toute sa vie. Cette soif
insatiable d'instruction était un des traits les plus originaux de son caractère. Qu'apprenait-il, qu'avait-il
retenu dans le cours de cette interminable scolarité ?
Rien ou à peu près. Ce qui lui entrait par une oreille
sortait, comme on dit, par l'autre. Il avait à la fois la
curiosité et l'instabilité de goûts et de mémoire de

l'enfant. C'est par une manie analogue qu'il empruntait de toutes mains des livres qu'il oubliait invariablement de lire et de rendre. Il s'était ainsi composé une bibliothèque toute en volumes dépareillés. Cette disposition à l'étude était une espèce d'anomalie mentale. Le désir d'instruction n'est pas moins contre nature, au déclin de la vie, que l'incuriosité et la paresse d'esprit au commencement. Le jeune homme doit apprendre, le vieillard doit oublier ; et il y a, hélas! peut-être autant de profit à l'un qu'à l'autre.

Qui aurait dit que sous ces apparences de décousu intellectuel et de mobilité puérile, sous ces dehors d'un caractère étroit, égoïste et sordide, veillait, dans une sphère supérieure à celle de la science, une raison droite et ferme, et battait un cœur tendre, noble et grand ? Qui aurait pensé que ce vieillard dont les habitudes mesquines, les privations volontaires, l'isolement absolu, semblaient réaliser le type de l'avare, était l'homme à la main toujours ouverte quand il fallait secourir l'infortune ? De son vivant nul ne l'a su, ni même soupçonné, pas même les malheureux auxquels il réservait tout son superflu, — et tout ce qu'il possédait était pour lui un superflu ; — il a fallu que la mort ouvrît son testament pour que cette créature douce, aimante et généreuse fût connue. Ce sont d'ordinaire les vices, les actions basses, les penchants mauvais, les côtés odieux et vils du caractère, qui, soigneusement cachés ou dissimulés pendant la vie, se révèlent sur la tombe. Capuron, au contraire, n'a laissé voir de lui aux hommes, pendant une vie

presque séculaire, que des dehors qui ne pouvaient
lui valoir ni leur estime ni leur sympathie. Il gardait
dans son cœur l'amour du bien, et ne le répandait
qu'en secret, non en paroles, mais par des œuvres.
C'est la mort qui, sous cette assez laide enveloppe,
a fait découvrir un joyau (1).

Capuron, malgré les singularités de son humeur et
de son esprit, était un praticien habile et instruit dans
sa spécialité. Ce qu'il avait appris et enseigné dans sa
jeunesse, il ne l'oublia jamais, et si ses efforts prolon-
gés pour accroître son capital de connaissances médicales et chirurgicales, et se tenir, comme on dit, au
courant de la science, paraissent avoir été malheureux, il ne perdit pas du moins l'ancien fonds d'instruction générale et spéciale qu'il avait acquis de vingt
à quarante ans. Il était bon latiniste, bon mathématicien. Ses ouvrages, composés dans la forme didactique, ont été des manuels très-utiles aux élèves, et
bons à consulter aussi par les maîtres (2). Ses cours

(1) La liste des legs faits par Capuron à divers établissements
et sociétés de bienfaisance, pour la fondation d'un prix à l'Académie, d'un prix de vertu, etc., etc., représentent, tant en capital qu'en rentes, une somme de plus de 190,000 francs ; et il
donna aussi beaucoup pendant sa vie. Il laissa en outre
148,000 francs à sa famille, qui habitait la province où il était
né, et 2,000 francs de rentes à une gouvernante. C'est donc près
d'un demi-million qu'il avait acquis par la seule pratique d'ac-
coucheur. Les exemples de pareilles fortunes médicales sont
rares, mais plus rare encore est l'emploi que fit de la sienne
Capuron.

(2) Parmi ces ouvrages, il en est un qui a eu une singulière
fortune : c'est son LEXIQUE, ou NOUVEAU DICTIONNAIRE des *termes
de médecine, de chirurgie* et *des sciences accessoires*; 1 vol. in-8,

particuliers d'obstétrique furent longtemps pour les jeunes médecins qui se destinaient à la pratique des accouchements une source d'instruction solide. Il représentait lui-même, dans cette branche de l'art, une école.

Ainsi donc, si par certains côtés, devenus de plus en plus saillants avec l'âge, Capuron tournait évidemment un peu à la charge, il a été cependant un ouvrier assez actif et assez utile dans la science, un membre assez distingué de la profession, pour qu'on n'eût pas besoin d'invoquer uniquement le souvenir de ses vertus pour donner à la physionomie du bon vieillard le sérieux compatible avec l'estime et le respect.

1806. En 1810, il en publia une deuxième édition en collaboration avec Nysten. En 1814, troisième édition avec le nom de Nysten seulement ; en 1824, quatrième édition, également de Nysten, avec additions par M. Bricheteau. De 1824 à 1855, cinq nouvelles éditions, toujours sous le titre de Nysten ; et enfin, en 1855, sous ce même titre encore, une *dixième édition* entièrement refondue par MM. Émile Littré et Ch. Robin. Dans ces révisions successives, il n'est probablement plus rien resté de la rédaction de Capuron. On ne lui a donc pas fait tort en ne mettant plus son nom sur le titre. Cependant celui de Nysten, dont le texte primitif a presque entièrement disparu aussi, y est resté et y restera vraisemblablement dans les éditions futures. Nysten n'est plus ainsi un nom propre d'auteur ; c'est un titre de livre. On dit un NYSTEN comme on dit un CALEPIN, un BARRÊME, un BUFFON. Mais, à ce compte, le premier éditeur aurait dû, ce semble, avoir la préférence, et les LEXIQUES de médecine devraient être appelés des CAPURONS. *Habent sua fata libelli.*

RÉCAMIER (1).

Récamier a été une des plus grandes célébrités médicales du siècle. Et pourtant quand on cherche les
titres de cette renommée, on est tout surpris, à l'en-
contre de ce mot brillant, que *la gloire n'a jamais tort,*
de n'en pas trouver de bien authentiques. Le savant
secrétaire perpétuel de l'Académie, obligé de faire
cette recherche, pour remplir consciencieusement sa
tâche (2), a dû évidemment éprouver un peu de cet
embarras. Ce manque de documents s'est révélé à
tout moment dans le cours de ce singulier *éloge,*
où chaque point d'admiration est suivi d'un point
d'interrogation, où la louange ne s'avance que pré-
cédée d'une précaution oratoire et accompagnée d'un
correctif, où tout le talent de l'orateur est incessamment employé à ménager un accommodement
entre la conscience du savant et le devoir du panégyriste ! Il va bien jusqu'à dire, par une hyperbole per-
mise en ces occasions, que son héros était un génie, et
que ce génie se manifestait par des éclairs, mais il nous
prévient en même temps que ce génie était sujet à de
fréquentes et longues éclipses, et que ces éclairs étaient
plus propres à éblouir qu'à éclairer. Il nous vante la
sagacité, l'ingéniosité, la promptitude incomparables
de son tact médical, la fécondité inépuisable de ses in-

(1) Jean-Claude-Anthelme Récamier, né à Cressin, près de Bel-
ley (Ain), mort à Paris le 28 juin 1852.

(2) Éloge de Récamier ; séance annuelle du 11 décembre 1855
(*Mémoires de l'Académie de médecine,* t. XX).

ventions thérapeutiques, mais il se tait sur les résultats de ces merveilleuses facultés : enfin, tout en dispensant libéralement les généralités apologétiques, il évite les appréciations directes de doctrine ou de pratique, et dès qu'il semble près d'y toucher, il s'échappe par une tangente et court à d'autres objets, imitant en cela l'artifice du poëte Simonide, qui, ayant à chanter les hauts faits d'Hiéron, tyran de Syracuse, et se trouvant à court de matière, consacra les trois quarts de son dithyrambe à l'éloge de Castor et Pollux.

Et de fait, il n'y avait guère d'autre parti à prendre à l'égard du médecin et du savant. Récamier était, dans la science et dans la profession, une de ces individualités excentriques, qui se prêterait plus aisément à une caricature qu'à un portrait sérieux, si les plus belles qualités de l'âme ne commandaient impérieusement l'admiration, le respect et la sympathie. M. Dubois a montré, en traits chaleureux et pénétrants, le spectacle de cette carrière médicale, qui, au point de vue moral, a été d'un bout à l'autre un grand et noble modèle. Il a dit le désintéressement, le dévouement sans bornes, l'ardente charité que Récamier apportait dans l'exercice de la médecine. Il a parlé encore de cette confiance dans l'art, de cette espèce de foi médicale, morte, hélas! dans tant d'esprits aujourd'hui, qui le faisait encore espérer et agir dans les cas les plus évidemment désespérés. L'espérance n'est pas seulement une vertu théologale, elle est aussi un peu une vertu médicale, car pour agir, et agir efficacement, il faut que le médecin croie et veuille; et comment voudra-t-il, s'il n'a pas l'espérance? Seulement cette foi de Récamier était, comme la foi du charbonnier, robuste, mais aveugle. De là ces témérités inouïes, ces médications étranges, ces recettes baroques, qu'on appelait des inspirations, mais qui n'étaient, en réalité, que des appels au hasard; et ce hasard, tant de milliers de fois invoqué, dans combien de cas a-t-il été favorable, dans combien de cas funeste? La question seule fait trembler.

Non! l'art de guérir n'est pas un art de prétendue inspiration et de seconde vue. Il n'est permis qu'à des charlatans ou à des illuminés d'en parler ainsi. Ce n'est pas du moins à des facultés mystérieuses, à une puissance occulte de ce genre, que les grands praticiens ont attribué leurs succès et doivent leur gloire. Ce n'est point par inspiration, c'est-à-dire sans raison assignable, qu'Hippocrate, Galien, Arétée, Fernel, Baillou, Boërhaave, Stoll, Baglivi, Sydenham, P. Frank, Corvisart, Hufeland, et leurs pareils, dans tous les temps et par tout pays, ont traité les maladies et guéri les malades; c'est par des pratiques fondées sur l'expérience ou déduites de théories justifiables par la science, et par l'exercice du jugement et du raisonnement départis à chaque homme venant en ce monde.

Récamier, on peut bien le dire sans blesser aucune convenance, n'a pas apporté une idée dans la science, et peut-être pas une pratique dans l'art. Sa doctrine, si toutefois on peut donner ce nom aux incohérentes élucubrations d'un esprit inquiet et sans règle, son panégyriste n'est pas lui-même sûr de l'avoir bien comprise, et par ce qu'il n'en dit pas on juge assez de ce qu'il en pense. Nous pourrions en parler, car nous avons jadis suivi ses leçons. M. Dubois la représente comme une espèce de stahlianisme. C'est la flatter extraordinairement. Le stahlianisme pourrait, avec quelques retouches, faire encore, n'en déplaise au vitalisme de Montpellier et à celui de Paris, une assez bonne figure dans les régions spéculatives de la médecine. Nous ne connaissons pas de système aussi bien lié, aussi conséquent, aussi conforme à la généralité des phénomènes de la vie et aussi médical. Celui de Récamier n'avait, que nous sachions, aucun de ces mérites. Quant à la pratique, nous ignorons si quelque disciple assidu est parvenu à tirer de son enseignement et de ses exemples des règles de médication précises ; mais il est permis d'en douter ; il n'aurait pu le faire qu'à la manière du maître, par divination. Récamier n'avait pas proprement de thérapeutique ; il improvisait sans cesse, et attendait rarement le résultat d'un essai avant de passer à un autre. Comment dès lors s'initier aux secrets d'une expérience qui recommençait toujours ?

La position professionnelle de Récamier était non moins excentrique que ses idées et sa pratique. Elle aurait pu faire juger défavorablement de son caractère, si l'élévation, la générosité, la pureté de ses sentiments n'avaient mis sa personnalité morale au-dessus de tout soupçon injurieux et même du ridicule. On l'appelait et il se croyait sincèrement lui-même un *guérisseur*. Aux autres médecins, à nous *servum pecus* de la science, les succès faciles, qui ne réclament qu'une somme d'habileté ordinaire et courante, mais à lui les cures impossibles et les résurrections. Ainsi l'avait établi l'opinion, reine du monde. Aussi, le plus souvent, était-ce *in extremis* qu'il était appelé. Il partageait ce privilége avec beaucoup d'autres oracles infiniment moins respectables, auxquels la superstition des malades s'adresse lorsqu'ils croient n'avoir plus rien à attendre de la médecine des médecins. En consultation, c'étaient des décisions et non des lumières qu'il apportait à ses confrères, sans prétention à l'autorité, du reste, et sans aucune intention blessante, mais par suite de cette confiance en lui-même qu'il supposait naïvement devoir être partagée par tout le monde.

Quelque réputation qu'ait eu dans le monde Récamier comme praticien et thérapeutiste, quoi qu'il en soit de ces traits prestigieux de divination et de ces prouesses médico-chirurgicales qu'on en racontait de temps en temps, il est douteux qu'aucun de ses confrères eût, le cas échéant, aisément consenti à passer par ses mains. D'après ce mode d'appréciation, qui est assez sûr, il est permis de dire de Récamier, tout en rendant hommage à son caractère, à sa piété, à ses vertus, qu'aucun médecin n'a dans aucun temps mieux justifié la sagesse de la dernière et de la plus importante des *sept règles pour la conservation de la santé* de Frédéric Hoffmann : *Fuge medicos et medicamenta si vis esse salvus.*

FIN DU SECOND ET DERNIER VOLUME.

TABLE DU TOME SECOND.

--

DEUXIÈME PARTIE.

Médico-psychologie et psycho-physiologie (Folie-Phrénologie-Psychologie comparée.)

TROISIÈME PARTIE.

Études de mœurs médicales et de critique médico-littéraire.

QUATRIÈME PARTIE.

Fragments biographiques.

FIN DE LA TABLE DU TOME SECOND.

ERRATA DU TOME SECOND.

Page 21, ligne 4, au lieu de *sensibilité* lisez : *activité.*

Pages 95, 96, 98, 102 et 104, au lieu de *J. F. V. Broussais* lisez : *M. Broussais.*

Page 312, ligne 15, au lieu de *asselpéion* lisez : *asclépion.*

Page 351, ligne 10, au lieu de *à opiner* lisez : *d'opiner.*

Page 375, ligne 5, au lieu de *ils ne...* lisez : *elles.*

— Corbeil, imprimerie de Crété. —